Doris Lund:

Eric
Der wunderbare Funke Leben

Aus dem Amerikanischen von
Helmut Degner

Deutscher
Taschenbuch
Verlag

dtv

Ungekürzte Ausgabe
April 1990
Deutscher Taschenbuch Verlag GmbH & Co. KG,
München

Titel der amerikanischen Originalausgabe:
Eric

Umschlaggestaltung: Celestino Piatti
Umschlagfotomontage: Dieter Zembsch, München
Gesamtherstellung: C. H. Beck'sche Buchdruckerei,
Nördlingen
Printed in Germany · ISBN 3-423-11259-X

Das Buch

Ein siebzehnjähriger Junge stürzt sich mit Feuereifer auf die Schule, glänzt als Star seiner Footballmannschaft, ist umschwärmter Gast auf allen Partys, drückt sich vor keiner Aufgabe – und weiß dabei doch, daß er unheilbar an Leukämie erkrankt ist, daß er keine zwei Jahre mehr zu leben hat. Als Eric bewußt wird, daß seine Zeituhr abläuft, gewinnt er eine Freiheit, die ihn so intensiv leben und erleben läßt wie nie zuvor. Statt einfach aufzugeben, kämpft er um sein Leben. Auf zwei Menschen kann er sich dabei besonders verlassen: auf seine Mutter und das Mädchen, das ihn liebt. Beide geben ihm den Mut, sein Schicksal in seine Hände zu nehmen, ungebeugt und selbstbewußt den befangenen Mitmenschen gegenüberzutreten. Und es gelingt ihm, was anderen in sechzig oder achtzig Jahren nicht glückt: ein intensives und erfülltes Leben zu leben. Ein Buch für alle, die vergessen haben, wie einmalig und unersetzlich dieser wunderbare Funke Leben ist.

Die Autorin

Doris Lund, Jahrgang 1921, arbeitete nach ihrem Studium als Karikaturistin, Werbetexterin, Journalistin und mit großem Erfolg als Kinder- und Jugendbuchautorin. 1945 heiratete sie den Ingenieur Sidney Lund. Eric war das zweitälteste ihrer vier Kinder und wurde 1950 geboren.

Für Marylou und für Dr. D. – Monroe Dowling –,
die mitausharrten

Erics Wahlspruch, den er auf die Tafel
in seinem Zimmer geschrieben hatte:

»Wir sitzen alle im selben Boot
auf einem stürmischen Meer,
und wir schulden einander
unbedingte Loyalität.«

G. K. Chesterton

1

Gute Freunde haben gesagt: »Aber wie hat es begonnen? Ihr mußtet es doch kommen sehen.«

Niemand konnte es kommen sehen. Es war ein Sommer wie viele andere. Wir wohnen in einer kleinen Stadt in Connecticut in einem Haus, das nur einen Häuserblock vom Strand entfernt ist, und so verbringen wir unsere Ferien gewöhnlich daheim mit Schwimmen, Picknicks und dem Herumbasteln an unseren Booten. Der Vorraum war in diesem September, wie üblich, voller Sand, allerlei Handtüchern, die uns nicht gehörten, Fußbällen, Schwimmflossen und Basketbällen. Wie viele andere Mütter sah auch ich dem Schulbeginn halb mit Sehnsucht, halb mit Bangen entgegen. Meredith, unsere einundzwanzig Jahre alte Tochter, war seit zwei Jahren verheiratet und lebte fünfzehnhundert Kilometer weit weg. Der siebzehnjährige Eric hatte gepackt und war bereit, sein erstes Studienjahr an der Universität von Connecticut zu beginnen. Wir würden noch den vierzehn Jahre alten Mark und die zehn Jahre alte Lisa zu Hause behalten. Wenn Eric fort war, würden sicher weniger abgestreifte Schuhe im Wohnzimmer herumliegen, weniger Krümel und leere Colaflaschen. Doch hin und wieder stimmte es mich wehmütig, wenn ich ihn an unserer Schlafzimmertür vorbeilaufen sah.

Als ich eines späten Nachmittags durchs Haus ging und die Pflanzen goß, fand ich Eric auf der Wohnzimmercouch ausgestreckt. Ich wußte, daß er auf dem Schulsportplatz trainiert hatte, doch er lag so matt und schlapp da, daß ich stehenblieb. Es kam so selten vor, daß Eric sich hinlegte.

»Mam«, sagte er, »ich fühl' mich nicht gut. Mein Kopf tut ein bißchen weh.«

Vor kaum einer Woche war er, wie das vor Universitätsbeginn üblich ist, gründlich untersucht worden – Bluttests, Röntgen und so weiter –, und das Ergebnis war tadellos gewesen.

»Tut dein Hals weh? Oder dein Magen?«

»Nein, ich hab' nur Kopfschmerzen.«

Die Spannung, dachte ich. Es war ein großer Sprung, den er vor sich hatte. In zwei Tagen war es soweit. Bisher war er ein Star in einer kleinen Arena gewesen. Klassensprecher, Mitglied verschiedener Jugendclubs, doch mehr als dies ein Fußballheld. Und das wollte in unserer Stadt, in der griechische und ungarische Jungen Fußball spielten, sobald sie aus ihren Kinderbettchen kletterten, etwas heißen.

Ich erinnere mich, wie Eric einmal traurig sagte: »Dieser Phil Kydes. Ich könnte täglich vierundzwanzig Stunden trainieren und würde ihn nicht einholen. Was für ein Spieler! Es ist ein großartiges Gefühl, mit Kydes und Sahnas und Marmanides auf einem Platz zu spielen. Ich hab' einen irren Respekt vor diesen Burschen.«

Doch Eric hatte sich hineingekniet und es so weit gebracht, daß schließlich auch er respektiert wurde. Sie nannten ihn den »blonden Griechen«, und das machte ihn stolz. Sie waren eine gute Mannschaft. Dreimal gewannen sie in Spielen gegen ihre traditionellen Rivalen im benachbarten Westport die Meisterschaft. Gewöhnlich kamen sie ins Länderfinale, und einmal gewannen sie die Meisterschaft des ganzen Staates Connecticut. Der Bürgermeister unserer Stadt und der Gouverneur nahmen an dem Bankett teil, mit dem dieses Ereignis gefeiert wurde.

Jetzt, als Universitätsneuling, mußte er wieder ganz unten anfangen. Auf der Universität würden sich mehr Griechen, mehr Ungarn, mehr Talente aus dem ganzen Staat versammeln, und es mußte zu einem Kampf um die Plätze in der Mannschaft kommen.

Und da war noch etwas anderes. Während im Moment Fußball Erics ganze Welt ausfüllte, wußte er, daß ihn mehr erwartete. Das Studium stellt die großen Fragen oder bringt einen zumindest dazu, sie sich selbst zu stellen. Sein Vater war ein hervorragender Student gewesen und hatte mit Auszeichnung promoviert. Er war auch ein kräftiger, einen Meter neunzig großer Sportler. Eric war immer ein magerer kleiner Bursche gewesen, bis er zu trainieren begann. Zwar war er in den letzten zwei Jahren ziemlich hochgeschossen, aber bestimmt nicht viel größer als einen Meter achtzig. In vielerlei Hinsicht war es für Eric nicht leicht, es seinem Vater Sidney gleichzutun.

An all dies dachte ich, während ich die letzten Wassertropfen auf den Gummibaum goß. Dann sagte ich: »Wahrscheinlich hast du dich überanstrengt, Eric. Es ist schrecklich heiß und schwül. Warum machst du's dir nicht ein bißchen leichter? Ich bin sicher, du wirst es auf der Uni schaffen.«

Er bedachte mich mit dem Blick, den Söhne ihren Müttern seit tausend Jahren zuwerfen. Um ein weiteres Gespräch zu vermeiden, ging er hinaus auf die Veranda und legte sich bis zum Abendessen wieder hin.

Am nächsten Nachmittag brauchten Eric und ich im gleichen Moment den Wagen. Er war jetzt nicht schlapp. Er hatte sich zum Training umgezogen: Fußballhose, Adidas-Rennschuhe. »Ich *muß* auf der Aschenbahn laufen, Mam. Ich habe nur noch zwei Tage, und ich bin nicht in Form.«

Ich hatte einen Stoß Korrekturfahnen in der Hand, die Sidney mit der Bitte, sie zur Druckerei zu bringen, zurückgelassen hatte. Er war auf einer Geschäftsreise. Vor ein paar Monaten war er, nachdem er siebzehn Jahre bei der gleichen Firma in New York gearbeitet hatte, einer »Rationalisierung« zum Opfer gefallen und hatte seine Stellung verloren. Jetzt versuchte ich ihm zu helfen; wir arbeiteten beide freiberuflich und schrieben, zeichneten und taten alles, um das Boot flott zu halten.

»Am besten, wir fahren zum Sportplatz«, sagte ich. »Dann nehme ich den Wagen und fahre zur Druckerei. Ich mache ein paar Besorgungen und hole dich später ab.«

»Okay.« Er runzelte die Stirn, um mir zu zeigen, daß es ein Kompromiß war, stieg ein und startete den Wagen. Das Verdeck war offen, und die Spätsommersonne schien warm auf unsere Schultern. Ich warf Eric einen verstohlenen Blick zu und dachte daran, wie sehr ich ihn vermissen würde, wenn er auf der Universität war. Sein normalerweise rötliches Haar war jetzt von der Sonne ausgebleicht und fast gelb, seine Augenbrauen fast weiß. Und die Haare an seinen kräftigen Beinen schimmerten golden auf dem dunklen Braun. Da sah ich etwas an seinem Bein – eine häßliche rote Wunde, groß und rund wie ein Silberdollar. Weiter unten war noch eine. Und eine weitere an seinem anderen Bein.

»Eric! Was hast du denn an deinen Beinen?«

»Weiß nicht. Eine kleine Infektion vielleicht.« Er zuckte die Achseln.

»Ich finde aber, es sieht gar nicht klein aus. Es könnte eine Eiterflechte sein. Das ist kein Witz. Fahren wir lieber gleich zum Arzt.«

»Mam! Um Gottes willen!« Er war wütend.

»Hör mal, Eric, Eiterflechte breitet sich wie verrückt aus. Wenn es das ist, was ich vermute, lassen sie dich mit diesen Dingern an den Beinen nicht mal in den Umkleideraum. Wir haben noch zwei Tage, bis du wegfährst. Zeigen wir es lieber gleich dem Arzt, damit wir Klarheit haben.«

»Gut«, murmelte er. Wir fuhren am Sportplatz vorbei, an der Aschenbahn, auf der Eric so gern trainierte. Er warf nicht einmal einen Blick darauf. An der Verkehrsampel bog er scharf nach links ab. Es war die erste Biegung in der langen Straße, die vor uns lag.

Unser Arzt fand, daß die Wunden an Erics Beinen nicht nach Eiterflechte aussahen. Er bat seine Sprechstundenhilfe, im Krankenhaus anzurufen und zu vereinbaren, daß am nächsten Morgen Tests bei Eric gemacht wurden. »Sei um acht dort, Eric«, sagte sie. Eric nickte und schlenderte durch das Wartezimmer, das voller Mütter und kleiner Kinder war. Er schlug die Tür zu, so fest er konnte.

Ich wandte mich wieder zum Doktor. »Was für Tests? Bei seiner Untersuchung war doch alles in Ordnung, oder? Das war erst vor zwölf Tagen!«

»Ich möchte, daß sie einige der Bluttests noch einmal machen«, sagte der Doktor. »Außerdem habe ich eine Knochenmark –«

Ich löschte das Wort »Knochenmark« sofort aus, als hätte ich es in meinem ganzen Leben noch nie zuvor gehört, als hätte ich noch nie ein Buch oder einen Zeitschriftenartikel gelesen oder einen Ärztefilm im Fernsehen gesehen, der nicht auf denkbar einfachste Weise klarmachte, woran ein Doktor dachte, wenn er eine Knochenmarkuntersuchung anordnete. Da war doch schließlich diese gut verlaufene Untersuchung vor erst zwölf Tagen . . .

Doch als am nächsten Nachmittag das Telefon klingelte, setzte einen Moment mein Herz aus. Ich saß direkt neben dem Apparat und wollte den Doktor anrufen, um ihn nach Erics Testergebnissen zu fragen. Doch statt zu wählen, hatte ich Kreise und Spiralen auf den kleinen Notizblock auf meinem Nachttisch gezeichnet. Jetzt rief er mich an. Es klingelte und klingelte. Es gab keine Möglichkeit, diesen Anruf ungeschehen zu machen.

Ich nahm den Hörer ab. Der Doktor redete mich mit meinem Vornamen an. Das hatte er noch nie getan. Einen Moment herrschte Schweigen. Dann hörte ich ihn sagen: »Ich würde Sie und Ihren Mann gerne sprechen.«

Und ich erwiderte sofort: »Das ist nicht nötig. Ich weiß schon Bescheid. Eric hat Leukämie.«

Als ich neunzehn war und mich im Sommerhaus meiner Familie aufhielt, sahen wir einmal, wie ein riesiges Gewitter rasch aus den Bergen herzog und sich über den See auf uns zu bewegte. Blitze zuckten pausenlos und schienen direkt auf unsere Veranda zuzukommen. Ich weiß noch, wie ich nervös sagte: »Sie kommen immer näher!« Im gleichen Augenblick wurde das Haus getroffen.

Jetzt, als ich viele Jahre später in meinem Schlafzimmer saß und das Telefon an mein Ohr hielt, kehrte für einen Moment diese ganze Szene in dem Sommerhaus, das gleiche Gefühl, ja selbst der seltsame elektrische Geruch zurück. Ein gewaltiger Blitz spaltete die Welt. Er drang in meinen Schädel ein, als ich die Nachricht begriff. Eric hat Leukämie. Etwas geschah in seinen Knochen, jetzt, im selben Augenblick. Es hatte eingeschlagen – bei uns allen.

Ich hörte mich fragen: »Haben wir noch Zeit?«

»Oh, ja.« Der Stimme des Arztes merkte man die Erleichterung darüber an, daß ich nicht hysterisch reagierte. »Sechs Monate. Ein Jahr. Zwei Jahre –«

Sechs Monate! Zwei Jahre! Noch gestern hatte ihm die Ewigkeit gehört, die Unsterblichkeit eines Siebzehnjährigen, für den Alter etwas ist, das anderen Leuten geschieht, der glaubt, sein eigener Sommer wird nie enden. Der Gedanke, daß er nicht mehr leben könnte, war so unerträglich, daß ich fast spürte, wie mein ganzer Körper sich dagegen aufbäumte. Es mußte irgendeinen Ausweg geben. Wie konnten wir ihm helfen, zu überleben? Wenn er ein riesengroßes Ziel vor sich sah, nach dem er streben konnte, würde er dann um sein Leben kämpfen? Was liebte er am meisten? Wellenreiten! Das grelle orangerote Plakat von ›Der endlose Sommer‹ hing seit Monaten an seiner Tür. Ich wußte, daß er den Film zweimal gesehen hatte. Erics Traum war es, die größte, herrlichste Welle zu erwischen und auf ihr bis zum Strand zu reiten.

»Können wir in den Weihnachtsferien mit ihm irgendwohin fahren? Ich möchte, daß er etwas Wundervolles erlebt. Können wir nach Hawaii fahren?«

»Ich denke schon«, sagte der Arzt nachdenklich. »Aber, zuerst müssen wir eine Remission bei ihm erreichen, das bedeutet, einen augenblicklichen Stillstand der Krankheit.«

Ich war benommen und hörte nur halb zu. Ich sah Eric in der Sonne, wie er durch die Brandung hinauspaddelte. Vielleicht würde Hawaii ihn gesund machen. Vielleicht würde es doch ein endloser Sommer sein ...

»Ich habe ihn unter massive Dosen von Prednison gesetzt«, sagte der Doktor. »Außerdem gebe ich ihm ein antileukämisches Präparat namens Mercaptopurin.« Er schwieg einen Moment. Dann fragte er: »Wollen Sie's ihm sagen? Oder soll ich es tun?«

»Weder noch«, sagte ich sofort. »Noch nicht.« Ich war erstaunt, mich das sagen zu hören, doch ich war völlig sicher, daß ich recht hatte.

Der Doktor widersprach. »Er ist siebzehn. Er ist intelligent. Er muß es wissen.«

»Natürlich muß er's wissen, aber nicht jetzt. Noch nicht.«

Es gab keine Möglichkeit, Sidney zu erreichen. Ich rief an jenem Nachmittag zwei Psychiater an, beide gute Freunde, und berichtete ihnen die Neuigkeit; ich sagte ihnen auch, wozu ich mich entschlossen hatte. »Glaubst du, daß das richtig ist?« fragte ich. Beide waren so entsetzt über Erics Krankheit, daß sie kaum sprechen konnten. Doch beide waren der Meinung, daß ich die beste Entscheidung getroffen hatte. Einer sagte: »Bring es ihm allmählich bei. Warte, bis er in Remission ist. Wenn du's ihm jetzt sagst, gibt er womöglich völlig die Hoffnung auf.«

Hoffnung! Das war es. Unsicher spürte ich, daß ich auf der richtigen Spur war. Es hatte keinen Sinn, massive Dosen Cortison oder irgendein anderes Medikament zu verabreichen und ihm zugleich völlige Verzweiflung zu geben. Unser erstes Ziel war also die Remission. Ich hatte genug gelesen, um zu wissen, daß es eine gute Zeitperiode war, die vielleicht Wochen oder Monate dauerte, in denen die Krankheit unter Kontrolle und zu einem momentanen Stillstand kam. Eine Remission bedeutete, daß man sein Leben wieder leben konnte.

»Aber welche Art Leukämie hat er denn?« fragte mich mein Freund.

»Welche Art? Ich wußte gar nicht, daß es verschiedene Arten gibt. Ich habe keine Ahnung«, sagte ich. »Aber der Doktor hat ihm sechs Monate bis zwei Jahre gegeben.« Das bedeutete, daß seine Leukämie wahrscheinlich tödlich sein würde. Ich wußte, daß die Wissenschaftler und Ärzte in ihren Laboratorien hart arbeiteten, um eine Lösung zu finden. Doch bisher waren »sechs Monate bis zwei Jahre« alles, was sie uns versprechen konnten.

Sidney kam später am Nachmittag zurück. Wir erinnern uns beide an die genaue Stelle im Hof, an das Aussehen der Bäume, an die seltsame blasse Farbe des Himmels, als ich es ihm sagte. Alles, was er antwortete, war: »Oh, wirklich?« Doch ich sah, wie sich sein Gesicht veränderte. Ich glaube, es veränderte sich in diesem Moment für immer. Wir drehten uns um und gingen ins Haus. Während ich ihm folgte, starrte ich auf seine schäbige Aktentasche und dachte zerstreut: Er braucht wirklich eine neue. Dann traf es mich. Mein Gott, er hat keinen richtigen Job! Und wir werden eine Menge Geld brauchen. Ich hatte nichts anderes denken können als »Eric ist krank«. Plötzlich begann ich die praktischen Probleme zu sehen.

Eric verbrachte die Nacht nach seinen Tests in einem dreißig Kilometer entfernten Krankenhaus. Als wir am nächsten Abend hinfuhren, um ihn nach Hause zu holen, fanden wir in seinem Zimmer drei seiner Schulfreunde, die ihn besuchten. Zwei wollten irgendwohin zu einem Hockeyspiel. Der andere Freund fragte, ob er mit uns zurückfahren könne. Während der Heimfahrt sprachen wir über unwichtige Dinge. Doch als wir heimkamen, ging Eric ins Wohnzimmer und setzte sich, ohne das Licht anzumachen. Sidney verschwand in der Küche. Im Halbdunkel sah ich auf der Kommode die ungeöffnete Post von zwei Tagen. Keiner von uns hatte auch nur eine Zeitung aufgeschlagen. Hier und dort standen Kaffeetassen und Colaflaschen. In einem Aschenbecher häuften sich Zigarettenstummel und die geringelte Schale einer Mandarine. In der Mitte des Zimmers stand offen einer von Erics neuen Koffern; sein Inhalt quoll heraus. Ich hatte ihn am Abend zuvor hastig durchwühlt, um seinen Bademantel und einen sauberen Schlafanzug fürs Krankenhaus zu finden.

Eric saß inmitten des Durcheinanders im Dunkeln und begann plötzlich zu schluchzen. »Ich weiß nicht, was los ist. Was ist mit mir? Was hab' ich? Warum kann ich nicht zur Universität gehen?«

»Du hast Anämie«, sagte ich sofort. Sidney und ich waren übereingekommen, ihm vorläufig das zu sagen. Es erklärte die Bluttests zweimal in der Woche, die Besuche beim Arzt; selbst Transfusionen, falls es dazu kam. »Du weißt ja, Anämie ist eine Blutkrankheit. Sie macht dich müde. Deshalb hattest du Kopfschmerzen und Schwierigkeiten beim Laufen. Du kannst nicht auf die Universität gehen, weil der Arzt dich jede Woche untersuchen muß, und außerdem mußt du Medikamente nehmen, auf die du dich eine Weile ziemlich krank fühlen wirst. Aber wir haben einen guten Arzt, und ich bin sicher, wir werden es unter Kontrolle bringen.«

Eric nickte und versuchte sein Schluchzen zu unterdrücken. Nach ein paar Minuten war er ruhig genug, um zu fragen: »Kann ich nächstes Semester gehen?«

»Das hoffe ich sehr.« Verdammt noch mal, taten wir das Richtige? Plötzlich fühlte ich mich zittrig und unsicher.

»Machen wir schön einen Schritt nach dem andern«, sagte ich. »Und ich habe mir gedacht – vielleicht hilft es dir, wieder in Form zu kommen, wenn wir alle über Weihnachten Urlaub machen, irgendwo, wo es warm ist und du Schwimmen und Wellenreiten kannst. Ich habe den Arzt schon deshalb gefragt. Er meint, es ist möglich. Ich werde morgen ins Reisebüro gehen.«

»Das wäre schön«, sagte Eric tonlos. Seine Augen hatten den Ausdruck, den ich auf Bildern von Leuten gesehen hatte, die ein riesiges Erdbeben oder eine Explosion überlebt haben: Wie ist das passiert? Was hab' ich getan, während ich hätte aufpassen sollen? Seine Augen stellten diese Fragen und viele andere...

Aus unserem Plan, Weihnachten in Hawaii zu verbringen, wurde dann doch nichts. Die hohen Flugkosten für uns fünf brachten uns schnell auf den Boden der Realität zurück. Die Lücken zwischen unseren freiberuflichen Arbeiten hatten uns gezwungen, einen Teil unserer Ersparnisse für die täglichen Ausgaben zu verwenden. Dennoch hoffte ich, daß es uns gelingen würde, Eric irgendein Abenteuer zu vermitteln. Die Virgin Islands waren näher. Ich stellte mir kristallklares Wasser vor, exotische Fische. Ich sah Eric in der Sonne unter Wasser, schwimmend wie ein Fisch.

Unser Abiturgeschenk für Eric war ein Taucheranzug gewesen. Er trug ihn bei Ausflügen zum Wellenreiten nach Rhode Island oder zu den Buchten draußen auf Long Island. Manchmal, wenn ein Sturm genügend große Wellen an unserem ruhigen Nachbarstrand aufwühlte, zog er seinen Anzug an, holte sein Brett und versuchte zu reiten. Der beste Ritt war vielleicht fünfzehn Meter weit, doch es machte ihm riesigen Spaß. Der Taucheranzug tat ihm auch gute Dienste beim Harpunieren von Fischen von unseren Strandfelsen aus, ein Sport, den er liebte. Er hatte sich Sauerstoff-Flaschen gekauft, doch schließlich legte er sie beiseite, weil er es für unfair gegenüber den Fischen hielt.

Es war sportlicher, wenn er die Luft anhalten mußte, selbst wenn es bedeutete, daß er den großen Barsch, hinter dem er her war, nie erwischen würde.

Auch ich liebte den Strand, und oft sah ich mir das Schauspiel aus einiger Entfernung an. Gewöhnlich war Eric von einer Schar kleiner Jungen umgeben. Wenn er tauchte, kletterten sie auf den Felsen herum oder spielten im seichten Wasser und warteten, bis er auftauchte, tropfend und glänzend, schwarz wie ein Seehund, in der Hand die Harpune und manchmal einen glotzenden Fisch.

»Eric! Eric! Was hast du gefangen?«

»Nur einen Schwarzfisch.«

Manchmal schimpfte er sie aus.

»Wer von euch ist mir nahegekommen? Hab' ich euch nicht gesagt, ihr sollt von mir wegbleiben, wenn ich tauche? Ihr habt mich hineingehen sehen. Da, schaut euch die Spitze dieser Harpune an. Peter! Tom! Was ist, wenn ich euch für einen Fisch halte und damit *hier* treffe?« Er bohrte seinen Finger fest in eine kleine braune Brust. Wenn er wütend war, dann nur, weil er sich Sorgen machte ...

Der Mann im Reisebüro sagte mir nun jedoch, daß es keine Möglichkeit gebe, für uns zu diesem späten Zeitpunkt auf den Virgin Islands zu buchen.

»Zu diesem späten Zeitpunkt? Es ist doch erst der zwölfte September.«

»Tut mir leid«, sagte er. »Zu Weihnachten ist der größte Rummel. Sämtliche Plätze im Flugzeug sind schon seit Anfang August ausverkauft. Und wir haben bereits eine ziemlich lange Warteliste.«

Ich schüttelte den Kopf. Ich gehöre nicht auf diesen Planeten, wo Leute im Juni oder Juli Reservierungen für ein Familienweihnachten in mehreren tausend Kilometern Entfernung vornehmen. Woher wissen sie, daß ihre Kinder nicht die Windpokken kriegen? Wie konnten wir wissen, daß einer von uns Leukämie bekommen würde? Daß wir Reservierungen für ein Abenteuer brauchten?

»Es muß doch möglich sein, irgendwohin zu fliegen!«

»Im Dorado Hilton in Puerto Rico hätte ich noch etwas frei.«

»Also schön.« Ich war deprimiert. Wir würden Weihnachten also in diesem Hilton verbringen

Ich hatte vergessen, daß Kinder die Dinge anders sehen. Unsere waren noch nie irgendwo gewesen. Puerto Rico war Ausland, und das genügte ihnen. Sie sahen es, wie es auf den Plakaten dargestellt wurde, mit braunhäutigen Eingeborenen, strohgedeckten Hütten und grünen Dschungeln. Sie sprachen davon, Affen zu fangen und Kokosnüsse zu essen. In ihrer Unwissenheit übertrieben sie, und ich begann mich glücklich zu fühlen. Selbst für Eric, der sah, wie alle seine Freunde zur Universität gingen, während er zurückblieb, wurde die Reise nach Puerto Rico das Ziel. Wenn schon sonst nichts, dann konnte er wenigstens zu Weihnachten schwimmen. Zu dieser Zeit würde er sich wieder gut fühlen. Denn jetzt, im September, ging es ihm alles andere als gut.

Meine Vergangenheit hatte mich nicht gerade darauf vorbereitet, Erics Krankheit ruhig und standhaft entgegenzutreten. Ich wuchs mit einem Thermometer im Mund auf. In meiner Familie gab es keine Erkältungen, sondern nur Lungenentzündungen. Die kleinste Pustel wurde argwöhnisch beobachtet, ob sie ein Zeichen für eine Blutvergiftung war.

Möglicherweise habe ich Sidney nur deshalb geheiratet, weil er mir einmal erzählte, daß er nach seiner Blinddarmoperation (er war damals zweiundzwanzig) das Krankenhaus an einem Wintertag mit zehn Grad Kälte verließ und einen schweren Koffer etwa eineinhalb Kilometer weit über holpriges, rutschiges Eis zu seinem Hotel trug. Er war der unbesiegbare Wikinger, den ich brauchte, um furchtlose Kinder aufzuziehen! Wir würden gemeinsam dafür sorgen, daß zukünftige Generationen ohne Gurgelwasser, Senfpflaster und Klistiere heranwuchsen. Ich bekam genau, was ich wollte, und ich kann kaum darüber betrübt sein, daß meine Kinder sich als tapfer und furchtlos entpuppten. Der einzige Haken war, daß ich jetzt, da eins dieser Kinder von einer tödlichen Krankheit befallen worden war, niemanden hatte, mit dem ich jammern konnte.

Sidney und ich hatten schon immer eine ganz verschiedene Art, uns auszudrücken. Mein Temperament ist eher französisch als nordisch. Ich mag alles Offene – Diskussionen, Streitigkeiten, Möglichkeiten. Mit Gesten. Sidneys norwegische Abstammung, seine Ingenieursausbildung und seine westliche Erziehung brachten ihn ganz natürlich dazu, zu untertreiben. Wo meine Familie Gefahren und Drachen heraufbeschwor, hatte die seine mit einer wirklichen Wildnis und wirklichen wilden Tieren fertig werden müssen. Jetzt, da Sidney und ich dem Unglück auf unserer eigenen Türschwelle gegenüberstanden, bereitete es uns große Schwierigkeiten, darüber zu reden.

Eine unserer Grunddiskussionen war schon immer die Frage, ob man bei einem Gespräch zwischen Eheleuten Gedanken von Gefühlen trennen kann. Ich behaupte nicht nur, daß das unmöglich ist – allein der Gedanke daran bringt mich in Wut. Sidney wendet ein, das sei genau der Grund, warum er die meiste Zeit nicht wisse, wovon ich rede. Wenn ich etwas über Erics Krankheit sagte, kam es vor, daß er mich fragte, ob ich von Tatsachen oder von Befürchtungen sprach. Und ich antwortete unter Tränen: »Was, in Gottes Namen, macht das aus. Tröste mich!«

Eric spielte fast von Anfang an den Kühlen und Gelassenen. Ich glaube, es half ihm, normal zu bleiben, obwohl es mich zuerst beinahe verrückt machte. Ich wußte, es half ihm, körperlich und seelisch stark zu bleiben, doch mich machte es oft krank vor Sorge. Es gab vieles, was ich nicht wußte. Doch da ich eine eifrige Leserin bin und gesehen hatte, wie drei Freunde Verwandte durch Leukämie verloren, wußte ich eine Menge über die Gefahr, in der er schwebte. Man hatte mir auch gesagt, daß der volle Name von Erics Krankheit »akute lymphozytische Leukämie« war, eine Art, die vor allem bei kleinen Kindern vorkommt. Leukämie oder Blutkrebs kann akut oder chronisch sein. Chronische Leukämie ist eine Krankheit älterer Menschen. Bei Kindern unter zwölf Jahren ist die Krankheit gewöhnlich akut, doch bei diesen jüngeren Patienten erreicht man heute durch moderne Medikamente immer längere Remissionen. Bei Eric mit seinen siebzehn Jahren waren die Aussichten schlechter. Und in Erics Fall war »akut« eine starke Untertreibung. In den zwölf kurzen Tagen zwischen seiner gut verlaufenen Untersuchung und der Entdeckung der Wunden an seinen Beinen war die Krankheit so rasch fortgeschritten, daß der Spezialist, der die Knochenmarkuntersuchung durchführte und die lange Hohlnadel in Erics Brustbein stach, Schwierigkeiten hatte, genügend Mark zu finden.

Neunundneunzig Prozent aller Knochenmarkproben werden dem Hüftknochen entnommen. Doch in Fällen, in denen eine schnelle Diagnose wichtig ist, zieht man das Brustbein vor. Diese Prozedur ist viel gefährlicher, weil die Nadel, wenn sie abrutscht, die Lunge durchbohren kann. Doch die Qualität des Marks erlaubt bessere Schlüsse auf den wahren Zustand des Patienten. Unser Arzt sagte, er hätte sofort vermutet, daß Eric akute Leukämie hatte, als er die Staphylokokkenwunden an seinen Beinen sah. Die wilden, unreifen weißen Zellen hatten die gesunden Zellen überwuchert, und die Infektion hatte sich schnell in Erics Körper ausgebreitet. Deshalb hatte man ihm außer dem Prednison und dem antileukämischen Präparat Mercaptopurin auch ein Antibiotikum gegen die Staphylokokken gegeben. Die Wunden an den Beinen waren rasch geheilt. Doch der Doktor hatte mir gesagt, daß eine einfache Erkältung oder eine Virusinfektion ihn schnell wieder umwerfen könnte. Man hatte mich auch aufmerksam gemacht, daß ich auf Schrammen, Nasenbluten und sonstige Wunden, die nicht zu bluten aufhörten, achten sollte. Was für eine Anordnung für die Eltern eines Sportlers! Sidney wollte verständlicherweise nicht, daß ich Eric zu sehr bemutterte. Eric selbst haßte es, verzärtelt zu werden. Wenn wir zusammen mit dem Auto irgendwohin fuhren, versteckte ich Badetücher im Kofferraum, für den Fall, daß er starkes Nasenbluten bekam. Wir alle tasteten uns in diesen ersten Wochen, in denen er sich an die Medikamente und an seine neue Situation gewöhnte, durch schwere Tage.

Es kam vor, daß er kaum aus dem Bett aufstehen konnte, doch es gelang ihm immer, die Treppe herunterzukommen, um Sancho, unseren kleinen schwarzen Hund, hinauszulassen. »Los, Sancho! Lauf, Junge!«

Sancho zögerte traurig ein oder zwei Sekunden auf der Türschwelle, wedelte eindringlich mit seinem Schwanz und blickte mit fragenden schwarzen Augen zu Eric auf. Sie waren immer zusammen gelaufen.

»Los, verdammt noch mal. *Lauf,* Sancho!«

Da flitzte Sancho los wie eine Rakete, sprang über Hecken, jagte durch die Blumenbeete der Nachbarn und rannte den Katzen nach, die sich in die Baumkronen retteten. Schließlich, nach einer letzten beschwörenden Runde um unsere Zufahrt, raste Sancho zum Strand hinunter. Hunde dürfen nicht an unseren Strand. Hunde dürfen in unserem Ort überhaupt nicht frei herumlaufen.

»Eric, du weißt doch, daß Sancho nicht allein herumlaufen darf. Warum läßt du ihn immer wieder hinaus?«

»Irgend jemand muß hier laufen«, brummte er.

»Weiß du, daß das fünfundzwanzig Dollar Strafe kostet?«

»Die zahle ich selbst!« Eric sah mich böse an. »Du kannst einen Hund wie Sancho nicht im Haus einsperren.« Er schleppte sich wieder zurück ins Bett. Ich seufzte, denn ich wußte nur zu gut, was er meinte.

Dann kamen Tage, an denen Eric sich plötzlich wohlfühlte.

Wie Sancho flüchtete er dann so schnell wie möglich aus dem Haus und rannte hinaus in die Welt, um das Leben zu suchen. Manchmal kam dieser Wechsel von Krankheit zu scheinbarer Gesundheit zu schnell für mich. Einmal hatte er einen schlimmen Übelkeitsanfall (eine Nebenwirkung der Medikamente). Ich ging die Treppe hinauf, um ihm eine Tasse schwachen Tee zu bringen. Er kam mir in der Badehose entgegen, in der Hand seine Harpune. Ohne den Tee zu beachten, sagte er: »Vielleicht fange ich dir einen Fisch fürs Abendessen.«

Oder es kam in diesen ersten zwei Monaten vor, daß er Fußball oder Basketball spielen ging, und ich wußte, daß er ein Hämoglobin von nur fünf oder sechs hatte, ein Wert, der so niedrig war, daß manche Patienten nach Atem zu ringen beginnen oder Schwächeanfälle bekommen. Die Jungen, mit denen er Basketball spielte, waren rücksichtsvoll; wenn sie dem Ball zum anderen Ende der Turnhalle nachliefen, riefen sie: »Warte, Eric! Wir sind gleich zurück!« Sie wußten damals noch nicht, was ihm fehlte; ihnen war nur bekannt, daß er krank war.

Es gab auch Momente, in denen ich unseren Entschluß, Eric nicht die ganze Wahrheit zu sagen, bereute. Die Post war ein Problem; ich versuchte sie zu holen, bevor er sie sah. Ich hatte mehrere lange Gespräche mit verschiedenen Vertretern der Universität von Connecticut geführt. Erklärt, warum Eric nicht kommen konnte, und versucht, die bereits bezahlten Studiengelder zurückzubekommen. Aber immer fürchtete ich, daß irgendein unglückseliger an Eric Lund adressierter Brief eintreffen könnte, in dem das ganze Problem angeschnitten wurde. Die Leute, mit denen ich sprach, waren immer sehr verständnisvoll, doch eine Universität ist sehr groß. Es bestand die Möglichkeit, daß jemand, der nicht informiert war, den falschen Brief schrieb.

Noch etwas anderes machte mir Sorgen. Unsere Stadt ist sehr klein, kleiner als die übliche Pendlerstadt. Nachbarn können freundlich, gutherzig, teilnehmend oder besorgt sein; manche von ihnen sind auch nur neugierig. Leute hielten mich auf dem Markt oder im Postamt an. »Wie ich sehe, ist Eric noch zu Hause!« – »Hat Eric beschlossen, nicht auf die Universität zu gehen?« – »Sucht sich Eric irgendeinen Job?« – »Ist Eric in Ordnung?«

Erics Gesicht war damals durch das Cortison angeschwollen. Seine Freunde zogen ihn deshalb auf. Er nahm ihre Neckereien recht gut auf. »Ihr seid ja halb verhungert. Ihr kriegt bloß einen

Hühnerhals, wie? Ich kriege jeden Abend Steak, Brathuhn, alles mögliche!« (Das stimmte zum Teil. Ich kochte in diesen Tagen für Eric, als sei er ein Ölscheich auf Besuch. Ich servierte ihm – wenn er essen konnte – so oft Steak, daß ich Angst hatte, er könnte mißtrauisch werden.) Eines Abends kam er jedoch ärgerlich nach Hause. »Irgendein Trottel hat mir eben gesagt, ich sehe dick besser aus. Also, das ist eine Beleidigung!«

Am meisten fürchtete ich, irgendein älterer Wichtigtuer könnte den Grund für sein verändertes Aussehen erraten und irgendwelchen Klatsch ausstreuen, der Eric zu Ohren kam. Eines Tages traf ich eine ehemalige Krankenschwester, die ich flüchtig kannte. Es war in der Bücherei, und sie steuerte sofort auf mich zu. Es gab kein Entrinnen. »Mein Gott, ich hab' gestern Eric gesehen! Was, um Himmels willen, ist mit ihm los? Ich hab' mich gefragt –« Ihre Stimme dröhnte durch den ganzen stillen Raum.

Ich legte meinen Finger auf die Lippen und deutete auf die Leute um uns, die zu lesen versuchten. »Nur ein kleines Problem – er ist in Behandlung«, flüsterte ich und floh.

Die Erleichterung kam ein paar Tage später. Es war acht Wochen her, seit wir entdeckt hatten, daß Eric krank war. An einem Donnerstag vormittag um halb zwölf klingelte das Telefon. Normalerweise ist unser Arzt ein ruhiger ernster Mann. An diesem Tag konnte er den Jubel in seiner Stimme nicht unterdrücken. »Ich rufe an, um Ihnen zu sagen, daß bei Eric die Remission eingesetzt hat«, sagte er. Wir hatten unser erstes Ziel erreicht.

Da Sidney und ich nicht über Schwierigkeiten diskutieren können, können wir auch nicht gemeinsam in Freude ausbrechen. Ich erscheine ihm überschwenglich. Er erscheint mir schweigsam. An diesem guten Tag jedoch gingen wir in unser Lieblingsrestaurant am Wasser zu Mittag essen. Es war eine stille Feier. Ich sagte: »Ich finde aber, wir sollten es Eric noch nicht sagen, was meinst du? Ich meine – er soll die schöne Zeit auch genießen.«

Sidney nickte. Wir stießen an, prosteten schweigend auf die Zukunft, wagten zu hoffen. Vielleicht wird Erics Remission ewig dauern, dachte ich. Vielleicht braucht er es nie zu wissen...

Zwei Wildenten schwammen langsam vorbei und hinterließen kleine Wellen auf dem ruhigen Wasser. Wie tröstlich! Wir müssen sie Hunderte von Malen so gesehen haben – das angeberische Männchen vorn, das bescheidene braune Weibchen dahinter. Während ich sie beobachtete, wich meine Spannung. Die Welt beruhigte sich und wurde wieder schön. Gelbes Sumpfgras, Flut, blasser Novemberhimmel. Alles war, wie es immer gewesen war. Und morgen würde die Flut wiederkommen. Vielleicht war immer noch alles gut.

Wenn wir erwartet hatten, die Remission würde unsere Probleme beenden, so stand uns ein baldiges Erwachen bevor. Das Cortison wurde vorsichtig abgesetzt, und ich sah zu meiner Freude, wie die markanten Züge von Erics wirklichem Gesicht zurückkehrten. Das Mercaptopurin wurde jedoch weiter verabreicht. Bald wurden wir mit den Problemen der damaligen konventionellen Leukämiebehandlung konfrontiert. Wenn man Medikamente einsetzt, um die schlechten Zellen zu zerstören, dann zerstört man auch die guten, aber, so hofft man, nicht ebenso schnell. Die besseren Medikamente sind, wie die besseren Fernseh-Western, weniger gewalttätig, und die meiste Zeit erlauben sie den guten Burschen, die schlechten zu verdrängen. Zumindest für eine Weile. Doch selbst während einer Periode der Remission, in der das Knochenmark wieder genügend gute Zellen im Blut produziert und der Patient nicht in so großer Gefahr ist, können Probleme entstehen, da seine Resistenz gegenüber dem Medikament wächst. Es dauerte nicht lange, bis sich bei der wöchentlichen Blutuntersuchung herausstellte, daß die guten weißen Zellen und das Hämoglobin wieder zuwenig waren. Diesmal wurde Eric zu einer Transfusion ins Krankenhaus geschickt; ein Liter Blut sollte übertragen werden. Ich sah zum erstenmal den Apparat, die Plastiksäcke, die Schläuche, die Nadeln. Eric ertrug das Ganze mit ruhiger Gelassenheit. Nach wenigen Stunden zeigte sein Gesicht eine wunderbare Röte. Man sah, wie das Leben in ihn strömte, und man merkte, wie er es kaum erwarten konnte, aufzuspringen und hinauszulaufen. Als die Ärzte schließlich sagten, er könne gehen, rannte er vor mir die Krankenhaustreppe hinunter und schwenkte seinen Segeltuchsack, als kehre er von einem herrlichen Wochenende zurück. Ich gab ihm die Wagenschlüssel und ließ ihn fahren. Wir sprachen während der ganzen Heimfahrt nicht.

In der nächsten Woche bekam er eine Bronchitis. »Nur ein kleiner Husten«, sagte er und wischte meine Ermahnungen, vorsichtig zu sein und den Doktor anzurufen, beiseite. Der Doktor, der ihn bei seinem regelmäßigen wöchentlichen Bluttest untersuchte, stellte jedoch eine Bronchitis fest und gab ihm wieder Antibiotika. Sidneys offensichtliche Gleichgültigkeit war für Eric tröstlich, doch zwischen Mutter und Sohn hatte sich eine stille Schlacht entwickelt. Die meiste Zeit war ich beherrscht genug, um meinem Ärger nicht laut Luft zu machen, doch er sah meine Augen, er bemerkte meine Besorgnis an meinen Gesten, an tausend Kleinigkeiten, und er haßte jede Verzärtelung.

Zu dem kritischen Moment in der Schlacht zwischen Eric und mir kam es an einem Tag im November, als ein Freund ihm eine Freikarte für ein wichtiges Fußballspiel besorgte. Es war kalt und windig, und es begann zu schneien. Die Bronchitis war fast besiegt, doch er hustete noch, nahm immer noch Antibiotika. Als er verkündete, daß er ins Stadion wollte, hätte ich fast laut protestiert. Sidney, dem kaltes Wetter nichts ausmachte und der Eric zutraute, auf sich selbst aufzupassen, hatte nichts dagegen. Doch ich sagte: »Ich denke doch, du solltest lieber den Doktor fragen, Eric.« Kein Arzt der Welt würde ihn gehen lassen. Da war ich ganz sicher.

Sidney tippte weiter auf seiner Schreibmaschine. Eric wählte ärgerlich am Küchentelefon die Nummer des Doktors, und ich stand daneben, versuchte mich zu beruhigen und rührte in einer Linsensuppe. Der Doktor erlaubte ihm nicht nur zu gehen, er gratulierte ihm zu der Freikarte und sagte, er wünsche, er könne mitkommen.

Also zog Eric los; mit Antibiotikatabletten in der einen Tasche seines schwarzen Lodenmantels und Leukämietabletten in der andern. Er trug keine Mütze, keine Handschuhe – und war sehr glücklich. Ich sah ihn, wie er am Vorderfenster vorbei und den Weg hinunterging. Er hätte *zwei* Paar Socken anziehen sollen, dachte ich, und sein Schal ist nicht fest genug zugebunden – es erfüllte mich fast mit einem körperlichen Schmerz, als ich sah, wie er sorglos über die eine Schulter herabhing. Die ersten Schneeflocken blieben auf seinem Haar liegen, auf seinen blonden Augenbrauen. Ich sah hilflos zu. Es gab nichts, was ich tun konnte.

Ich sah zu, und in mir ging eine Wandlung vor sich. In diesem Moment begann ich zu begreifen. Er mußte sein Leben leben. Und leben bedeutete Risiken eingehen. Es gab keine Möglichkeit, ihn in Watte zu packen. Er mußte sich frei bewegen, um ein ganzer Mann zu sein. Ich wollte das. Ich entdeckte, daß ich es mehr wollte als meinen eigenen Seelenfrieden oder mein Bedürfnis, ihn zu bemuttern. Ich akzeptierte von diesem Moment an die schreckliche Unsicherheit seines Lebens. Ich ließ los und sagte: »Eric – lebe!«

2

Die Schneeflocken und die Kälte, die langen Stunden im offenen Stadion schadeten Eric nicht im mindesten. Er kam von dem Spiel fröhlich heim, entschlossen, mehr Abenteuer zu erleben. Am nächsten Tag bat er mich, keine Mahlzeiten mehr für ihn zu kochen. »Sieh nur zu, daß du was im Kühlschrank hast, damit ich mir was nehmen kann, wenn ich will. Ich werde viel draußen sein. Ich möchte nicht jemandem dauernd meine Pläne sagen.«

Er hatte noch andere Bitten: »Wasch meine Wäsche nicht. Ich tu's selbst. Mach mein Zimmer nicht sauber, ich kümmere mich darum. Bilde dir einfach ein, ich bin in der Schule oder ich arbeite irgendwo. Dann würdest du ja auch nicht dauernd hinter mir her sein und für mich sorgen, oder?«

»Und noch etwas.« Dies schien ihm besonders am Herzen zu liegen. »Ich möchte, daß du den Arzt nicht mehr anrufst. Ich werde selbst mit allem fertig. Keine Angst. Es ist *mein* Problem. Wenn's etwas gibt, was du wissen mußt, laß ich's dich wissen.«

Fast hätte ich gesagt: »Schreib mir hin und wieder eine Postkarte und teile uns mit, wie du zurechtkommst.« Ich erwog, ihm all die anderen Mütter vorzuhalten, die ihn mit ihrem Getue verrückt gemacht hätten. Ich dachte auch daran, auf der Stelle meine Orden zu verlangen: für Takt, für Geduld, für Ausdauer und ein Dutzend andere Dinge. Doch ich sagte nur: »Okay.«

Schließlich hatte er keine Ahnung von der privaten Schlacht, die ich gegen mich am Vorderfenster gewonnen hatte, als er loszog ins Stadion. Es sah so aus, als sei ich immer noch die gleiche Mutter, die er immer gehabt hatte. Als kleiner Junge war er viel krank gewesen, oft ernsthaft, und ich mußte eine Menge Zeit mit ihm verbringen. Wir hatten das beide genossen: viel Lesen, Singen, Schaukeln, Schmusen; viele Spaziergänge, bei denen er meine Hand hielt, denn er war zu scheu, um mit anderen Kindern zu spielen. Wir waren einander sehr nahe, doch mit neun Jahren stürzte er sich in die Jungenwelt und spielte Ball, kletterte über Zäune, wurde gejagt oder versuchte, länger unter Wasser zu bleiben als die anderen Kinder. Zu dieser Zeit sah ich manchmal, wie er die ernste Miene seines Vaters vor dem Spiegel probte. »Ich möchte nicht so aussehen wie du«, sagte er. »Glaubst du, daß ich vielleicht anfange, mehr wie Papa auszusehen?«

Der Sieg am Fenster war echt; das merkte ich, denn zusammen mit dem leichten Schmerz, der mich erfüllte, weil man mich plötzlich aller meiner Aufgaben entbunden hatte, durchströmte mich ein Gefühl der Freude. Unabhängigkeit, Stärke, Mut – wie wundervoll, diese Eigenschaften bei einem Sohn zu sehen! Eric würde sie alle brauchen, denn er wußte immer noch nicht, wie krank er war. Er war noch nicht ganz achtzehn. Er war noch kein Mann, doch er war dabei, einer zu werden.

Der Mann vom Reisebüro rief an und bestätigte unsere Hotelreservierung in Puerto Rico für die Weihnachtsferien. Er bat um vierhundert Dollar Anzahlung.

»Was ist, wenn wir aus irgendeinem Grund in letzter Minute nicht können?«

»Ich fürchte, dann ist die Anzahlung verfallen«, sagte er. »Sehen Sie, das Hotel muß sich schützen. Es ist möglich, daß sie die Zimmer für diese Zeit nicht vermieten können, und –«

»Schon gut. Kein Problem. Ich bringe Ihnen am Nachmittag einen Scheck.« Keine Sorge, dachte ich. Wir werden nicht in letzter Minute absagen. Eric war in Remission und fühlte sich so gut, daß er daran dachte, sich einen Job zu suchen. Er hatte ein paar neue Freunde gefunden, und sie fuhren oft, einem plötzlichen Einfall folgend, nach New York hinein, um Greenwich Village zu erforschen oder nach Chinatown zu gehen oder in den Schallplattenläden in der Lexington Avenue herumzustöbern. Er brauchte Geld, um diese kleinen Abenteuer zu finanzieren, und er nahm es nicht gern von mir oder seinem Vater. Doch Sidney fand eine Lösung dieses Problems, die vorläufig half. Einmal, als er Eric zehn Dollar gab, hörte ich ihn sagen: »Eines Tages werde ich vielleicht auch Geld brauchen. Ich weiß, daß du mich nicht nach dem Grund fragen wirst. Du wirst es mir einfach geben.«

Früher hätte ich mir wegen Erics Ausflügen in die große Stadt Sorgen gemacht und gedacht: »Wird er sich eine Grippe holen? Oder eine Lebensmittelvergiftung?« Doch jetzt schien ich dadurch, daß ich die Gefahr akzeptierte, die Angst erschlagen zu haben, die mich fast mein ganzes Leben lang verfolgt hatte. Außerdem war ich zu glücklich und zu sehr damit beschäftigt, alles für unsere Reise vorzubereiten, um mir Gedanken über solche Möglichkeiten zu machen. Ich holte Koffer herunter, kramte Sommerkleider und Badeanzüge hervor und suchte für Sancho einen Platz in einer Hundepension. Dies erwies sich als fast ebenso schwierig wie unsere eigenen Flugzeugreservierungen in die Karibische See. All die Leute, die nach Hawaii oder den Virgin Islands flogen, all diese glücklicheren Seelen, die uns gezwungen hatten, mit dem Dorado Hilton vorliebzunehmen, hatten ihre Pudel und Boxer und Schäferhunde für Weihnachten in den Zwingern angemeldet. Ich ließ Sancho auf eine Warteliste setzen und klapperte drei Tage lang sämtliche Zwinger in den nahegelegenen Städten ab. Wir hatten jedoch Glück; jemand mußte seinen Pudel abmelden, weil er krank war. Sancho war untergebracht. Nun brauchte ich nur noch zu packen und eine Nachricht für den Milchmann zu schreiben.

Vier Tage, bevor wir abfliegen wollten, rief der Doktor an. (Ich hatte Erics Wünsche respektiert und ihn nicht mehr regelmäßig angerufen.) »Ich möchte Sie nicht erschrecken«, sagte er. »Aber Erics Werte sind ganz unten. Ich fürchte, dieses Medikament nützt nichts mehr. Jedenfalls haben wir beschlossen, ihm sofort eine Transfusion zu machen. Im Krankenhaus ist ein Bett frei. Ich möchte, daß er heute nachmittag dort ist.«

»Schön. Ich bringe ihn hinüber.«

Wir hatten schwer gearbeitet, um diese Reise möglich zu machen, und ich weigerte mich, zu glauben, daß irgend etwas uns davon abhalten könnte. Irgendwie würden wir hinkommen. Selbst die Flaschen und Schläuche erschienen beim zweitenmal nicht mehr so schrecklich. Ich blickte auf den Sack mit Blut, der über Erics Bett hing, und zum erstenmal fand ich ihn schön. Das tiefe Rot wertvollen Lebens! Danke für die Farbe, die bald seine Wangen beleben wird, für die guten Zellen, die ihn der Welt wieder zurückgeben werden. Tu dein Werk, und dann nichts wie weg –

Doch am nächsten Vormittag rief der Doktor wieder an. »Er reagiert nicht so, wie wir gehofft haben. Seine Werte steigen nicht, obwohl wir ihm bis jetzt vier Transfusionen gegeben haben. Wissen Sie, Transfusionen sind nicht immer eine Routinesache. Es kann Komplikationen geben –«

»Was für Komplikationen?« fragte ich.

»Irgendein unbekannter Faktor. Aus irgendeinem Grund

lehnt der Körper des Patienten das Blut ab. Aber es gibt auch noch andere Dinge. Wir müssen auf der Hut vor allergischen Reaktionen sein.«

»Was ist mit Eric?«

»Wir wissen es nicht. Er hat Fieber. Kann sein, daß es eine Infektion ist. Ich habe um eine Konsultation gebeten.«

Puerto Rico. Noch zwei Tage ...

»Glauben Sie, daß wir verreisen können?« Ich hatte mit dem Doktor bereits über unsere Pläne diskutiert. Wir wollten drei Wochen wegbleiben.

»Das kann ich nicht beantworten. Wir müssen von einem Tag zum andern sehen. Aber« – er wartete einen Moment – »ich glaube, wir müssen ihm jetzt sagen, was für eine Krankheit er hat.«

Ja, jetzt. Kein Ausweg mehr.

»Einverstanden. Ich werd's tun. Ich *will* es tun«, sagte ich rasch.

Sidney war wieder einmal auf einer Geschäftsreise, doch ich erwartete ihn zum Abendessen. Gegen drei Uhr nachmittags trat ich in Erics Krankenzimmer. Er sah blaß aus und schien unruhig, doch seine Arme waren frei von Schläuchen.

»Keine Nadeln?«

»Für eine Weile«, sagte er. »Irgendwas stimmt nicht. Das Labor macht Tests. Ich soll aber heute abend eine weitere Portion kriegen. Rote Blutkörperchen.«

»Eric. Weißt du, was dir fehlt?«

»Nein.« Seine Stimme war unschuldsvoll, jung, neugierig. In diesem Moment war er wehrlos. Er wirkte mehr wie ein Kind als ein Mann.

»Du hast keine Ahnung?«

»Nein.« Er schüttelte wieder den Kopf. »Wieso – was ist es denn?«

»Du hast Leukämie.«

Er hörte es. »Entschuldige«, sagte er, sprang aus dem Bett und rannte ins Badezimmer, wo er sich übergab.

»Tut mir leid«, sagte er und ging an mir vorbei ins Bett.

Ich wartete.

Eric blickte in die Ferne, doch er sah nichts. Seine Augen waren groß und schauten nach innen. Er schien auf etwas zu lauschen.

»Weißt du«, sagte er schließlich mit einem leisen Lächeln,

»ich hab' keine Angst. Es ist komisch, aber ich hab' wirklich keine Angst. Ich kann damit fertig werden, Mam. Es wird alles gut werden. Ich weiß, daß ich es besiegen kann.«

»Ich weiß auch, daß du's kannst.«

Dann lehnte er sich auf die Kissen zurück und seufzte tief. »Ich bin so froh, daß es nicht Mark ist. Ich weiß, was ich empfinden würde, wenn das Mark passierte –«

Das war ein plötzlicher, unerwarteter Test für mich. Ich hatte noch nicht darüber nachgedacht, wie es für *Mark* sein würde, Eric zu verlieren! Zwei Brüder, die einander vom ersten Tag an geliebt hatten. Als wir unser Haus bauten, planten wir sorgsam für jeden ein separates Zimmer. Doch Eric wollte das nicht. »Stell sein Kinderbett zu mir. Ich möchte ihn da haben, wenn ich aufwache.«

Tränen stiegen mir in die Augen. Ich stand auf, wandte Eric den Rücken zu und schaute aus dem Fenster. »Möchtest du, daß ich es Mark sage?«

»Nein«, sagte er. »Ich möchte es selbst tun.«

Eine Schwester kam herein, um Eric ein Medikament zu geben. Sie sagte, die Laborantin würde bald kommen, um vor der abendlichen Transfusion noch eine Blutuntersuchung zu machen. Es war Zeit für mich, zu gehen. Als die Schwester hinausging, stand ich auf.

»Eric, sag deinen Zellen, sie sollen sich konzentrieren. Alles Gute für diese Transfusion. Denk an Puerto Rico! Ich wette, wir können es noch schaffen.«

Es war dumm von mir, das zu sagen. Dumm und kitschig. Es war alles, was mir einfiel.

»Ja, ich werd's versuchen. Und vielen Dank, daß du mir alles gesagt hast, Mam.« Er sah müde aus. »Bringst du mir etwas zu lesen mit, wenn du heute abend mit Papa kommst?«

»Sicher. Was möchtest du?«

»Irgendwas.«

Als ich durch den Korridor ging, war ich überrascht, daß ich gehen und atmen konnte. Was ist mit mir los? Ich sollte schreien, zusammenbrechen.

Ich fuhr auf der Schnellstraße heim. Schaut mich an, ich fahre. Lastwagen. Flinke kleine Sportwagen um mich herum. Breitschultrige Oldsmobiles. Verkehr, Verkehr. Ich habe eben meinem Sohn gesagt, daß er eine tödliche Krankheit hat. Aber ich fahre. Ich denke sogar daran, den rechten Blinker einzustellen.

Ich bremse und biege bei Ausfahrt Vierzehn ab. Als ich bei der Reinigung vorbeifuhr, fiel mir ein – Oh! Unsere Sachen für die Reise. Da ist ausnahmsweise eine große Parklücke, und ich rolle hinein.

»Schöner Tag, Mrs. Lund.«

»Ja, aber ein bißchen kalt.«

Der Besitzer reichte mir die in Plastiksäcke eingepackten Kleider. Rosa Kleid, gelbe Hose, Erics hellblauer Blazer, Sidneys weißes Leinenjackett. Ich bezahlte, ging hinaus und legte die Kleider sorgsam neben mich auf den Vordersitz. In der nächsten Straße hielt ich wieder an. Der Zeitungsladen an der Ecke war ein beliebter Treffpunkt für jugendliche Comicleser; doch auch ältere Leute, denen die Milch oder die Zigaretten ausgegangen waren, kamen hierher. Im Moment schien er leer zu sein. Ich war froh.

»Wissen Sie, ob Eric die schon hatte?«

Ich hatte in den letzten zwei Tagen mehrmals Zeitschriften gekauft. Der Mann hinter dem Ladentisch weiß, daß Eric im Krankenhaus ist; er weiß nicht warum, fragt nicht.

»Nein, die ist eben erst gekommen. Sie haben ihm gestern abend ›Illustrated‹ mitgenommen, wissen Sie noch? Ich bin sicher, daß Eric diese hier noch nicht gesehen hat.«

»Schön.« Ich angelte in meiner Börse nach Geld. Da war eine hohe Trennwand, die den Laden, der voller Plastikspielsachen und Mitbringsel für Geburtstagsparties war, abteilte. Dahinter stand der Tiefkühlschrank. Jemand war da. Jemand war die ganze Zeit da gewesen. Jetzt kam sie auf mich zu, jemand, den ich kannte. Der letzte Mensch, den ich sehen wollte. Die größte Klatschbase der Stadt.

»Hi!« Großes Lächeln, fragender Blick. »Sorgen zu Hause? Nichts Schlimmes, hoffe ich.«

»Doch, was Schlimmes. Eric hat Leukämie.«

Es kam mir vor wie ein Schrei, doch es war nur ein Flüstern. Jetzt würde sich die Neuigkeit ausbreiten. Gut, sollte sie sich ausbreiten. Alle sollten es wissen!

Die Frau duckte sich, als hätte ich sie geschlagen.

Ich überquerte die Straße und ging unsicher zurück zu meinem Wagen. Ich war sehr wütend. Aber da war noch ein anderes Gefühl. Schuld. Es war das erste Mal, daß ich das Schuldgefühl darüber spürte, jemandem erzählt zu haben, daß Eric Leukämie hatte, was übersetzt bedeutete, daß Eric, wenn nicht irgendein Wunder geschah, wahrscheinlich sterben würde. Die

Leute wollen solche Neuigkeiten nicht hören. Sie blicken betreten drein. Sterben ist nicht »in«.

Ich warf die Zeitschrift auf den Rücksitz. Und als ich den Wagen startete, dachte ich: »Immer mit der Ruhe. Du bist nicht gerade in bester Form zum Fahren. Also fahr ganz langsam.«

Gewohnheit hätte mich besser geschützt als Vorsicht. Wenn ich, wie üblich, vierzig oder fünfzig Stundenkilometer gefahren wäre, hätte ich nie das Unmögliche versucht. Doch ich fuhr nur fünfzehn bis zwanzig, und als die schönen sauberen Kleider in ihren glatten Plastikhüllen – die Kleider für unseren Urlaub! – vom Vordersitz auf den schmutzigen Boden zu gleiten begannen, bückte ich mich nach ihnen.

Es krachte und blitzte. (Wieder der Blitz!) Mein Kopf prallte gegen die Windschutzscheibe. Erstaunt blickte ich auf. Keine Verletzung. Kein Blut. Doch ich hatte es fertiggebracht, gegen den Lichtmast an der Bootswerft zu fahren – einen Kilometer von zu Hause, mit zwanzig Stundenkilometern.

Männer stürzten aus der Bootswerft, fuchtelten mit den Armen. Sie leiteten den Verkehr um den gebrochenen Mast herum. Die Stoßstange meines Wagens war dagegengedrückt. Der Mast war nicht ganz gebrochen; er hing schief an seinen Drähten. Ein gerissener Draht hing auf die Straße. Daher der Blitz. Kleine Jungen sammelten sich an, Männer winkten sie streng weg.

Ein Mann, der sich offenbar selbst zum Leiter der Operationen ernannt hatte, schaute schließlich zum Wagenfenster herein. »Setzen Sie langsam zurück!« schrie er. »Setzen Sie zurück, wenn Sie können.«

Langsam fuhr ich rückwärts. Die zerknitterte Stoßstange machte ein protestierendes, kreischendes Geräusch, als sie sich am Reifen rieb. Doch ich konnte fahren. Der Mast blieb stehen, gehalten von den Drähten. Ich fuhr etwa dreißig Meter zurück, parkte und stieg aus. Jetzt mußte ich auf die Polizei warten.

Die Polizei erschien nach wenigen Minuten, mit rotem Blinklicht, doch ohne Sirene. Ich erwartete, daß der Polizist sagen würde: »Na, meine Dame, was ist los? Wo ist das Feuer?«

Statt dessen nahm er sanft meinen Arm und fragte: »Sind Sie in Ordnung?«

»Ja. Ich bin in Ordnung. Ich hab' mir den Kopf angeschlagen, aber ich bin nicht verletzt.«

»Sind Sie sicher?« Er ließ sich Zeit.

»Ganz sicher. Es tut mir schrecklich leid. Es war sehr dumm

von mir.« Ich erklärte ihm, wie ich versucht hatte, die Kleider aufzuheben. »Wenn ich mit meiner üblichen Geschwindigkeit gefahren wäre, hätte ich es nie versucht. Ich bin nur zwanzig Stundenkilometer gefahren.«

Der junge Polizist lächelte. »Sie würden staunen, wenn Sie wüßten, wie viele Leute den gleichen Fehler machen. So, gehen wir zu meinem Wagen und setzen wir uns.«

Wir setzten uns, und er zog einige Formulare hervor.

»Erzählen Sie«, sagte er. »Was ist heute passiert? Warum sind Sie nur zwanzig Kilometer gefahren?«

Ich weinte nicht, doch ich schluchzte ein wenig, während ich die Geschichte erzählte. Ich erzählte ihm alles.

Er schwieg einen Moment. Er sah mich lange an, dann schüttelte er den Kopf. »Leben und Tod«, sagte er. »Meine Frau hat heute morgen im gleichen Krankenhaus zwei kleine Mädchen zur Welt gebracht.«

»Sind sie in Ordnung?«

»Sie sind wunderschön!«

Wir starrten einander an.

»Ich weiß, wer Ihr Sohn ist«, sagte er. »Ich bin ein Fußballfan und hab' ihn spielen sehen.«

Eine kleine Menschenmenge sammelte sich an; die Leute starrten auf meinen Wagen, sahen mich an, deuteten auf den Mast.

»Es tut mir schrecklich leid, aber ich muß Sie vorladen. Es gibt keine andere Möglichkeit. Sie müssen vor Gericht erscheinen.«

»Ich weiß. Könnten Sie mich nicht nach der ersten Januarwoche vorladen? Wissen Sie, wenn Eric es schafft, dann möchten wir übermorgen nach Puerto Rico fliegen, damit er in der Sonne Ferien machen kann. Deshalb habe ich bei der Reinigung gehalten, um unsere Sachen für die Reise zu holen.«

»Wie wär's am zwölften Januar?«

»Sehr gern. Ausgezeichnet.« Das ist idiotisch. Ich spreche, als ob ich eine Einladung zum Abendessen annehme. Was für ein netter Polizist!

Er schrieb weiter und nahm meine Personalien auf, als plötzlich eine blonde Bekannte von mir, eine Nachbarin seit vielen Jahren, ihren Kopf zum Streifenwagen hereinsteckte. Ich dachte, sie würde sich nach meinem Befinden erkundigen oder fragen, ob ich ihre Hilfe brauchte. Sie sah mich kaum an. Ich war eine Gefangene. Statt dessen begann sie eifrig auf den Polizisten einzureden: »Können Sie mir sagen, wann dieser Mast repariert wird? Ich bekomme zum Abendessen Besuch, und mein Herd funktioniert nicht –«

Der junge Polizist beachtete sie kaum. »Madam, ich weiß nicht. Rufen Sie beim Elektrizitätswerk an.«

Sie verschwand. Er schüttelte den Kopf.

Ich begann zu lachen. »Würden Sie glauben, daß sie eine Nachbarin von mir ist? Sie wohnt seit mindestens zehn Jahren in derselben Straße.«

Der Polizist hatte zu schreiben aufgehört. Jetzt zerriß er plötzlich das Formular. »Ich kann Sie nicht vors Gericht bringen. Ich kann einfach nicht. Aber ich werde Ihnen eine Verwarnung geben. Die kommt in Ihre Papiere. Sehen Sie bloß zu, daß Sie von jetzt an vorsichtig fahren.«

»Das tu ich, ich verspreche es. Wie heißen Ihre Zwillinge?«

Er sagte es mir.

»Das sind aber hübsche Namen.«

»Ich hoffe, Eric schafft es«, sagte er. »Damit Sie in Urlaub fahren können.«

»Vielen Dank für alles!« Ich war voller Dankbarkeit, daß ich in der gleichen Welt lebte wie dieser Polizist. Ich stieg aus, winkte ihm und ging zu meinem Wagen.

»He! Einen Moment.« Er folgte mir und inspizierte sorgfältig den Schaden. »Ich möchte mich nur vergewissern, daß Sie sicher nach Hause kommen. Fahren Sie los.«

Ich startete. Er lauschte dem Geräusch, mit dem sich der Reifen an der verbogenen Stoßstange rieb, als ich ein paar Meter weit fuhr.

»Ich wohne nur ein paar Straßen von hier.«

»Okay. Immer mit der Ruhe. Und viel Glück!«

»Ihnen auch viel Glück. Und Ihrer Frau und den Kindern!«

Ich habe ihn nie wiedergesehen.

Als ich in meine Zufahrt einbog, sah ich, daß meine Berühmtheit mir vorausgeeilt war. Lisa stand auf der Vordertreppe, geschwollen vor Würde und Groll. Kleine Jungen tanzten lachend um sie herum.

»He!« schrie einer von ihnen. »Da kommt sie! Lisa Lunds Mutter! Sie hat einen Mast umgefahren. Schaut euch den Wagen an!«

Lisa brach in Tränen aus und lief ins Haus. Ich folgte ihr, und sie fuhr herum. »Sie sind mir den ganzen Heimweg nachgelaufen und haben gerufen: ›Lunds Mutter hat einen Mast umgefahren!‹ Ich geh' morgen nicht zur Schule. Du bist zu bekannt.«

»Du läßt dich zu leicht ärgern.«

Wir gingen in die Küche, wo Mark einen Topf voller Ravioli aus der Dose umrührte. Er bereitet sich meistens fünfzehn Minuten vor dem Abendessen einen einfachen Imbiß, weil er nicht warten kann. »Gut getroffen, Mam! Du hast den Haupttransformator unterbrochen. Niemand im ganzen südlichen Teil der Stadt hat Strom. Das ist meine Mam!«

»Was soll das heißen – niemand hat Strom? Du kochst doch Ravioli. Und im unteren Stockwerk brennen, wie üblich, vierundzwanzig Lampen.«

»Ja, *wir* haben Strom. Und ein paar andere Häuser im Block. Aber wir hängen an einer anderen Leitung. Alle anderen von unserer Straße bis zur Stadtmitte sind ohne Licht.«

»Wunderbar«, sagte ich. »Da hab' ich mir ja den richtigen Mast ausgesucht.«

Im gleichen Moment kam Sidney. Er hatte seine Aktentasche noch in der Hand und blickte verwirrt und aufgeregt drein.

»Du hast die Ouvertüre versäumt«, sagte ich.

»Was ist denn los? Ich hab' den Wagen gesehen. Bist du in Ordnung?«

»Mir geht's prima. Tut mir schrecklich leid wegen des Wagens. Ich hab' bloß mit zwanzig Kilometern Geschwindigkeit einen Lichtmast getroffen. Es hätte schlimmer ausgehen können. Dieser Mast mußte sowieso weg. Ich hab' ihn mir angesehen, nachdem ich ihn getroffen hatte. Er war alt und verfault und voller Löcher. Ich erzähl' dir die ganze Geschichte später. Trinken wir einen Schluck.«

Als wir am Abend ins Krankenhaus fuhren, erzählte ich ihm, was passiert war. Alle Häuser entlang der Straße waren finster. Hier und dort sahen wir eine Familie bei Kerzenlicht zu Abend essen.

»Was glaubst du, wer heute das große Gesprächsthema beim Dinner ist?« fragte Sidney.

»Ich.«

Als wir bei der Bootswerft um die Ecke bogen, sahen wir, wie ein riesiger Lastwagen mit einem Kran meinen Mast (jawohl, *meinen* Mast) mit einem dicken, neuen schwarzen zu stützen versuchte. Man sah Scheinwerfer und Männer mit Helmen auf den Köpfen.

Im Krankenhaus waren zwei Ärzte gerade dabei, Eric nach

der zweiten Transfusion zu untersuchen. Eric saß aufrecht da, mit munterem, rotem Gesicht, als sei er gelaufen.

Unser Doktor blickte zufrieden drein. »Es geht ihm gut. Wir müssen ihn noch beobachten. Aber das Fieber ist gesunken, und sonst ist alles stabil. Ich bin ziemlich sicher, seine Blutwerte werden morgen gestiegen sein. Ich glaube, diesmal sind wir über den Berg.«

Als wir eineinhalb Stunden später heimfuhren, war der Lastwagen immer noch da, und die Männer arbeiteten im Scheinwerferlicht. Der alte Mast war fast an seinen Platz gehievt und mit dickem Draht an den neuen gebunden, um ihn aufrecht zu halten. Die Nacht war kalt, und ein scharfer Wind wehte vom Fluß her. Schuldbewußt sah ich die Männer an. Doch ich dachte auch: Puerto Rico!

3

Das Dorado Hilton war das Dorado Hilton – genau, wie ich gedacht hatte. Doch die Kinder breiteten ihre Handtücher aus und legten sich glücklich in die teure Sonne. Die Jungen fanden am Strand eine Kokosnuß, und es gelang ihnen, sie am schmiedeeisernen Gitter ihres Balkons aufzuschlagen. In Badehosen saßen sie da, die Füße auf dem Geländer, brachen große Brokken von dem süßen weißen Fleisch ab, tranken unbeholfen die Milch und lachten, wenn sie ihnen über Kinn und Arme rann.

Lisa besuchte sämtliche Schildkrötenrennen, Bingospiele und anderen tollen Veranstaltungen, die sich der Hoteldirektor jeden Tag ausdenken mußte. Lisa war für das Dorado Hilton im idealen Alter. Sie fuhr voll Begeisterung mit den automatischen Lifts auf und ab. Sie liebte die riesigen Speisekarten mit Quasten, obwohl sie immer Hamburger wollte, die unverschämt teuer waren. Doch ihr liebster Zeitvertreib war, am Rand des Schwimmbeckens zu sitzen, die Beine ins Wasser baumeln zu lassen, mit lavendelfarbiger Tinte ihre Adresse auf Papierservietten zu kritzeln und sie schließlich gegen die Kritzeleien anderer kleiner Mädchen einzutauschen. (Noch jahrelang danach erhielt sie dann und wann einen Brief.) Es ist leicht, in nierenförmigen Hotelschwimmbecken lebenslange Brieffreundschaften zu schließen, wenn man zehn Jahre alt ist. Das Becken war mit kreischenden kleinen Kindern überfüllt, doch Eric genoß es trotzdem und machte von dem hohen Brett am tiefen Ende Tauchübungen. »Das ist gut für meine Arme«, sagte er einmal und legte sich triefendnaß neben mich. »Die Nadeleinstiche und die blauen Flecken gehen weg.«

Die größte Enttäuschung war der Strand. Im Moment, als wir ankamen und unsere Koffer erst halb ausgepackt hatten, zogen wir unsere Badeanzüge an und rannten hinunter, bereit, in das blaue Wasser zu stürzen, das man immer auf Postkarten sieht. Es war nicht sehr blau. Es gab keine Brandung. Das Wasser, überschattet von zu vielen schweren, schiefen Palmen, hatte das Aussehen eines trüben Teichs. In der Mitte des enttäuschend schmalen Sandstreifens stand ein großes Schild mit der Aufschrift SCHWIMMEN AM STRAND STRENG VERBOTEN.

Sidney kümmerte sich nicht um das Schild und marschierte ins Wasser. Die Jungens folgten ihm. Lisa, die in gefährlichen Dingen klug ist (sie ißt zum Beispiel keine Artischocken, weil sie noch nie welche gegessen hat), zog sich zum Schwimmbecken zurück.

Wir riefen einander ein paar Schimpfworte über das Wasser zu. Doch ermutigt durch den Anblick meiner Familie, begannen bald auch ein paar andere Leute hineinzuwaten. Ich legte mich mürrisch in den Sand. Jemand am anderen Ende des Strands pfiff gellend auf einer Polizeipfeife und kam auf mich zugelaufen. Er hatte das übliche Aussehen eines Rettungsschwimmers: Schultern, Bizeps, muskulöse Waden, weißer Hut, weiß eingecremte Nase und weiße Hose.

»Können Sie das Schild nicht lesen, meine Dame?«

»Doch, ich kann lesen.« Wenn ich vorher verärgert gewesen war, so war ich jetzt wütend. »Aber ich bin nicht verantwortlich für alle idiotischen Männer auf der Welt. Warum erlauben Sie den Leuten eigentlich nicht, an diesem Strand zu schwimmen?«

»Seeigel. Sie stechen einen in den Fuß und machen eine Menge Ärger. Sie sind giftig.«

Er trillerte noch ein paarmal auf seiner Pfeife und winkte den Schwimmern energisch zu, herauszukommen. Jesus Christus! Wir hatten vielleicht tausend Dollar ausgegeben und waren fast zweitausend Kilometer geflogen, damit Eric hier auf einen Seeigel trat und sich verletzte! Vielleicht wäre es gerecht gewesen, wenn Sidney auf einen getreten wäre, doch auf die Gerechtigkeit kann man sich, nach meiner Erfahrung, nicht verlassen. Ich wollte nur, daß meine ganze Familie sofort ans trockene Land zurückkam, und so winkte ich zusammen mit dem Rettungsschwimmer.

Als Sidney, Eric und Mark das Ufer erreichten, waren sie höchst verärgert. Während der Rettungsschwimmer die Gefahren von Seeigeln erklärte, schrie einer der anderen Schwimmer, der jetzt zurückkehrte, laut auf. Er war gestochen oder gebissen worden oder was sonst ein Seeigel tut. Unterstützt von seinen Freunden hüpfte er an Land und ging ärztliche Hilfe suchen.

Sie denken vielleicht, dies rechtfertigte mich in den Augen meiner Lieben. Keineswegs. Sie reagierten, als hätte ich den Seeigel selbst ins Wasser gelegt, um die Notwendigkeit des Schildes zu beweisen. Sofort zogen sie los und verließen den schützenden Drahtzaun des Hotels, um einen besseren Strand zu suchen. Ich ging zurück aufs Zimmer. Triumphierend kamen sie nach einer Stunde wieder: sie hatten nur einen halben Kilometer weit weg einen Strand gefunden. Schön, schimmernd, öffentlich. Nirgends Schilder wegen Seeigeln oder anderen Unterwasserungeheuern.

Ich sollte ihn nie mit ihnen genießen können. Ich war zu wütend, zu abgespannt von den Wochen zuvor, und am nächsten Tag mußte ich mich mit einem entzündeten Hals und Fieber hinlegen. Ich blieb die ganze erste Woche im Bett und erprobte den Zimmerservice, spielte am Fernseher herum, um das Bild zum Stillstand zu bringen, und versuchte, die Klimaanlage abzuschalten. Gelegentlich stellte sich Lisa in die Tür, starrte mich traurig an und warf mir eine Kußhand zu. Sidney war frisch, fröhlich, sportlich. Die Jungens steckten dann und wann ihre Köpfe herein.

»Hi, Mam. Schade, daß du krank bist.«

»Hi! Ich würde euch gern sehen, aber kommt nicht näher –«

Die zwei waren jede Minute zusammen, heckten aus, was sie als nächstes tun würden, und lachten das alte verschwörerische Lachen. Ich hatte Zeit, darüber nachzudenken, ob Eric Mark gesagt hatte, daß er Leukämie hatte. Sie schienen genauso, wie sie immer gewesen waren, vertraut, glücklich, unzertrennlich. Ich suchte bei Mark nach Veränderungen und fand keine. Wenn ihm in der Vergangenheit etwas Sorgen gemacht hatte, dann hatte er wahrscheinlich immer mit Eric darüber gesprochen. Eric hatte ihn mehr als ich und vielleicht mehr als Sidney aufgezogen.

Ich fand nie heraus, wann Mark erfuhr, daß sein Bruder eine tödliche Krankheit hatte.

Am Ende der ersten Woche hatte ich eine schwere Erkältung, so daß ich mich von den Kindern fernzuhalten suchte. Sie schienen sich gut zu amüsieren, obwohl es nicht der exotische, abenteuerliche Urlaub war, den wir Eric wünschten. Doch er schwamm jeden Tag, er holte sich die dunkle Bräune, die man als Zeichen für gute Gesundheit betrachtet, und er spielte viel mit seinem Bruder Basketball und warf den Ball in Körbe, die das Hotel an verschiedenen Palmen angebracht hatte. Eines Tages erforschten er und Mark ein nahe gelegenes Dorf, um zu sehen, wie die »Eingeborenen« lebten. Abgesehen von den abblätternden, im spanischen Stil gebauten Häusern hätten sie Teile von Newark, New Jersey oder Bridgeport, Connecticut, durchstreifen können. Sie sahen eine Unmenge von Kindern, Fernsehantennen, zerbeulten Autos, rostigen Verandamöbeln, blattreichen Pflanzen, die aus Blechdosen emporstrebten, und sehr wenig Lebensraum. Leicht deprimiert gingen sie zum Hotel zurück. Unterwegs kamen sie an einem alten Mann vorbei, der freundlich die Hand hob: *»Feliz navidad*! – Fröhliche Weihnachten!«

»Ihnen auch *feliz navidad*! « sagten sie zu ihm. Endlich hatten sie ihr Schul-Spanisch verwenden können. Der Ausflug war ein Erfolg.

Eines Abends erlebte Eric allein ein kleines Abenteuer. Er trug seinen hellblauen Blazer (das Dinner wurde ziemlich förmlich serviert, so daß wir uns immer umzogen), er langweilte sich, und es war erst zehn Uhr abends, zu früh, um zu Bett zu gehen. Mark sah sich ein Fernsehdrama mit Räubern und Polizisten auf spanisch an. Eric war damit nicht zufrieden. Ohne jemandem etwas zu sagen, ging er hinunter und stieß die schwere geschnitzte Tür des Spielkasinos auf. Sofort fragte ihn der höfliche, kaltäugige Direktor: »Sind Sie über achtzehn?«

Eric hatte in vierzehn Tagen seinen achtzehnten Geburtstag, eine Tatsache, die sein Führerschein sofort verraten hätte, wenn man weiter in ihn gedrungen wäre. Doch er zog wie sein Vater die Augenbrauen zusammen, starrte zurück und fragte: »Was denken Sie?«

Er spielte Roulette und gewann elf Dollar. Am nächsten Tag war er vergnügt, als hätte er elfhundert gewonnen.

Das Beste an der Reise war vielleicht, daß sie eine Distanz zwischen Eric und die lästigen Realitäten seiner Krankheit legte: Labortests, ärztliche Untersuchungen, Krankenhausaufenthalte. Er entspannte sich. Bald begann er zu träumen. Er sagte mir: »Es ist fast jede Nacht das gleiche. Ich träume, ich bin irgendwo auf der Uni. Ich soll eine Prüfung ablegen. Aber ich bin nie in einem der Hörsäle gewesen. Ich sehe mich dauernd nach ihnen um, kenne mich aber einfach nicht aus. An den Wänden sind eine Menge Uhren, und ich sehe, daß es schon spät ist und daß die Prüfungen bald beginnen. Ich bin verzweifelt, weil ich überhaupt nicht gearbeitet habe, und ich verirre mich immer mehr und mehr. Mann, ist das ein schreckliches Gefühl! Ich bin so froh, wenn ich aufwache und hier bin und draußen die Sonne sehe.«

Diese Frustrationsträume waren die ersten Zeichen von Erics wachsendem Verlangen, zu studieren. In einer Zeit, da die Hälfte der Jugendlichen im Land gegen die Belanglosigkeit der Bildung, die Engstirnigkeit der Professoren und gegen die Leere ihres eigenen Lebens protestierte, konnte Eric es kaum erwarten, auf die Universität zu kommen. Die Krankheit, die ihn daran gehindert hatte, den großen Sprung zu machen, wurde zu einem Ansporn.

»Glaubst du, daß ich auf die Uni gehen kann, wenn wir zurückkommen?«

»Wir werden sehen.« (Diese schreckliche Phrase, die Eltern seit Urzeiten verwendet haben: »Kann ich ein Eis haben?« »Ein Fahrrad zu meinem Geburtstag?« »Neue Schuhe zum Tanzen?« ... »Wir werden sehen.«) Der Doktor hatte mir gesagt, daß er an eine Umstellung der Medikamente dachte. Es gab Anzeichen dafür, daß das Mercaptopurin nicht mehr voll wirksam war. Eric mußte sich sofort im Krankenhaus melden, wenn wir zurückkamen. Ich hätte ihm gern die ganze Welt versprochen. Doch ich konnte ihm nichts weiter sagen als: »Wir werden sehen.«

Vom Mond zurückzukommen ist leichter, als nach Weihnachten auf dem Kennedy Airport zu landen. Wir mußten kreisen, und man konnte sich leicht vorstellen, daß die Luft um uns voller Flugzeuge war. Wir konnten jedoch nichts sehen, denn über New York tobte ein Schneesturm, der ausgezeichnete Bühneneffekte für den letzten Akt von ›König Lear‹ abgegeben hätte. Bis wir endlich landeten, unseren Wagen vom Langzeitparkplatz holten und heim nach Connecticut fuhren, war es ein Uhr nachts, und wir waren völlig fertig. Ich sah die Kinder an und dachte: »Mein Gott! Ihre Bräune ist schon verschwunden!«

Unser Haus sah nicht einladend aus. Es liegt weitab von der Straße, und es war auf allen Seiten bis hinauf zu den Fenstern von hohen Schneewehen umgeben. Die Zufahrt war natürlich nicht freigeschaufelt. Schließlich parkten wir den Wagen mit unserem gesamten Gepäck nahe der Straßenmitte, etwa fünfundzwanzig Meter von der Haustür entfernt. »Ich fürchte, der Schneepflug wird hineinfahren«, sagte ich zu Sidney.

»Keine Angst«, sagte er. »Das ist die letzte Straße der Stadt, die geräumt wird.«

Wir arbeiteten uns ins Haus vor, wobei Schnee unsere Schuhe füllte. Dankbar schlossen wir die Haustür, doch es war nicht wärmer als draußen. Unser Atem war eisig und vor unseren Gesichtern zu sehen. Ich blickte mich im Wohnzimmer um, und plötzlich wurde mir alles klar. Sämtliche Pflanzen im Raum waren tot. Steinkalt, für immer tot. »Die Heizung muß kaputtgegangen sein!«

Die Nachbarin, die sich freundlicherweise erboten hatte, während unseres Urlaubs die Pflanzen zu gießen, sagte mir am nächsten Tag, sie habe vermutet, daß etwas nicht in Ordnung sei, als alle Pflanzen plötzlich verkümmerten. Doch sie wußte nicht, was sie tun sollte. Es war ein Wunder, daß nicht sämtliche Rohre im Haus geplatzt waren. Vielleicht lag das daran, daß unsere Kinder nie die Kunst beherrschten, Wasserhähne richtig zuzudrehen.

Den wohl traurigsten Anblick bot Mark, der in seinem Zimmer stand und all die toten Fische aus seinen acht Aquarien einen nach dem andern in einen alten Papierkorb warf.

»Oh, Mark! Ich kauf dir wieder welche!«

Da verschwand sein wertvoller Meerengel. Er hatte den Burschen über drei Jahre lang sorgsam gepflegt. Jetzt war er nur noch ein toter Riese.

»Ist schon gut. Ist schon gut.« Mark sah mich nicht an. »Ich muß eben wieder von vorn anfangen.«

Es war Eric, der uns schließlich aus unseren traurigen Gedanken riß. »Mensch, mir ist kalt«, sagte er.

Er hatte tatsächlich eine Erkältung. Was waren Pflanzen, was waren Fische? Wir ließen alles stehen und liegen und machten Feuer. In unserem Haus gibt es drei Kamine, und wir fütterten sie ungestüm, wie Heizer unten in den Eingeweiden eines alten Schiffes. Sidney wechselte den Heizungsbrenner aus, doch er ging bald wieder kaputt. Obwohl es zwei Uhr morgens war, rief er die Notnummer der Ölgesellschaft an. Ich fand ein elektrisches Heizkissen und legte es in Erics Bett. Ein Glück, daß der Strom funktionierte. Wollene Socken. Einen zweiten Pullover. Er protestierte nicht (was mich am meisten mit Sorge erfüllte). Ich machte heißen Kakao. Lisa und Mark tranken ihn vor dem Kamin und begannen sich besser zu fühlen. Eric trank seinen im Bett. »Ich möchte noch eine Decke. Dann werde ich schlafen. Ich bin müde.«

Häuser werden wieder warm. Pflanzen können ersetzt werden. Sidney ging an meinem Geburtstag in ein Gewächshaus und brachte fünfzehn kleine Töpfe mit verschiedenen Pflanzen heim. Schließlich tummelten sich in Marks Aquarien wieder kleine Schwertschwänze und Neontetras in einer neuen Wasserwelt. Alles war in Ordnung, außer daß Erics Remission zu Ende ging, und so war nichts in Ordnung.

Er hatte seine Erkältung überstanden, doch ich fürchtete, sie war ein Zeichen dafür, daß die Werte wieder abgesunken waren. So ging er nicht auf die Universität, sondern erneut ins Krankenhaus. Diesmal wußte er über alles Bescheid, es gab keine Möglichkeit, so zu tun, als ob es nichts Ernstes war.

»Warum wohnst du nicht weiter zu Hause und gehst auf eine Universität hier in der Nähe, wenn du aus dem Krankenhaus kommst?« sagte ich einen Tag, bevor er seine Transfusionen bekommen sollte (als seien Transfusionen nur eine kleine Unannehmlichkeit).

»Daran habe ich schon gedacht. Aber dann würde ich einen Wagen brauchen. Ich könnte euren nicht den ganzen Tag benützen.«

Das hatte ich mir auch überlegt. Sidney und ich hatten unsere Ersparnisse angeschaut. Sie waren arg zusammengeschmolzen, doch wir fanden, daß wir fünfzehnhundert Dollar gerade noch entbehren konnten.

»Schließlich«, sagte ich zu Sidney, »ist das vielleicht der einzige Wagen, den er je haben wird. Ich möchte nicht, daß er sich irgendeine alte Karre kauft. Es soll schon etwas Ordentliches sein. Mit fünfzehnhundert Dollar kann er auf dem Gebrauchtwagenmarkt etwas ganz Hübsches bekommen.« So gingen wir zur Sparkasse und stellten einen Scheck für Eric aus.

Jetzt gab ich ihm den Scheck. »Geh und such dir etwas Flottes aus. Schau, was du damit kriegen kannst.«

»Wum!« sagte Eric. »So viel !«

»Warum nicht? Wenn du einen findest, der dir gefällt, dann sag Vater, er soll ihn sich ansehen. Wenn du dann aus dem Krankenhaus kommst, holen wir ihn gleich.«

Eric studierte an diesem Abend eifrig Autoinserate in der Zeitung. Am nächsten Morgen brach er glücklich auf, um die

Autohändler verschiedener nahegelegener Städte abzuklappern. Um halb fünf Uhr nachmittags kam er mit leuchtenden Augen heim. Er hatte sich in einen gebrauchten Mustang verliebt.

»Er ist wunderschön! Silbern schimmerndes Blaugrün. Zweitürig. Gute Reifen. Ich glaube, der Motor ist okay. Sie haben mich ihn fahren lassen. Würdest du ihn dir bitte ansehen, Dad?«

»Ja, morgen.«

Nach drei Tagen und sieben Transfusionen fuhr ich zum Krankenhaus, um Eric abzuholen. Er hatte bereits begonnen, ein neues Medikament zu nehmen, das ihn, wie wir hofften, in Remission bringen würde. Er sah nicht großartig, aber ganz gut aus. Die sieben Transfusionen hatten für den Moment ihr Werk getan. Wie immer lief er mir voraus zu unserem Wagen. Ich warf ihm die Schlüssel zu – das war inzwischen Teil unserer Routine geworden – und ging auf meine Seite. Eric ließ den Motor einen Moment aufheulen, wendete auf dem Parkplatz und bog auf die Hauptstraße ein. »Jetzt«, sagte er, »holen wir meinen Pferdewagen, meinen Mustang.«

Bevor Eric ins Krankenhaus ging, hatte er sich an der Universität Bridgeport, etwa dreißig Kilometer weit weg, eingeschrieben. Das zweite Semester sollte jedoch erst in einigen Wochen beginnen. Inzwischen fuhr er mindestens sechs- oder achtmal am Tag seinen blaugrünen Mustang mit den Weißwandreifen und den silbernen Radkappen langsam durch die Hauptstraße unserer Stadt. Er konnte sich nicht genug damit zeigen. Wenn er den Wagen nicht fuhr, dann polierte er ihn, reinigte ihn mit dem Staubsauger, überprüfte die Reifen oder das Öl oder starrte nur mit ernstem Gesicht unter die Motorhaube. Er sprach fachmännisch mit Sidney über Kolben, Zündkerzen, Vergaser und andere Dinge. Der Besitz eines schönen Wagens, auch eines gebrauchten, kann einen Jungen zu einem Mann oder zu einem Narren machen. Für Eric mit seinen knapp achtzehn Jahren war es ein großer Sprung auf dem Weg zum Erwachsenwerden. Er hatte nach Verantwortung gedürstet. Jetzt trank er sie mit vollen Zügen.

Ich freute mich mit ihm. Jedesmal, wenn er kam oder wegfuhr, hörte ich mit der Arbeit auf und rückte von meiner Schreibmaschine weg, um aus dem Fenster auf die Zufahrt zu schauen. Doch meine Freude wurde verdorben. Kurz nachdem man begonnen hatte, Eric das zweite Medikament zu geben, hatte der Doktor angerufen und uns gesagt, daß er darauf nicht so reagierte, wie er gehofft hatte. Wenn das Knochenmark sich nicht bis Ende der Woche besserte, mußte der Arzt ihn auf etwas anderes umstellen.

Wir gingen erst seit vier Monaten diese Straße entlang. Doch es schien, als hätten wir einige der besten Medikamente, die es gab, bereits verbraucht.

Einen Abend später wurde mein Blick plötzlich von einem Artikel in der Zeitung angezogen. Die Überschrift lautete ungefähr: »Neues Medikament läßt auf Beherrschung der Leukämie hoffen.« Ich las weiter; es war das erstemal, daß ich von Asparaginase hörte. Es ist schwer, sich von einem Artikel, der, wie man weiß, auch eine Public-Relations-Veröffentlichung ist, nicht hinreißen zu lassen. Noch schwerer ist, sein Herzklopfen und seine Erregung zu unterdrücken, wenn man liest, daß »die Wissenschaftler vorsichtig voraussagen, daß das neue Medikament, das nach einem völlig anderen Prinzip wirkt als die üblichen antileukämischen Präparate, nicht nur Hoffnung auf eine Beherrschung der Krankheit, sondern möglicherweise auf eine völlige Heilung bietet«.

»Die Experimente sind noch nicht ganz abgeschlossen«, hieß es weiter. Und dann kam der Haken: »Leider sind die Vorräte an Asparaginase noch sehr begrenzt. Das Medikament ist mengenmäßig äußerst schwer zu produzieren. Außerdem kostet die Behandlung mit Asparaginase gegen dreihunderttausend Dollar pro Patient...«

Begrenzt? Schwierig zu produzieren? Dreihunderttausend Dollar? Wen kümmerte das? Dies konnte das Überleben bedeuten! Sidney und ich beschlossen an jenem Abend, daß Eric einer der wenigen Glücklichen sein sollte, die ihre Chance mit Asparaginase bekommen würden, wenn die Zeit kam.

Am nächsten Morgen rief ich unseren Arzt an. Wir sprachen lange miteinander. Er war nicht nur ein Freund, sondern ein Nachbar von Dr. Joseph Burchenal, Direktor für Klinische Forschung am Sloan-Kettering-Hospital. Ich erfuhr, daß die Patienten, die ihre Hoffnung auf Asparaginase setzten, vor Dr. Burchenals Tür bereits eine Schlange bildeten.

Verschiedene Male in meinem Leben hatte mich während der letzten Jahre irgendeine Besorgung in New York in die 68. Straße zwischen First und York Avenue geführt. Ich hatte zu dem riesigen Gebäude aus roten Backsteinen hinaufgeblickt, das einem Gefängnis nicht unähnlich war und auf der einen Seite in Stahlbuchstaben die Aufschrift trug: Memorial-Krankenhaus für Krebs und verwandte Krankheiten. Dieses Gebäude bedeutete Tod. Man sah diese Worte an und sagte: »Ich nicht!« Man dachte: »Wie glücklich bin ich, daß ich heute frei in der Welt herumlaufen darf.« Und man ging ein wenig schneller.

Nun gingen Eric und ich die gleiche Straße hinunter, zum Sloan-Kettering-Institut, das direkt gegenüber dem Memorial auf der anderen Straßenseite liegt. Wieder einmal blickte ich zu den stählernen Buchstaben auf der Seite des Krankenhauses auf. Merkwürdigerweise erschienen sie mir diesmal tröstlich. Sie glänzten dort schon lange Zeit und zeugten von der Ausdauer von Männern und Frauen, die sich jeden Tag des Jahres mit Krebs und verwandten Krankheiten befaßten. Wir würden ihre Hilfe brauchen. Wir konnten dankbar dafür sein, daß sie uns nicht im Stich ließen. Wir konnten nur hoffen, daß sie ihre Arbeit in den Laboratorien rechtzeitig taten, um Eric zum Überleben zu verhelfen.

Bald saßen wir in einem kleinen Sprechzimmer im zweiten Stock des Sloan-Kettering, uns gegenüber Dr. Burchenal, der seit ein paar Minuten mit uns redete und plötzlich eine kleine Flasche von seinem Schreibtisch nahm. »Das ist momentan unser Gesamtvorrat an Asparaginase«, sagte er. »Der Wert beträgt etwa dreihunderttausend Dollar.«

Es sah kaum bedeutungsvoller aus als die Flasche Aspirin, die man in jeder Hausapotheke findet. Doch es war Hoffnung in einer kleinen Flasche, nur einen halben Meter weit weg.

Eric starrte sie an.

»Sie brauchen Asparaginase noch nicht, Eric«, sagte Dr. Burchenal, seine Gedanken lesend. »Wir können Sie mit Medikamenten behandeln, die leichter erhältlich sind, von denen wir mehr wissen. Ich muß heute nachmittag eine Entscheidung treffen«, fuhr er fort. »Es gibt sechs Patienten, die sofort Asparaginase bekommen müßten. Ich glaube, in dieser Flasche haben wir genug für zwei.«

Er bestätigte, was in dem Zeitungsartikel gestanden hatte – daß Asparaginase knapp und schwer herzustellen war. Er sagte uns, daß Hoffnung bestand, die Produktion bald zu beschleunigen und die schwierigen Reinigungsmethoden zu verbessern. Zum erstenmal arbeiteten dabei Arzneimittelfirmen in Europa und in den Vereinigten Staaten zusammen.

Ich dachte, die Besprechung sei zu Ende, doch Dr. Burchenal

lehnte sich plötzlich in seinem Sessel zurück und begann eine Geschichte, die zuerst für einen vielbeschäftigten Mann wie ihn zu weitausholend und zu weitschweifig schien.

»Als ich mit der Medizin begann, studierte ich bei einem sehr feinen Mann, einem älteren Arzt. Er hatte viele Jahre zuvor lange Zeit Diabetes gehabt, doch es war ihm gelungen, am Leben zu bleiben. Dann kam die Entdeckung des Insulins, das ihn natürlich rettete. Zu der Zeit, als ich ihn kannte, interessierte er sich für perniziöse Anämie, die damals eine geheimnisvolle Krankheit war. Die einzige Möglichkeit, Patienten am Leben zu erhalten, waren ständige Transfusionen, und einige Leute wollten einfach nicht mehr; sie wollten sterben. Doch dieser Arzt war sehr streng mit ihnen. Er ließ es nicht zu, daß sie aufgaben, und natürlich arbeitete und experimentierte er die ganze Zeit. Schließlich entdeckte er, daß es seinen Patienten besser ging – ja, daß er sie sogar heilen konnte –, wenn er sie dazu brachte, am Tag ein Pfund rohe Leber zu essen!«

Eric schnitt eine Grimasse. Ich lachte, denn ich wußte, wie er Leber haßte.

»Es waren natürlich die B-Vitamine in der Leber, die der Anämie entgegenwirkten«, fuhr Dr. Burchenal fort. »Und worum ich Sie jetzt bitten will, Eric, ist, auf uns zu warten und die Unannehmlichkeiten dieser Sache auf sich zu nehmen, bis wir sie besiegt haben. Wir können heute schon Mäuse heilen. Aber Leukämie ist eine scheußliche Krankheit. Und die wirkungsvollsten Medikamente, die wir haben, machen die Patienten schrecklich krank...«

Eric winkte ab. »Ich möchte nur wissen, ob ich alles tun kann, was ich tun möchte. Zum Beispiel, Fußball spielen?«

Dr. Burchenal lächelte. »Wir haben einen Jockey, der Rennen auf Long Island reitet. Er ist ein Leukämie-Patient. Und wir haben auch einen Fußballer – ich glaube, er ist bei den Cleveland Browns.«

Um dies zu hören, war Eric gekommen. Er stellte keine weiteren Fragen.

Das zweite Semester an der Universität Bridgeport sollte in einer Woche beginnen. Eric hatte verschiedene Kurse in Englisch, Geschichte, Kunst und Technischem Zeichnen belegt, alles Fächer, die er mochte. Am leidenschaftlichsten jedoch interessierte es ihn, aus dem Haus und in ein Klassenzimmer zu kommen. In irgendein Klassenzimmer! Auch ich konnte es kaum noch erwarten. Wir waren lange genug Zellengenossen gewesen. Ganz gleich, wie sehr wir uns bemühten, einander aus dem Weg zu gehen, höflich zu sein, Rücksicht zu nehmen, jeder war sich der Anwesenheit des anderen ständig bewußt. Wir hingen beide an den Gitterstäben und sehnten uns danach, freigelassen zu werden.

Seit unserem Besuch bei Dr. Burchenal fühlte ich mich sicherer. Wir waren jetzt in Verbindung mit dem Zentrum, wo das Problem auf allen Ebenen mit den stärksten, wirkungsvollsten Waffen der Welt bekämpft wurde. Wir hatten noch keine Asparaginase. Doch wir hatten etwas anderes. Nach einer Unterredung mit Dr. Burchenal hatte unser Arzt Eric ein anderes antileukämisches Medikament verschrieben, das angeblich sehr wirkungsvoll war. Es hieß Methotrexat.

Eric bewahrte die Flasche auf dem Küchentisch auf. Niemand brauchte ihn daran zu erinnern, die Tabletten zu nehmen. Einen Tag, nachdem er das Methotrexat aus der Apotheke heimgebracht hatte, bemerkte ich zufällig die Schachtel, in der das Medikament verpackt gewesen war, im Küchenpapierkorb. Aus Neugier angelte ich es heraus und begann den kleinen zusammengefalteten Zettel, der darin lag, zu lesen. Ich las die Liste der vielen möglichen Nebenwirkungen des Medikaments, und mein Herz begann zu pochen.

Hatte Eric die Liste gelesen? Ich wußte es nicht, doch ich zerriß den Zettel in kleine Stücke. Nach ein paar Tagen trat die erste geschilderte Nebenwirkung auf – ein eitriger Mund. Ich sah ihn an, als er sich zum erstenmal auf den Weg zur Universität machte. Seine Lippen waren blutig und auf die doppelte Größe angeschwollen. Er konnte nicht sprechen. Er konnte nicht richtig essen. Er trug eine alte verblichene Militärjacke und neue hautenge Jeans, und unter dem einen Arm hatte er ein Kollegheft. Er konnte nicht lächeln, doch er winkte mir, sprang in seinen Mustang und brauste los.

Ich ging in den Supermarkt und kaufte Plastikstrohhalme.

Große Mengen verschiedener Fruchtsäfte in Dosen (frischer Orangensaft tat ihm im Mund weh). Schokoladenpulver zur Herstellung von Milchshakes. Eiscreme, Pudding und einige Eier. Fleisch konnte er nicht essen.

Ein Knochenmarktest und einige Bluttests, die in der folgenden Woche gemacht wurden, zeigten, daß das Methotrexat seine Aufgabe erfüllte. Eric war fast wieder in der Remission. Doch die Geschwüre besserten sich nicht. Zögernd setzte der Arzt das Medikament ab. Er rief mich an, um mir zu sagen, was bevorstand.

»Wir müssen ihn einen Monat in Ruhe lassen, bis diese Sache abheilt.«

»Sie meinen, keine Medikamente? Überhaupt keine?«

»Ich fürchte, ja. Wir können ihm erst etwas anderes geben, wenn er dieses Medikament völlig ausgeschieden hat.«

Es war wie ein Hochseilakt ohne Netz. Würde er durchhalten, oder würden wir ihn verlieren? Der Monat März – wie ich immer gefunden habe, der längste des Jahres – streckte sich vor uns, scheußlich, regnerisch, grau. Jeder einzelne dieser einunddreißig Tage schien vor uns aufzuragen wie eine rasiermesserscharfe Hürde vor einem müden Läufer.

Eric schaffte die ersten paar Wochen ohne Schwierigkeiten. Er versäumte keine einzige Vorlesung. Wenn ich ihn fragte, ob ihm seine Arbeit Freude machte, nickte er. Sein Mund wurde besser, aber nur langsam. Es stellte sich heraus, daß ich der müde Läufer war. Plötzlich mußte ich aus allem heraus. Sidney war einverstanden. Er kann kochen und mit dem Haushalt fertig werden, und manchmal schmeißt er ganz gern den Laden. Ich wusch vier Ladungen Wäsche, füllte die Gefriertruhe und den Eisschrank und kaufte ein Flugticket nach Florida, wo meine Mutter und meine Schwester leben.

Ich lag an einem heißen Strand und starrte auf die Sandkörner. Ich trieb im grünen Wasser hinter der Brandung und sah die Möwen über mich hinweg schweben, den letzten Hauch einer Brise nützend. Ich tat dies immer und immer wieder, bis mein Kopf leer war, bis ich von der Sonne betäubt und zerschmolzen war wie eine Qualle, die bei Ebbe liegengeblieben ist. Es war eine Sache, die Gefahren in Erics Leben akzeptiert zu haben und ihn seine Risiken eingehen zu lassen. Eine andere Sache aber war es, ihn das Tag für Tag tun zu sehen. Sidney kann sich vom täglichen Kampf besser distanzieren als ich. Ich war dazu nie imstande gewesen. Jetzt erkannte ich zum erstenmal, daß auch ich überleben mußte. Vielleicht würde ich Eric verlieren. Mich selbst unterwegs zu verlieren, wäre eine sinnlose Vergeudung gewesen. Wir waren Läufer in einem Marathon ohne voraussehbares Ende. Um im Rennen zu bleiben, mußte ich etwas lernen, was das Wichtigste bei einem guten Läufer ist: meine Schritte richtig zu bemessen.

Der Frühling hielt vorsichtig seinen Einzug, als ich in der ersten Aprilwoche zurückkam. Ich ging am ersten Tag, den ich zu Hause war, im Hof herum und fühlte mich ruhig und stark. Eric hatte den langen Monat überstanden. Sein Mund war völlig geheilt. Er sah gesund, ja sogar glücklich aus. Doch am Abend, als ich nach dem Essen die Küche sauber machte, sah ich zu meinem Entsetzen, wie er die Methotrexatflasche aufmachte und eine Tablette schluckte.

»Eric! Was machst du? Ich dachte, du nimmst das Zeug nicht mehr.«

Eric blieb einen Moment in der Tür stehen. »Ruf den Doktor an, wenn du willst, Mam. Er wird's dir erklären. Ich muß arbeiten. Ich habe morgen eine Prüfung.«

Sein Ton war nicht grob. Er war frisch und nüchtern. Vielleicht hatte auch er einige Ängste überwinden müssen, bevor er diese Tablette schlucken konnte. Sidney war zu einer Versammlung gegangen. Ich rief unseren Doktor nicht oft am Abend an. Doch plötzlich war ich nervös und ungeduldig; ich hatte das Gefühl, daß dies nicht warten konnte.

»Ja, ich habe ihm das Methotrexat wieder gegeben«, sagte der Doktor, als ich ihn erreichte. »Ein Viertel der Dosis, die er vorher genommen hat.«

»Aber warum?«

»Nun, abgesehen von den Mundgeschwüren hat er sehr gut darauf reagiert. Sein Knochenmark hat sich in relativ kurzer Zeit sehr gebessert.«

»Ich weiß, aber wird er nicht wieder diesen schrecklichen Mund kriegen?« Ich war kindisch aufgeregt und den Tränen nahe.

»Nicht unbedingt.« Der Doktor nahm sich die Mühe, mich zu beruhigen und mir die Gründe für diesen neuen Schritt zu erklären. »Als wir mit dem Methotrexat begannen, gaben wir ihm die Dosis, die für sein Alter und sein Gewicht als richtig betrachtet wird. Doch es war viel zu stark für ihn. Er scheint gegenüber Medikamenten ungewöhnlich empfindlich zu sein.

Jetzt hoffen wir, daß er diese kleinere Dosis vertragen und trotzdem in Remission kommen wird.«

»Er ist also nicht in Remission?«

»Nein. Aber Ende der Woche werden wir mehr wissen. Ich werde Sie dann bestimmt anrufen und Ihnen genau sagen, wie es steht.«

Die Neuigkeiten waren gut. Remission. Die Mundgeschwüre kehrten nicht zurück. Der gute Zustand hielt Monat für Monat an. Andere Nebenwirkungen traten nicht auf. Die routinemäßigen Bluttests jede Woche und die Knochenmarkuntersuchung alle sechs Wochen bestärkten uns in unserer Hoffnung. Die zweite Remission hielt an. Wunderbarerweise schien endlich ein völliges Gleichgewicht erreicht.

Eric hatte in jenem Sommer die Stärke von zehn. Nach der Krankheit und Frustration des langen Winters schoß er ins Leben zurück wie ein Rudel Windhunde, das plötzlich am Starttor freigelassen wird. Er schien überall zugleich zu sein: Schwimmen, Harpunieren, Wellenreiten, Wasserski, Laufen. Vor allem Laufen. Er war geradezu besessen davon, in die Fußballmannschaft seiner Universität aufgenommen zu werden. Wenn er nicht lief, trainierte er mit dem Ball. Als ich ihn dabei erwischte, wie er seine Fähigkeit, den Ball auf einer Stelle zu halten und ihn von einem Fuß auf den andern zu stoßen, im Wohnzimmer demonstrierte, gab es einen Wortwechsel.

»Es regnet«, protestierte Eric. »Ich habe eben herausgekriegt, wie man das macht, und möchte es nicht verlernen.«

»Das ist mir egal, und wenn's vierzig Tage und vierzig Nächte regnet. Denke bitte daran, daß dies das Wohnzimmer ist.«

Eric hob seinen Fußball auf und ging mit einem angewiderten Blick an mir vorbei. »Verstehst du das unter leben und leben lassen?«

Dies war auch der Sommer, in dem Eric für Manpower zu arbeiten begann, eine Firma, die vorübergehende Jobs vermittelt. Die Jobs wechselten im allgemeinen alle zwei oder drei Tage. Das gefiel ihm. Es gab Abwechslung, weniger Langeweile, mehr Herausforderung. Einmal verbrachte er drei Tage damit, Güterwagen auf einem Nebengleis der Eisenbahn zu entladen.

»Ich bin froh, daß das vorbei ist«, sagte er uns. Er stand am Küchenausguß, schmutzig, schweißbedeckt, und trank ein Glas kaltes Wasser nach dem andern. »Die Eisenbahn soll doch so romantisch sein. Habt ihr eine Ahnung. Wenn ich nie wieder einen Güterwagen sehe, ist's mir recht.«

Nach der Eisenbahn kam eine Sportbekleidungsfabrik, wo er Schachteln schleppte. Dann kam ein Job bei einer Baumschule, wo er Sträucher ausgrub und auf einen Lieferwagen verlud. Wenn ich die Wäsche wusch, merkte ich meistens, ob er einen andern Job angenommen hatte; die Flecken auf seinen Jeans wechselten von Fabrikstaub zu Gartenschmutz.

Als er eines Abends heimkam, sah er sauberer als sonst aus, doch hatte er einen starken Sonnenbrand.

»Heute hast du eine gute Farbe, Eric.«

»Ja. Ich habe bei Fox' Beerdigungsinstitut gearbeitet.«

Er hält mich zum besten, dachte ich. Skeptisch runzelte ich die Stirn.

»Draußen. Nicht drinnen.« Er lächelte. Dann setzte er sich. »Ich muß zugeben, es hat mich ein bißchen umgehauen, als Manpower mir heute morgen sagte, ich soll zu diesem Beerdigungsinstitut gehen. Dann dachte ich: Ach, zum Teufel. Reiß dich zusammen. Geh hin und sieh's dir an.«

»Und?«

»Ein prima Job. Wirklich gut. Eine herrliche Anlage. Du solltest das Gras sehen. Heute hab' ich aber an den Hecken gearbeitet, und sie haben kilometerlange Hecken. Dieser Job kräftigt prima die Arme!«

Ich wartete, ob er noch mehr zu sagen hatte.

»Drinnen bin ich noch nicht gewesen. Davon weiß ich nichts.«

Eric behielt seinen Job bei Fox' Beerdigungsinstitut den restlichen Sommer über. Eines Tages fragte ich ihn, wo die Anlage war.

»Weit draußen an der Autobahn. Hinter dem neuen Einkaufszentrum auf der linken Seite.«

»Wirklich? Da muß ich heute hin. Es gibt ein gutes Geschäft dort für Vorhänge und Bettdecken.«

»He, Mam«, sagte Eric. »Schau dir meine Hecken an, wenn du vorbeifährst. Sie sehen wirklich hübsch aus.«

Danach fuhr ich mehrere Male vorbei und konnte Eric kurz bei seiner Arbeit sehen. Einmal hielt er die elektrische Heckenschere hoch und stutzte eine lange Ligusterhecke. Ein anderes Mal mähte er das Gras an der Zufahrt. Er sorgte dafür, daß das Gras seidig und makellos war, ohne den Löwenzahn und die kahlen Stellen vom Ballspielen, die unseren Hof zu Hause zierten. Macht er sich solche Mühe, fragte ich mich, um die Götter günstig zu stimmen? Bewies er jeden Tag etwas? »Schaut mich an, ich bin am Leben, ich bin draußen – nicht drinnen wie diese Gestalten in den Särgen.« Oder verrichtete er nur, wie immer, sorgsam seine Arbeit? Es gab keine Möglichkeit, das herauszukriegen.

Ich war jedoch überrascht, als er anfing, auch abends in dem Beerdigungsinstitut zu arbeiten. Er zog sich sehr sorgfältig an: dunkles Jackett, blankgeputzte schwarze Schuhe, dunkle gestreifte Krawatte. »Ich parke Wagen und helfe alten Damen beim Aussteigen«, sagte er einmal mit verlegenem Lächeln.

Eines Abends kam er mit großen Augen von der Arbeit heim. »Ich weiß nicht«, sagte er verwundert, »aber unser Kunde heute abend muß irgendein großes Tier bei der Mafia gewesen sein. Ich hab' noch nie so viele schwarze Cadillacs gesehen – voll mit Burschen in eleganten schwarzen Anzügen. Der ganze Parkplatz war voller Cadillacs. Ihr könnt euch vorstellen, wie sorgfältig ich diese Babys geparkt habe!«

Am Anfang nahm Eric nur manchmal einen Tag frei, wenn es regnete. Nach einer Weile bemerkte ich, daß er zur Arbeit ging, ganz gleich, wie naß es draußen war.

»Was machst du bei Fox, wenn es regnet?«

»Ich arbeite drinnen. Ich staubsauge das ganze Haus. Und ich arrangiere auch Blumen.«

»Du arrangierst Blumen!« Das war zuviel.

»Nicht in Vasen. Nicht wie du denkst. Die meisten kommen bereits arrangiert. Ich meine, ich muß entscheiden, wo sie hin sollen – zum Kopf oder zu den Füßen. Oder irgendwo anders.«

»Hm, das ist ein Problem, das gebe ich zu.«

Eric nahm eine Handvoll Keks aus der Keksdose und setzte sich auf den Küchenschemel.

»Weißt du, John, der Einbalsamierer, ist ein netter Kerl. Wir setzen uns immer auf die Hintertreppe und essen unseren Lunch zusammen.«

Er aß eine Minute lang Keks; dann fuhr er fort.

»John hat seine Probleme. Zum Beispiel dieser dreihundert Pfund schwere Bursche, der nicht in seinen Sarg reinging. Wenn er versuchte, die Arme reinzukriegen, kam der Bauch raus.«

Er sah mich an und lachte leise.

»Über Särge kannst du mich alles fragen«, meinte er. »Ich bin ein Experte. Ich kann die billigen von den Zweitausend-Dollar-Dingern mit einem Blick unterscheiden.«

»Ich hab' mich dafür nie besonders interessiert«, sagte ich.

»Ich mich auch nicht«, sagte Eric. »Ich bin viel lieber im Freien. Hin und wieder geh' ich rein. Aber nicht nach unten. Auf keinen Fall.«

Er blickte einen Moment ins Leere. Ich hatte diesen Blick schon gesehen, an dem Nachmittag im Krankenhaus, als ich ihm sagte, was ihm fehlte. Er sprang von dem Sessel auf und wandte sich um.

»Dieser John ist aber wirklich ein netter Kerl«, sagte er, nahm sich einen Apfel und ging zur Hintertür hinaus.

Es jährte sich der Tag, an dem wir von Erics Krankheit erfahren hatten. Wieder mußte Eric seine Sachen packen und auf die Universität gehen. Diesmal war es jedoch anders. Er war nicht mehr der eifrige, aufgeweckte, doch unsichere Siebzehnjährige. Seine Augen hatten ihre Unschuld verloren; sie waren nicht hart, zeigten aber die Entschlossenheit eines Mannes.

Ohne daß ihn jemand drängte, setzte er eine Annonce in die Zeitung, um seinen Mustang zu verkaufen. Er sorgte dafür, daß er poliert und in bestem Zustand war, als endlich ein Käufer kam. Nach dem Verkauf behielt er einen Teil des Geldes für persönliche Ausgaben, und den Rest gab er seinem Vater. »Ich kann es mir dort oben nicht leisten, einen Wagen zu halten«, sagte er kurz.

Ich dachte an die Worte des Arztes vor einem Jahr: »Sechs Monate. Ein Jahr. Zwei Jahre.« Ein Jahr hatten wir hinter uns gebracht. Seine zweite Remission dauerte nun fast sechs Monate, und es ging ihm ausgezeichnet. Wenn man ihn ansah, mußte man denken: »Er hat's geschafft.« Die schwere körperliche Arbeit seiner Sommerjobs, die langen Stunden in der Sonne hatten ihr Werk getan. Sein schlanker Körper war braun, kräftig, der Körper eines Sportlers in Höchstform.

Wir wußten, daß weiterhin jede Woche Bluttests gemacht werden mußten. Unser Doktor hatte arrangiert, daß sie in der Universitätsklinik gemacht und ihm gleich danach telefonisch durchgegeben wurden. Außerdem mußte Eric alle sechs Wochen die Reise zur Ambulanz des Memorial machen, wo sein Knochenmark untersucht wurde. Doch diese Dinge waren bereits Routine. Wir hatten uns alle an sie gewöhnt, und sie schienen nicht mehr so bedrohlich.

Sidney und ich waren nicht die einzigen, die sich durch Erics gesundes und gutes Aussehen täuschen und überzeugen ließen. Unser Doktor sagte mir: »Ich mache mir wegen Eric keine

Sorgen mehr. Wenn nötig, können wir ihn mit Methotrexat jahrelang so halten.«

An diese tröstlichen Worte dachten wir, als wir an einem Septembermorgen aufbrachen, um unseren Sohn und etwa eintausend Pfund seiner Habseligkeiten zu dem winzigen Zimmer in dem Studentenheim zu bringen, das er mit irgendeinem unbekannten Studienkollegen im kommenden Jahr teilen würde.

5

Als wir von der Universität heimfuhren, fühlte ich mich leer und merkwürdig niedergeschlagen – und ich wußte, warum. Wenn sie einem im Krankenhaus das kleine Bündel übergeben, hat man das Gefühl, das Baby gehört einem für immer. Ich habe diesen Fehler in meinem Leben viermal gemacht, und ich bin sicher, ich würde ihn voll Freude und Torheit wieder machen, wenn ich noch Kinder bekäme. Es gibt kein Mittel dagegen. Die Natur narrt die Eltern, und den ungeduldigen Sprößling treibt sie dauernd an, auf und davon zu gehen.

Das erstemal versuchte Eric uns zu verlassen, als er sechs war und gerade Lesen und Schreiben gelernt hatte. Ohne Zweifel verspürte er ein dramatisches Bedürfnis, diese neuen Fähigkeiten zu beweisen. Er verschwand eines Nachmittags und hinterließ den folgenden Brief:

»Liebe Mammy und Daddy,
ich bin in zwanzig Jahren zurück. Ich werde Seemann. Macht Euch keine Sorgen. Ich habe 300 Kekse bei mir.
Alles Liebe Euer Sohn Eric.«

Wir bewahrten unsere Ruhe und dachten uns, daß er wahrscheinlich heimkommen würde, sobald die Kekse ausgingen. Es war schön, ihn abends am Eßtisch auf seinem gewohnten Platz zu sehen, als ich gebratenes Huhn servierte.

Als Eric das nächstemal weglief, war er neun und schrecklich wütend. Er machte einen Heidenlärm, als er einen großen Koffer vom Boden herunterholte. Er packte ihn mit wichtigen Sachen voll, schleppte ihn hinunter, öffnete die Haustür und verkündete mit lauter Stimme, daß er nach Südamerika ginge. Für immer. *Bums!*

»Für immer« war, wie sich wieder herausstellte, bis zur Abendessenzeit. Doch niemand lachte ihn aus. Statt dessen meinte sein Vater, wenn er nach Südamerika wolle, das Tausende Kilometer weit weg sei, solle er vielleicht erst ein bißchen üben. »Warum versuchst du's nicht morgen für den Anfang mit South Northwalk, Eric? Hier ist ein bißchen Geld für dich.«

Sidney zog eine Brieftasche hervor, legte einen Dollar auf den Tisch und angelte noch etwas Kleingeld aus seiner Tasche. Eric riß staunend, entzückt und nur ein ganz klein wenig furchtsam seine blauen Augen auf.

»Du kannst den Bus nehmen. Er hält oben an der Ecke bei der Tankstelle. Komm zurück, wenn du Lust hast.« Sidney stellte seine Kaffeetasse hin, stand auf, um die Abendzeitung zu suchen, und machte keine weiteren Vorschläge.

Als ich am nächsten Morgen in die Stadt fuhr, um ein paar Lebensmittel einzukaufen, sah ich Eric, der plötzlich sehr klein aussah, an der Ecke bei der Bushaltestelle stehen. Vierzig Minuten später kam ich zurück. Er war immer noch da. Der Bus war noch nicht gekommen. Es gab keine ehrenhafte Möglichkeit, ihn nach South Northwalk zu fahren. Man kann sich nicht von seiner Mutter transportieren lassen, wenn man wegläuft. Ich dachte daran, langsam, mit heruntergekurbeltem Fenster, an ihm vorbeizufahren und etwa zu sagen: »Na, wie sieht's mit dem Weglaufen aus?« Schrecklich. Schlimmer als schrecklich – beleidigend. Also fuhr ich nach Hause.

Eric kam am späten Nachmittag heim – triumphierend, als hätte er eine Weltreise gemacht. Er hatte den Hafen erforscht, die Brücke, die Docks. Er hatte, als er in einem Imbißlokal zu Mittag aß, mit einem Polizisten geplaudert, bei Woolworth einen Kugelschreiber für 30 Cent gekauft, und als sein Geld zu Ende ging, hatte er einen Supermarkt entdeckt, wo es zur Feier der Eröffnung Luftballons und gratis Orangensaft gab. Er hatte noch 7 Cent übrig, nachdem er die Busfahrt nach Hause bezahlt hatte.

In den folgenden Jahren hatte Eric oft tapfer an den elterlichen Fesseln gezerrt. Dennoch waren wir, wie das Eltern und Kinder meistens sind, völlig unvorbereitet auf die große Trennung, die mit dem Studium kommt. Drei Tage, nachdem wir uns getrennt hatten, bekamen wir unseren ersten Brief.

»Liebe Mam, Dad, Mark und Lisa,
hoffe, es geht Euch allen gut, mir geht es prima. Der Unterricht hat heute begonnen. Englisch sieht gut aus, Internatio-

nale Beziehungen auch. Bis jetzt habe ich Geld für folgendes ausgegeben: Lampe $ 2,97, Bücher $ 33,96, Essen $ 1,70, Wäsche 25 Cent, Briefmarken 60 Cent. Ich würde mich über Post von Euch freuen, auch über das DEAD-END-Schild aus meinem Zimmer.

Alles Liebe
Eric.«

Welcher Student hat nicht solche Briefe nach Hause geschrieben? Wir freuten uns über jedes Wort und konnten es kaum erwarten, daß der Postbote jeden Tag an unserem Briefkasten rasselte, und wenn ein Brief von Eric kam, lasen wir in jeder Zeile das Wort Überleben. Sehr viel schrieb Eric über Fußball. »Das Fußballtraining war okay. Ich habe mich gut und kräftig gefühlt. Chris Todd und ich haben gut gespielt. Hier ist ein Junge aus Swaziland, einer aus Korea, einer aus Israel und ein paar andere...«

Ende Oktober war Eric Co-Captain seiner Mannschaft. Er hatte an den meisten Spielen teilgenommen und verschiedene Tore geschossen. Während eines Spiels war er mit dem Kopf eines anderen Spielers zusammengestoßen und hatte sich ein eindrucksvolles blaues Auge geholt, und als die Universität von Connecticut die Akademie der Küstenwache vier zu null schlug, war er knapp einer Prügelei mit einem aufgebrachten Kadetten entgangen.

Wir fuhren mehrere Male zur Universität nach Storrs, um ihn spielen zu sehen, und einmal, als Connecticut gegen Harvard spielte, reisten wir sogar nach Boston. Connecticut verlor schließlich, doch Eric schoß ein prachtvolles Tor.

Die Fußballsaison ging zu Ende. Die Weihnachtsferien kamen und gingen vorbei. Erics Remission hielt an. Die Knochenmarkuntersuchungen, die alle sechs Wochen vorgenommen wurden, brachten weiterhin gute Resultate, ebenfalls die Bluttests. Doch als im Januar der Winter richtig anfing, begannen die Studenten krank zu werden.

Ich sah Eric noch vor mir, wie er vor einem Jahr barhäuptig in einem Wirbel von Schneeflocken zu einem Fußballspiel gegangen war, und die alten Sorgen plagten mich wieder. Doch Eric schrieb uns:

»Alle kommen zu mir und bitten mich um Vitamin C. Hier wütet eine Grippewelle. Doch ich kann mich nicht anstekken, weil ich all das Vitamin C habe. Wenn ich die letzte Woche hier oben überlebt habe (was ich tat), kann ich ALLES überleben!

Alles Liebe
Eric.«

Daß Eric das Wort »alles« groß schrieb und unterstrich, war seit Monaten das erste Anzeichen dafür, daß er sich fragte, ob seine Remission wohl weiterhin anhalten würde.

In seinem nächsten Brief schrieb er:

»Hier eine psychologische Beobachtung: Weniger Leute sind krank, seit sie aufgehört haben, über die Grippe zu reden ... Ich habe jedoch wieder ein blaues Auge. Da war ein völlig vereister Hügel, und ich habe so getan, als wäre ich Jean-Claude Killy. Ich hätte die Hände aus den Taschen nehmen sollen.«

Mitte Februar bekam ich einen Brief, in dem Eric etwas näher auf seinen Zustand einging:

»Ich bin jetzt seit einem Jahr völlig gesund, und meiner Meinung nach habe ich meine Krankheit besiegt. Ob ich es zugeben will oder nicht, das Kranksein war aufregend. Wenn ich jedoch sagen würde, ich habe mich deshalb geändert oder ich habe eine große Einsicht gewonnen, dann würde ich damit zugeben, daß ich an einem Punkt dachte, ich würde sterben. Das habe ich nie getan.

Ich kann aber nicht sagen, was in meinem Unterbewußtsein vor sich gegangen ist. Vielleicht habe ich etwas, was ich fühlte, unterdrückt. Vorher war es mein Ziel, gesünder zu werden und auf die Schule zu kommen. Das habe ich geschafft, und jetzt brauche ich neue Ziele. Ich habe noch keine, ich suche noch. Aber ich bin froh, daß ich Euch schreiben kann. Ich denke, Ihr werdet verstehen, was ich auszudrücken versuche ...«

Im Mai war es ein Jahr her, seit Erics zweite Remission begonnen hatte. Es war leicht, sich an die Worte des Arztes zu erinnern: »Mit Methotrexat können wir ihn jahrelang halten.« Die Lage schien so stabil, daß ich beschloß, wieder zu arbeiten. Nach dem Tod meines Vaters vor drei Jahren hatte ich seine kleine Werbeagentur übernommen, und meine Tätigkeit bestand darin, für einige seiner Kunden in Florida Karikaturen zu zeichnen und Reklametexte zu schreiben. Es war eine leichte, angenehme Arbeit, doch um meine Kunden gut zu bedienen, mußte ich sie hin und wieder besuchen. Nun war ich dazu bereit.

Sidney gab mir seinen Segen und meinte, es würde ihm vielleicht möglich sein, später für ein Wochenende in der Sonne nachzukommen. Für ihn waren drei Tage angestrengten Schwimmens ebenso entspannend wie ein zwei- oder dreiwöchiger Urlaub. Er schwamm gern weit hinaus hinter die Brecher und brachte jeden Morgen und Nachmittag einen Kilometer hinter sich. Ich marschierte den Strand entlang und legte die gleiche Entfernung zu Fuß zurück, wobei mich unterwegs all die Fischer warnten, daß »dieser Mann dort draußen« bestimmt von Haien gefressen werden würde.

Sidney kam in dieser Saison jedoch nicht zum Schwimmen. Ich war gerade eine Woche lang weg, alles klappte gut, und ich hatte sogar einen neuen Kunden, als ich eines Morgens ans Hoteltelefon gerufen wurde. »Ein Ferngespräch«, sagte die Telefonistin. Es war Sidney. Er sagte: »Erics Remission ist vorbei. Es ging sehr schnell. Sie geben ihm einige Medikamente – ich weiß nicht, was für welche –, um ihn zu halten, bis das Semester in ungefähr einer Woche zu Ende ist. Doch wenn die Schule aus ist, möchten sie sofort mit Asparaginase anfangen.«

»Bis dahin bin ich dort«, sagte ich.

In der nächsten Woche kaufte ich mir ein Flugticket nach New York und versuchte, meine Geschäfte schnell zu erledigen. Von Eric bekam ich zwei Briefe, in denen er gleichgültig von seinem Rückfall berichtete. »Dr. Burchenal und seine Jungens waren auf dem Posten. Sie haben mir Vincristin gespritzt, und ich nehme wieder Prednison, dreimal täglich vier Tabletten, bisher ohne Nebenwirkung.«

Doch es war eine neue Teufel-komm-raus-Verrücktheit in diesen Briefen, ein grotesker Humor und ein wildes Prahlen, das einer rebellischen Energie entsprang. Komm und hol mich, wenn du kannst, schien er zu sagen. Ich bin am Leben, *am Leben,* verdammt noch mal!

Er drehte durch und spielte um Mitternacht in der Halle Fußball. Das Essen war schlecht, und er schrieb, er hoffe, daß eine Gefängnisrevolte im Speisesaal ausbrechen würde. »Ich möchte einen Teller mit geschmortem Rindfleisch durch das Fenster werfen«, schrieb er. Eines Nachts drehte er den Feuerschlauch auf und ließ ihn laufen, bis das Wasser das Treppenhaus füllte. Sein Mentor suchte ihn schließlich in seinem Zimmer auf. Er meinte, Eric solle seinen Sinn auf »ernste Dinge« richten.

Eric schrieb: »Ich packte ihn und sagte, der Druck hier sei einfach zu groß, und ich könne ihn nicht mehr aushalten.«

Der Mentor sagte Eric, er solle lieber etwas Konstruktives tun.

»Wie wär's, wenn ich meine Schuhe durch das Fenster werfen würde?« fragte Eric.

»Das würden Sie doch nie tun.«

»Passen Sie auf«, sagte Eric. Er riß seinen Schuh vom Fuß und schleuderte ihn durchs Fenster. Der Lärm war ungeheuer. Gesichter erschienen in der Tür. Überall lagen Glasscherben. Ein Stück ragte aus dem Papierkorb. Eric deutete voll Bewunderung darauf. »Zwei Punkte.«

Der Mentor stand auf und wischte ein paar Splitter von seiner Hose. »Das wird natürlich Folgen haben«, sagte er grimmig und ging rasch zur Tür. Doch die Zuschauer standen dicht gedrängt, und er stolperte über den Hausschuh eines Jungen, als er hinausging. Alle brüllten vor Lachen.

Die Direktion sagte Eric, daß sie fünfzehn Dollar für das Fenster berechnen und einen Brief nach Hause schreiben würde, um uns mitzuteilen, daß unser Sohn Universitätseigentum beschädigt hatte. Darauf kaufte Eric eine Glasscheibe für achtzig Cent und eine Dose Kitt für vierzig Cent und reparierte das Fenster selbst. Die Universität ließ die Sache auf sich beruhen.

Ich dachte: Er hat also etwas zerschlagen. Aber dann hat er es in Ordnung gebracht. Einen Tag, nachdem ich diesen Brief bekam, flog ich heim.

Es war einer dieser schlechten Flüge – eine klemmende Luke, ein zu später Abflug, keine Klimaanlage, ein Motorschaden über New Jersey. Wir landeten deshalb auf dem Kennedy Airport, statt auf dem La Guardia, wo unsere Freunde und Verwandten mit Autos warteten. Eine Busfahrt. Dann verschwand mein Gepäck vom Gehsteig – eine Minute nachdem ich es hingestellt hatte. Ich war überzeugt, daß es gestohlen worden war. Doch Sidney fand es eine Stunde später in einem etwa einen Kilometer entfernten anderen Flughafengebäude.

Nach dieser Ankunft war ich darauf gefaßt, Eric wie einen kranken Poeten auf der Couch liegend anzutreffen. Statt dessen übte er auf der Zufahrt Scheibenschießen. Selbst im Halbdunkel konnte ich sehen, daß er gesund und kräftig aussah wie immer. Er hatte keine Ringe unter den Augen. Nur an der zu vollen

Rundung seiner Wange begann sich die vom Prednison herrührende Aufgedunsenheit bemerkbar zu machen.

»Mam«, sagte er, »fährst du morgen früh mit mir zum Memorial?«

»Sicher, Eric. Natürlich.«

»Es ist folgendes: Dr. Burchenal behandelt mich ambulant und gibt mir jeden Tag Asparaginase. Reinfahren kann ich selbst, wenn ich mich gut genug fühle. Aber ich muß den ganzen Tag bis vier oder fünf im Krankenhaus herumhängen, damit sie feststellen können, ob Nebenwirkungen auftreten. Sie wissen noch nicht so genau, wie Asparaginase wirkt. Mir könnte schlecht werden oder irgendwas, und so meinen sie, es wäre besser, wenn du mich von New York heimfährst.«

»Ist gut. Sehr gern. Wann möchtest du losfahren?«

»Um sieben. Ich muß um halb neun dort sein.«

»Abgemacht. Um sieben.«

»Möchtest du, daß ich mit dir fahre?« fragte Sidney, nachdem wir zusammen ins Haus gegangen waren.

»Nein, nicht nötig.« Ich wußte, daß er an einer großen Sache arbeitete, mit der er in ein paar Tagen fertig sein würde. Ich hatte in diesem Moment ziemlich viel mit meiner eigenen Arbeit zu tun. »Wenn ich später in der Woche Unterstützung brauche, werde ich's dich wissen lassen.«

6

Zu der Zeit, als Eric und ich zu unserem Rendezvous mit Asparaginase fuhren, begann man gerade mit einem riesigen Umbau des Memorial-Krankenhauses. Das alte Gebäude wurde Teil um Teil niedergerissen, und an der gleichen Stelle errichtete man ein neues – etwa so, als wenn man einen neuen Anzug anzieht, ohne den Mantel auszuziehen. Das Poltern von Holzbalken, das Rattern von Preßluftbohrern, das Krachen von Schutt, der durch hölzerne Schächte hinabfiel, klingt mir heute noch in den Ohren, wenn ich an das Memorial denke. Der Gehsteig an der York Avenue war durch einen Brettertunnel geschützt, doch er war mit Mörtelbrocken übersät, und ich tastete mich voran und hielt nach möglicherweise herunterfliegenden Ziegelsteinen Ausschau. Eric, der schon viele Male hier gewesen war, eilte mir wie immer voraus.

»Komm«, sagte er. »Ich habe wegen der Bluttests eine Verabredung im Labor. Danach kannst du mit mir in die Klinik gehen, wenn du willst.«

»Natürlich will ich. Ich komme schon.«

Wir gingen die breite Steintreppe des Haupteingangs hinauf. Eric setzte mich in ein Wartezimmer im ersten Stock. »Bis gleich«, sagte er. »Es wird nicht lange dauern.«

Nach etwa einer halben Stunde kam er zurück. Er setzte sich neben mich, nahm eine liegengelassene Zeitung von einem Stuhl, las ungefähr fünfzehn Minuten darin und stand dann auf. »Gehen wir«, sagte er.

Ich merkte, daß dies eine vertraute Gewohnheit für ihn war, als er mich rasch durch ein Labyrinth alter Gänge mit Doppeltüren führte, bis wir schließlich in einen uralten Raum kamen, in dem viele Reihen hölzerner Bänke standen, auf denen sich Menschen drängten. Das Ganze wirkte wie eine Kreuzung zwischen einem aufgegebenen Schulgebäude und einer alten Fähre. Dies war die Ambulanz, der Ort, wo Leukämiepatienten und viele andere Krebspatienten ihren ersten Kontakt mit dem großen Memorial hatten. Krebs, der große Gleichmacher, hatte sie alle auf diese Bänke gebracht, wo sie darauf warteten, daß sie drankamen. Da waren alte Männer und Frauen. Hausfrauen strickten oder lasen Illustrierte. Studenten mit aufgeschlagenen Kolleghefte versuchten zu lernen. Ein paar Geschäftsleute lasen die Morgenzeitungen, als warteten sie nur auf eine Besprechung mit einem Kunden. Da war ein junger Arbeiter mit muskelbepackten Armen. (Konnte er krank sein?) Und dann die Mütter, zu viele Mütter, die kleine Kinder hielten, welche zu apathisch auf ihrem Schoß saßen. Diese Leute kamen aus der ganzen Stadt, aus allen Teilen des Landes – ja, manche sogar aus Griechenland oder Südafrika – und suchten die beste ärztliche Behandlung, die es für sie gab. Sie bekamen sie hier in diesem schäbigen Raum.

Hinter Wandschirmen am anderen Ende des Raumes arbeiteten Ärzte und Schwestern in einem tollen Durcheinander. Sie untersuchten, diagnostizierten und behandelten in winzigen, mit Vorhängen abgeteilten Nischen, wobei sie einander mit den Ellbogen stießen.

Heute hat das Memorial eine schöne moderne Klinik für ambulante Patienten. Doch auch schon in den Tagen, als es ein überfülltes altes Fährboot war, sah man auf den ersten Blick, daß die Ambulanz ein wichtiger Zweig des großen Krankenhauses war. Hier wurden die Blutbilder der Patienten ausgewertet. In manchen Krankenhäusern braucht man für diese Arbeit Stunden oder sogar einen ganzen Tag. Im Memorial können die Laborexperten den Ärzten die Ergebnisse in einer halben Stunde geben. Auch regelmäßige Knochenmarkuntersuchungen wurden in der Ambulanz durchgeführt, denn im Knochenmark werden die Zellveränderungen zuerst entdeckt, und eine sofortige Diagnose und Behandlung bieten die beste Hoffnung auf einen Sieg über den Krebs.

Auf der Basis von Labortests, Knochenmarkuntersuchungen und des allgemeinen gesundheitlichen Befundes (Gewicht, Temperatur, Herz, Lunge usw.) mußten die Ärzte bei jedem Patienten Entscheidungen treffen. Bekam er die richtige Dosis eines Medikaments? Zuviel? Zuwenig? Vertrug er es ohne zu viele ernste Nebenerscheinungen? Mußte man eine Änderung der Medikation vornehmen oder brauchte er vielleicht zusätzliche Medikamente? War der Patient noch in guter Remission oder zeigten sich Symptome, die darauf schließen ließen, daß sie zu Ende ging? Das erste Auftauchen von unreifen, abnormalen Zellen war eine ernste Sache, der sofort nachgegangen werden mußte. In diesem Fall wurde der Patient gebeten, schon in ein paar Tagen zu einer weiteren Untersuchung wiederzukommen. War die Remission vorbei, so mußte der Patient gewöhnlich »hereinkommen«.

Dies war eine schlechte Nachricht für alle Betroffenen. Die Möglichkeit, Hunderte von Patienten in der Ambulanz des Memorial zu behandeln, hält viele Betten frei, erspart Tausende von Dollar und die Zeit überarbeiteter Ärzte und Schwestern. Vor allem aber ist die Ambulanz, vom Standpunkt des Patienten aus gesehen, ein Teil der Außenwelt. Die Krebspatienten, die hier hinkamen, gingen im allgemeinen ihren Berufen nach, besuchten Schulen, hatten Familien und versuchten, ein normales Leben zu führen.

Während dieses ersten Besuchs bemerkte ich, daß zwar einige Patienten, vor allem die Mütter sehr junger Patienten, ziemlich ängstlich schienen, daß im großen und ganzen aber eine sehr warme und freundliche Atmosphäre herrschte. Viele Patienten begrüßten einander wie alte Bekannte, plauderten über die Bänke hinweg, erzählten von Ferien und schönen Stunden, von neuen Jobs und neuen Medikamenten – alles im gleichen sachlichen Ton. Ich beobachtete Eric, wie er Freunden zuwinkte, einige mit Namen begrüßte, und ich dachte: Er ist jetzt einer von ihnen.

Bald wurde Erics Name aufgerufen, und er ging zu einer der mit Vorhängen abgeteilten Nischen, wo eine Schwester und ein Arzt ihn erwarteten. Als er nach einiger Zeit wieder auftauchte, schwenkte er ein Rezeptformular. »Asparaginase! Komm!« sagte er.

Eric hielt mir die Tür auf, und wir gingen den gleichen Weg durch Doppeltüren und lange Gänge zurück. Er reichte mir das Rezept einen Moment.

»Wo, um alles in der Welt, wird das eingelöst?« fragte ich, als ich es ihm zurückgab.

»Im Memorial Super Rexall Drugstore – wo sonst?«

Ich hatte gedacht, Asparaginase würde in einem Tresor versperrt aufbewahrt wie die Goldbarren in Fort Knox.

»Also, bis zum Nachmittag«, sagte Eric. »Wenn ich das eingelöst habe, muß ich mich wieder beim Arzt melden. Dann geht's los. Du bist irgendwo hier in der Nähe – okay?«

Wir waren jetzt wieder nahe dem Warteraum.

»Okay.«

Ich blickte ihm nach, wie er mit flotten, raschen Schritten zur Apotheke davonging. Ich ging hinaus, um etwas zu essen, stand einen Moment blinzelnd im Sonnenschein und beschloß dann, eine Weile zu warten. Es war kurz vor zwölf, doch ich hatte keinen Hunger.

Der Hauptwarteraum des Memorial ist ein wenig freudvoller Ort. Die Besucher, die allein oder zusammengedrängt auf rissigen Ledersofas sitzen, starren in sich hinein oder schauen mit leerem Blick aus den Fenstern, während sie auf Nachricht von oben warten. Warten ist eine eigene Krankheit, und sie befiel mich, als der Nachmittag sich hinzog. Mein Kreuz schien für all die Sofas oder Stühle, die ich ausprobierte, völlig falsch konstruiert. Mein Kopf war schwer, doch ich konnte ihn nicht zurücklehnen. Ich versuchte zu lesen, doch meine Augenlider schienen bei jedem neuen Satz zuzufallen.

Plötzlich erschien Eric und kam langsam auf mich zu. Ich sprang auf. »Nein, nein«, sagte er und sank auf den nächsten Stuhl. »Noch nicht. Ich muß zur Beobachtung hierbleiben.« An der Art, wie er sprach, merkte ich, daß er gegen eine Übelkeit ankämpfte. Schließlich ging er zu einer leeren Couch, auf der er sich unter einem offenen Fenster ausstreckte. Von der heißen Stadt kam eine leichte Brise herein. Eine junge Frau in einem weißen Kittel – keine Schwester, sondern vermutlich eine Laborantin – kam heraus, beugte sich über Eric, sagte etwas zu ihm. Er schüttelte den Kopf. Sie verschwand, und ein paar Minuten später erschien eine Schwester und fühlte seinen Puls. Sie sagte ein paar Worte, er deutete mit dem Kopf in meine Richtung, und sie kam zu mir. »Passen Sie auf ihn auf, Mrs. Lund«, sagte sie. »Sagen Sie mir Bescheid, wenn sich sein Atem oder irgend etwas anderes ändert.«

Das erschreckte mich. »Wo sind Sie?«

»Im letzten Raum am Ende des Ganges.« Sie ging weg.

Ich war nicht sicher, worauf ich aufpassen sollte, doch ich wußte genug, um Angst zu haben. Wenn jemand ein neues Medikament nimmt, kann es unangenehme Überraschungen geben. Die Ärzte, die ihre schwerkranken Patienten medikamentös behandelten, wanderten jeden Tag auf einem Seil zwischen dem Tod infolge Überdosis und dem langsamen Tod infolge Unterdosis. Zwar gab es sehr wenige auf Medikamente zurückzuführende Todesfälle, wenn man ihre Stärke bedenkt. Doch das Risiko blieb, und Asparaginase war keine Ausnahme. Ich wußte, wie wichtig es für die Ärzte war, die richtige Dosis für Eric herauszufinden. Doch ich wußte auch, daß Eric dazu neigte, auf Medikamente zu stark zu reagieren, und so mochte das, was die Ärzte über ihr sensationelles neues Medikament wußten – oder zu wissen glaubten –, für ihn nicht gelten.

Nach einigen Stunden holte eine Schwester Eric ins Zimmer des Arztes. Sie untersuchten ihn auf allergische oder andere ungünstige Reaktionen. Offenbar war er außer Gefahr, und wir durften gehen. Ich holte unseren Wagen aus der einige Blocks entfernten Garage und fuhr zum Haupteingang des Memorial. Eric kroch auf den Rücksitz, wo Handtücher und ein Kissen lagen. Dann stürzten wir uns in den Verkehr, um auf dem East River Drive und dem Bruckner Boulevard um unser Leben zu kämpfen.

Es gibt in dieser Welt nur wenige Dinge, vor denen ich Angst habe. In jenen Tagen erfüllte mich der noch nicht fertiggestellte Bruckner Boulevard mit tiefstem Entsetzen, doch Eric hob von Zeit zu Zeit tapfer den Kopf und machte mir Mut. Er kämpfte gegen seine Übelkeit an, bis wir in den Heimathafen einfuhren. Dann übergab er sich und ging sofort ins Bett. Gegen Mitternacht jedoch kam er herunter und begann den Kühlschrank zu plündern.

Am nächsten Morgen war er früh auf und zur Abfahrt bereit. Er fuhr hinein, und am Ende des Tages fuhr ich wieder zurück.

Ich machte mich auf lange tägliche Strapazen gefaßt, auf vielleicht viele Wochen Memorial, Asparaginase und Bruckner Boulevard. Doch nach einiger Zeit beschlossen die Ärzte, Eric für ein paar Tage ins Krankenhaus aufzunehmen, um ihn gegen das Medikament zu desensibilisieren.

Als Eric ins Krankenhaus kam, geschah etwas sehr Wichtiges, etwas, wovon ich erst viel später erfahren sollte. Eric kam unter den Schutz der CRF oder Clinical Research Facility, eine Art Spezialfonds für klinische Forschungen. Von da an wurde seine Behandlung zur Gänze von der Regierung der Vereinigten Staaten bezahlt, welche Krankenhäusern, die mit Medikamenten experimentieren, Forschungsgelder zur Verfügung stellt.

Eric war kein besonders privilegierter Patient. Jeder auf Station Acht war ein Schützling der CRF und trug zum Beweis eine kleine Plastikkreditkarte in seiner Brieftasche. Wir hatten bisher die Arzt- und Krankenhauskosten selbst bezahlt. Die einfacheren antileukämischen Medikamente wie Mercaptopurin und Methotrexat hatten wir uns leisten können. Auch wenn wir nicht dazu imstande gewesen wären, hätte Eric eine ausgezeichnete Behandlung bekommen. Kein Patient, der sich in Not befand, wurde abgewiesen. Doch fast niemand konnte die Kosten für die neueren und oft gefährlicheren Medikamente bezahlen. Oder die Kosten für die wissenschaftlichen Forschungsarbeiten, die intensive Pflege, die Spezialdiäten und all die anderen Dinge, die zu dieser Therapie gehörten. Die Rechnung hätte zehn- oder fünfzehntausend Dollar pro Tag ausgemacht, Woche für Woche, Monat für Monat, und das wäre sogar für einen Millionär unmöglich gewesen.

Asparaginase war nicht nur ein teures Medikament, sondern eins, das tödlich wirken konnte, wenn es nicht richtig angewendet wurde. Der Prozeß der Desensibilisierung ähnelte, wie ich später erfuhr, ein wenig der Spritzenkur, die man macht, um eine unglückliche Empfindlichkeit gegenüber Hausstaub oder Heublumen zu überwinden. Nur war in Erics Fall die Desensibilisierung, die an einem einzigen Tag stattfand, ein ständiger Prozeß, der viele Stunden dauerte und bei dem einige Tropfen Asparaginase einer Flasche mit einer Flüssigkeit hinzugefügt wurden. Die Mischung wurde dem Patienten dann intravenös durch eine Nadel in seinem Arm zugeführt. Die Flasche wurde allgemein kurz ›I. V.‹ genannt. Die Tropfen wurden in Abständen von fünfzehn Minuten hinzugefügt und die Menge jedesmal verdoppelt: einem Tropfen folgten zwei Tropfen, zwei

Tropfen folgten vier Tropfen, vier Tropfen folgten acht Tropfen und so weiter.

Es bestand immer die Gefahr eines anaphylaktischen Schocks, einer allergischen Reaktion, die den sofortigen Tod zur Folge haben kann, und so blieb stets ein Arzt bei dem Patienten und verabreichte die Tropfen. Der für Eric zuständige Arzt war Dr. Lynn Ratner, und daß er Eric zugeteilt wurde, erwies sich sowohl für den Arzt wie für den Patienten als Glücksfall.

Dr. Ratner, dessen Hauptinteresse neben der Medizin der Fotografie galt, war verantwortlich für die alljährliche Produktion eines Films für die Weihnachtsfeier des Memorial. Nun, da er den größten Teil des Tages an der Seite eines jungen Patienten verbringen mußte, lud er ihn ein, mit ihm zusammen eine Story für das nächste Weihnachtsfest zu verfassen. Eric war sofort mit Begeisterung dabei. Sie heckten eine Geschichte aus, die von Dr. Ratners angeblichen teuflischen Versuchen handelte, sein eigenes Krebsmittel – eine merkwürdige Mixtur namens Bubbamycin – im Krankenhaus einzuführen. Niemand mochte Bubbamycin. Es schmeckte scheußlich. Es hatte verheerende Wirkungen. Am Ende stieg Santa Claus herab, konfiszierte das Bubbamycin und gab den Patienten ihre gewohnten alten Medikamente als Weihnachtsgeschenk zurück.

Zu der Zeit, als Eric zum erstenmal gegen Asparaginase desensibilisiert wurde, verstand ich den Prozeß nicht und war nicht in der Lage, ihn zu beobachten. Ich war selbst wegen einer kleinen Operation zu Hause im Spital gewesen, und man sagte mir, ich solle mich ein paar Tage schonen. In diesen Tagen fragte ich Sidney ständig, wie es Eric ging, und die Antwort lautete jedesmal »Gut«. Ich fand das empörend kurz. Wenn ich um eine genauere Auskunft bat, regte sich Sidney sehr auf. Er haßte es, Vermutungen anzustellen, er lehnte es ab, ungenau zu sein, und er mochte die Ärzte nicht ausfragen. Meiner Meinung nach ging es Eric jedoch nicht »gut«, solange Asparaginase eine Gefahr für ihn bedeutete, solange er nicht in Remission war, solange er Leukämie hatte. Ich konnte es kaum erwarten, den Zug nach New York zu nehmen und mich selbst zu überzeugen, wie es ihm ging. Endlich sagte mein Arzt, ich könne fahren.

An den Warteraum des Memorial hatte ich mich inzwischen gewöhnt. Doch ich war noch nie in den oberen Stockwerken gewesen. Ich stellte fest, daß ich zu schnell atmete, als ich die vertraute steinerne Treppe hinaufstieg und zu dem riesigen runden Informationspult ging. Vor mir stand ein Mann mit einem Koffer, der sich offenbar von einer der Empfangsdamen verabschiedete. Sie machte eine etwas merkwürdige Miene, als sie mit ihm redete. Ich wartete. Gleich darauf wurde ein Arzt, der durch die Halle ging, von dem Mann begrüßt. »Bis in ein paar Wochen, Doc!« Der Doktor winkte, doch auch an seiner Miene machte mich irgend etwas stutzig. Der Mann sagte noch ein paar Worte zu der Dame am Pult und wandte sich dann um. Er hatte keine Nase. Nur ein schwarzes Loch. Er ging rasch zum Haupttor hinaus.

»Ja?« Die Empfangsdame sah mich an.

»Oh – ich möchte zu Eric Lund.«

Sie blätterte in einer Kartei. »Zimmer acht-dreißig«, sagte sie.

Ein Lift brachte mich in den achten Stock. Ein Patient, dessen ganzer Kopf mit Bandagen umwickelt war, rollte auf einer Bahre, die von einem gleichgültig dreinblickenden Pfleger geschoben wurde, an mir vorbei. »Abwärts! Röntgen!« rief der Pfleger dem Mann, der den Lift bediente, zu.

Ich blickte mich verwirrt um und sah ein Büro, in dem Schwestern sich stumm über Krankenblätter beugten. Ich steckte meinen Kopf hinein. Eine dunkelhaarige Schwester mit einer Brille blickte auf.

»Ich möchte zu Eric Lund.«

»Zimmer acht-dreißig. Halblinks den Gang hinunter.«

Ich fand den Weg. Auf einem Schild neben der Tür von 830 stand VORSICHT! RAUCHEN VERBOTEN! SAUERSTOFF. In dem Zimmer standen zwei Betten. Sauerstoffzelte über beiden. Mumienartige Gestalten lagen unter gespannten weißen Decken. Beide sehr still. Rasselnde Atemzüge erfüllten den Raum. Mein Gott, konnte es so schnell so weit gekommen sein? Entsetzt ging ich zu dem ersten Zelt und starrte hinein. Offener Mund. Krumme Nase. Das Gesicht eines sterbenden Vogels. Ich überwand mich und blickte genauer hin. Es war das Gesicht einer alten Frau. Diese grauweißen Haarsträhnen gehörten eindeutig nicht Eric. Ich wandte mich zu dem andern Bett – eine zweite alte Frau.

»*Wen* suchen Sie?«

Ich zuckte zusammen. Die dunkelhaarige Schwester mit der Brille stand hinter mir.

»Eric Lund.«

»*Eric* Lund? Ich dachte, sie sagten Carrie Young. Einen Moment bitte.« Wir gingen zu dem Büro zurück. Ich blieb zitternd in der Tür stehen, während die Schwester zum Telefon ging und eine Nummer wählte. Gleich darauf kam sie zurück. »Eric Lund liegt in acht-dreißig im achten Stock von Ewing.«

»Ewing? Wo ist das?«

»Sie müssen ganz hinunter fahren und einen von den andern Aufzügen nehmen.«

Ich fuhr hinunter. Carrie Young. Eric Lund. In meinem Kopf war ein seltsames Summen. Meine Füße bewegten sich jedoch automatisch; als die Tür aufging, trugen sie mich hinaus. Da war ein langer Gang. Ich beschloß, daß der zu dem Trakt Ewing führen mußte. Endlich kam ich zu mehreren anderen Aufzügen, stieg in einen ein, als eben die Tür zuging, und fuhr drei weitere Stockwerke hinunter. Ohne nachzudenken stieg ich aus, und bevor ich mich zusammennehmen und den Liftmann fragen konnte, fuhr er schon wieder hinauf. Ich war irgendwo im Keller des Memorial. Große Rohre an der Decke liefen nach allen Richtungen. Eiserne Türen, auf denen EINTRITT VERBOTEN stand. Schaltkästen. Plötzlich wünschte ich mir, daheim in meinem Bett zu liegen, gepflegt zu werden, weit weg von diesem Gebäude. Doch da war ein anderer langer grauer Gang, und am Ende davon wischte ein Portier den Fußboden auf. Ich ging durch den langen Gang und fragte ihn: »Wo ist Ewing? Komm' ich von hier dorthin?«

»Sie müssen wieder hinauffahren, meine Dame. Von hier kommen Sie nicht hin.«

An dem großen Informationspult im Erdgeschoß erklärte ich mein Problem und bekam einige gute eindeutige Anweisungen. Zehn Minuten später war ich im achten Stock des Ewing-Pavillons, einem hohen Gebäude aus rotem Backstein, das dem Memorial-Krankenhaus auf seiner westlichen Seite angefügt war. Zimmer 830 war eine Sechs-Betten-Station für junge und alte Männer. Die meisten von ihnen lagen, und einige waren offenbar sehr krank. In dem mittleren Bett auf der linken Seite des Raumes saß Eric auf seinen Bettdecken; er trug ein gelbes Oxfordhemd, eine schwarzweiß karierte Hose und Adidas-Laufschuhe. Trotz der I.V.- Flasche, aus der Flüssigkeit in seinen rechten Arm tropfte, sagte seine gereizte Miene deutlich: »Ich gehöre nicht hierher in dieses Bett; es ist irgendein Irrtum passiert.«

»Hallo, Eric«, sagte ich. »Wie geht's dir?«

»Prima!« sagte er. »Mir geht's gut. Ich verschwinde hier, sobald die Ärzte kommen.«

»Bist du sicher? Haben sie das gesagt?«

Er zuckte die Achseln, womit er sagen wollte, das sei nicht mein Problem. Ich war so erleichtert, ihn zu sehen, trotzig und wohlauf und voll bekleidet, daß ich plötzlich den Tränen nahe war. Neben seinem Bett stand ein Sessel. Ich sank hinein.

»Burch hat gesagt, ich kann Asparaginase zu Hause nehmen. Das wäre besser, als jeden Tag hereinzufahren. Sie wollen mir bald wieder die volle Dosis geben. Und ich will hier raus.«

»Burch?«

»Dr. Burchenal. Er ist in Paris. Bei einer Konferenz oder irgendwas. Aber bevor er abgereist ist, hat er gesagt, ich kann raus. Ah!« rief Eric. »Da kommt Dr. Salem. Hi, Dr. Salem!«

Ein sehr kleiner, dunkelhaariger Mann mit dunklen traurigen Augen kam auf das Bett zu. Eric machte uns bekannt. Ich vergaß dabei die Grundregeln und sagte zu dem Arzt: »Eric möchte nach Hause. Haben Sie die Absicht, ihn herauszulassen?«

»Mam!« Erics Augen funkelten. »Ich möchte nicht, daß du das fragst. Ich kümmere mich schon selbst darum.«

»Eric«, beschwichtigte ihn Dr. Salem. »Eine Mutter hat doch ein Recht darauf, Fragen zu stellen –«

»Entschuldigen Sie mich.« Ich konnte wieder lachen. »Ich bin draußen in der Halle.«

Ich ging hinaus in die Halle des achten Stocks, doch sie war überfüllt, und so wandte ich mich zum Ende des Ganges, wo ein großes Fenster nach Süden hinausging. Vier Plastikstühle und mehrere Rollstühle standen dicht am Fensterbrett. Ein junger Mann in einem weißen Pyjama saß rauchend in einem Rollstuhl und beugte sich vor, um hinunter auf den Verkehr in der First Avenue zu blicken. Ich setzte mich ihm gegenüber. Unsere Knie berührten sich fast. Seine Augen bewegten sich nicht. Er starrte weiter auf die City.

»Mrs. Lund?«

Ich drehte mich um. Ein großer, distinguiert aussehender Mann stand da, neben ihm Dr. Salem. »Ich bin Dr. Clarkson.«

Ich hatte seinen Namen schon gehört. Dr. Bayard Clarkson war Chef der Hämatologischen Abteilung des Memorial.

»Wir haben ein kleines Problem«, sagte Dr. Clarkson. »Eric möchte nach Hause und Asparaginase jeden Tag als ambulanter Patient des dortigen Krankenhauses nehmen. Soviel ich gehört habe, hat Dr. Burchenal ihm mehr oder weniger versprochen, daß das geht.«

»Ja. Er wurde doch hier auch zuerst ambulant behandelt.«

»Ich weiß«, sagte Dr. Clarkson. »Aber da ist ein kleiner Unterschied. Wir sind hier für jeden Notfall eingerichtet. Und wenn wir die Dosis erhöhen, könnte es Schwierigkeiten geben. Asparaginase ist ein relativ neues Medikament, und wir müssen noch viel über seine Anwendung lernen.«

»Das verstehe ich.«

»Was meinen Sie, Phil?« Dr. Clarkson wandte sich zu Dr. Salem.

Dr. Salem rollte verzweifelt seine großen Augen. »Ich glaube, das Ganze ist ein Mißverständnis«, sagte er. »Ich möchte ihn hier haben, um ihn beobachten zu können.«

»Könnten Sie mit Eric sprechen?« Dr. Clarkson sprach mich an.

»Ich? Um Gottes willen – nein! Ich habe Angst vor ihm«, sagte ich lachend. »Schließlich bin ich seine Mutter.«

Die beiden Ärzte lächelten.

»Haben Sie Angst vor ihm?« fragte ich Dr. Clarkson.

Er lachte auch. »Vielleicht ein kleines bißchen. Er kann sehr überzeugend sein.«

»Ich glaube, er würde auf Sie wesentlich besser hören als auf mich«, sagte ich. »Er würde glauben, daß ich mir zu große Sorgen um ihn mache und ihn deshalb nicht daheim haben möchte. Aber ich bin natürlich bereit, ihn mit nach Hause zu nehmen, wenn Sie einverstanden sind. Die Entscheidung müssen Sie treffen. Sie kennen die Risiken. Ich nicht.«

»Hm –« Dr. Clarkson sah wieder Dr. Salem an. »Mir wäre es wirklich lieber, er würde hierbleiben. Aber ich weiß nicht. Lassen Sie uns zusammen mit ihm sprechen, Phil.«

Sie verschwanden in Zimmer 830. Fünfzehn Minuten später kamen sie lachend und kopfschüttelnd heraus. »Er hat gewonnen. Er geht nach Hause.«

»Und was ist mit Asparaginase?«

»Wir werden ihm erst einmal zwei Tage Ruhe lassen. Am Montag soll er nur für ein paar Stunden hereinkommen, und wir werden zusehen, daß er das Medikament in Ihrem Krankenhaus bekommen kann.«

Wir verabschiedeten uns, und sie verschwanden um eine Ekke. Nach ein paar Minuten kam Eric heraus und ging zu den Aufzügen. Er hatte seinen kleinen Fernsehapparat in der einen

Hand und seinen Segeltuchsack in der andern. Er warf mir einen wütenden Blick zu. Stumm fuhren wir hinunter zum Erdgeschoß. Sobald wir auf der Straße waren, explodierte er. »Ich bin verdammt wütend auf dich. Du hast mit den Ärzten gesprochen. Fast hätten sie mich dort oben eingesperrt!«

»Aber, Eric, ich habe nicht mit ihnen gesprochen. Sie haben mit *mir* gesprochen. Ich habe lediglich gesagt, daß ich glücklich wäre, dich daheim zu haben, wenn sie einverstanden sind.«

Rasch ging er einige Schritte vor mir die Straße entlang, den Fernseher und den Segeltuchsack schwenkend, als seien es Keulen.

»Okay«, sagte er schließlich. »Aber halte dich aus dem Ganzen raus.«

Im Laufschritt legten wir den Weg zum Grand-Central-Bahnhof zurück. Eric war wie aufgezogen und wollte sich bewegen. Wenn der Krankenhausaufenthalt ihn beruhigt hatte, so merkte ich nichts davon. Sobald wir im Zug saßen, begann er sich jedoch zu entspannen. Mit fast flehentlicher Stimme sagte er: »Verstehst du denn nicht? Ich bin nicht wie die andern dort im Krankenhaus. Ich muß dagegen kämpfen, und das kann ich draußen besser. Ich will nicht, daß sich dauernd jemand um mich kümmert. Das wichtigste ist meine Einstellung. Gestern haben sie einen Burschen aus unserem Zimmer 'rausgebracht. Ich hab' gehört, er ist letzte Nacht gestorben. Ich weiß nicht, was ihm gefehlt hat. Aber ich weiß, daß er zu kämpfen aufgehört hat. Richard, der auf der andern Seite neben mir lag – der wird's schaffen. Mir gefällt seine Haltung. Immer schön einen Tag nach dem andern. Nur keine Aufregung. Er läßt sich durch nichts aus der Ruhe bringen. Er hat eine Frau und zwei kleine Mädchen in Cleveland. Er kommt am Sonntag raus und fährt zu ihnen heim. Richard ist in Ordnung – ein sehr netter Kerl.«

Eric redete und redete. Er sprach davon, was er mit seinem Leben anfangen wollte, daß er eines Tages mit Kindern arbeiten wollte, daß es sein großer Traum sei, um die Welt zu reisen. Doch zuerst wollten er und sein Freund Eddie Kline im Sommer, sobald er mit Asparaginase fertig war, mit Eddies Kombi nach Kalifornien und vielleicht sogar nach Mexiko fahren. Sie hatten geplant, im Juni zu fahren, doch Eddie hing jetzt herum und wartete auf Eric, und sobald die Ärzte ihn ließen, würden sie sofort aufbrechen. Unser Bahnhof tauchte auf. Wir stiegen aus, gingen zum Parkplatz, um unseren Wagen zu holen, und als ich ihm die Schlüssel gab, sagte Eric: »Vielen Dank, daß du mir zugehört hast, Mam. Ich hab' mir gedacht, daß du mich verstehen wirst.«

Ich verstehe nichts, dachte ich müde, ich weiß nur, daß ich dich liebe, daß ich dir vertraue und daß ich will, daß du's auf deine Weise machst.

7

Am nächsten Morgen trat Eric wieder seinen alten Job bei Fox' Begräbnisinstitut an. Er wollte dort halbtags arbeiten, und am Nachmittag mähte er ihren großen Rasen und begann ihre Hekken zu stutzen. Als er gegen fünf heimkam, war er gerötet von der Sonne und hatte klare, glückliche Augen.

»Wenn ich Zeit habe, stutze ich unsere Hecken«, sagte er mir.

Der Sonntag war ein schöner Junitag. Die Bäume regten sich nicht. Auch das Wasser unten am Strand regte sich nicht; es spiegelte die Felsen, die Bojen, die Boote. Eric ging hinaus und rannte durch seine Welt. Ich fuhr in die Stadt und zurück und sah ihn mehrere Male, wie er an den sommerlichen Feldern vorbeilief, vorbei an den kleinen Jungen, die auf der Brücke angelten (auch er hatte dort einst geangelt), vorbei am Schulteich, wo Mutterenten sechs oder sieben kleinen Entchen voraussegelten, vorbei an den Marksteinen seiner Kindheit: der Kanone, den Bootswerften, dem Postamt.

Als er heimkam, glühte er. »Es war herrlich, wieder zu laufen. Weißt du, ich liebe diese Stadt. Es war ein wunderbarer Ort zum Aufwachsen.«

Ein paar Minuten später sah ich ihn mit einer Harpune zum Strand hinuntergehen. Ich blickte auf den Kalender. Es war gerade Flut. Vielleicht wartete zwischen den dunklen, überkrusteten Felsen ein Fisch auf Eric. Eric fing an diesem Tag keinen Fisch. Als er vom Strand heimkam, erschienen jedoch mit einem VW-Kabriolett fünf Mädchen, um ihn zu besuchen. Sie warteten auf der Veranda auf ihn, während er sich umzog. Ich trug ihm auf einem Tablett sein Abendessen hinaus.

»Möchtet ihr Cola? Oder Seven-Up?« fragte ich die Mädchen.

»Ja, bitte!« – »Oh, ja!« – »Vielen Dank!«

Während ich die Küche saubermachte, hörte ich draußen ihr Lachen, Sommergeräusche, Musik aus einem Kofferradio. Das war besser. So viel besser als ein Krankenhausbett. Das gewöhnliche alte Alltagsleben würde ebenso helfen wie die teuerste Wunderdroge.

Am Montag stand Eric früh auf und fuhr mit dem Zug nach New York ins Memorial. Gegen drei Uhr nachmittags rief er an.

»Ich komme mit dem Drei-Uhr-dreißiger«, sagte er. »Holst du mich ab? Ich habe etwas Asparaginase bei mir, die sofort in den Kühlschrank muß.«

Eineinhalb Stunden später sprang Eric mit einem braunen Papierbeutel, der aussah, als enthielte er einen Imbiß, aus dem Zug. »Das ist dreißigtausend Dollar wert«, sagte er und warf ihn mir zu.

In den nächsten Wochen hatten wir Asparaginase im Wert von Tausenden von Dollar in unserem Eisschrank. Zuerst machte es mich nervös, obwohl die kleinen Phiolen versiegelt waren und sicher wie Weihnachtsbaumschmuck in ihrem Karton lagen. Die Asparaginase, die wir in Dr. Burchenals Praxis gesehen hatten, hatte die Form von Tabletten gehabt. Diese war eine schaumige Flüssigkeit, die aussah wie Seifenwasser. Schließlich gewöhnte ich mich daran, die Asparaginase dort drinnen zwischen Hackfleisch, Hot Dogs, Karotten, Sellerie und Cola zu sehen.

Und ich mußte zugeben, daß es zu Hause mit Eric bestens klappte. Es gab jetzt weniger Nebenwirkungen, und Eric fühlte sich jeden Tag besser. Von Zeit zu Zeit mußte er nach New York fahren, um frischen Nachschub von dem Medikament zu holen. Doch die meisten Tage hielt er sich draußen im Freien auf, machte seine Arbeit bei dem Begräbnisinstitut, schnitt unser eigenes Gras und unsere Hecken, lief auf der Aschenbahn oder schwamm und harpunierte. Einmal am Tag schaute er in kurzen Hosen und einem T-Shirt in die Küche, nahm mit gleichgültiger Miene die Tagesdosis Asparaginase und fuhr zum Krankenhaus. Der junge Arzt, der ihm das Medikament verabreichte, wurde Erics Freund. Ich erfuhr, daß er einmal Stationsarzt im achten Stock des Ewing-Pavillons gewesen war. Er verbrachte immer noch einen Tag in der Woche im Memorial, um sich über die letzten Forschungsergebnisse auf dem Gebiet der Krebsbekämpfung auf dem laufenden zu halten.

Dr. Grann war mitfühlend und erfindungsreich. Asparaginase ließ sich nicht so einfach verabreichen wie eine Grippespritze. Jede kleine Phiole mußte einer größeren Flasche I.V.-Lösung hinzugefügt werden. Das bedeutete, daß das Ganze in einem Krankenhaus gemacht werden mußte. Doch Dr. Grann, der unsere finanzielle Lage kannte und uns unnötige Kosten zu ersparen suchte, führte Eric direkt in das Labor im Keller des Krankenhauses. Nachdem er die Nadel befestigt und die Flasche an eins der Rohre an der Decke gehängt hatte, saßen die beiden da und unterhielten sich, lachten und philosophierten ein wenig, während die Asparaginase langsam in Erics Arm tropfte. »Dieser Dr. Grann ist ein netter Kerl«, sagte Eric.

Ja, Dr. Grann war ein netter Kerl. Die Memorial-Ärzte, die abwägten, wagten und riskierten und Eric schließlich in die Freiheit entließen, waren auch verständnisvolle, nette Kerle. Es wäre für sie alle einfacher gewesen, aus Eric einen Patienten im Pyjama zu machen, ihn ins Krankenhaus zu stecken, wo er nur vom Bett auf den Korridor und zurück wandern konnte, wo sie sich nicht so viele Sorgen um ihn hätten zu machen brauchen, wo sie wegen des teuren Medikaments kein Risiko hätten eingehen müssen. Doch der halbe Sommer wäre darüber vergangen. Sie schenkten Eric wundervolle lange Sommertage in seiner eigenen Welt.

Plötzlich erfuhren wir, daß er in Remission war – zum drittenmal. Und fast ebenso plötzlich beschlossen die Ärzte, daß er wieder ins Krankenhaus mußte. Es war die alte Ironie der Leukämiebehandlung – was einem half, schadete zugleich. Bluttests zeigten, daß seine wilden Zellen auf dem Rückzug waren; unglücklicherweise auch seine guten Zellen. Die Ärzte hatten keine andere Wahl, als ihn seiner eigenen Sicherheit wegen ins Krankenhaus zu stecken. Doch Eric machte weiter Pläne für die Reise, die er Mitte des Sommers an die Westküste unternehmen wollte. Und seine Ärzte halfen ihm wieder, so gut sie konnten. Sie gaben ihm Transfusionen. Sie beobachteten ihn, ob er Anzeichen von Infektionen zeigte. Sie überprüften jeden Tag seine Labortests, um zu sehen, ob die Werte stiegen. War das Ergebnis gut, so ließen sie ihn einen halben oder manchmal einen ganzen Tag hinaus. Eric fuhr nach Hause, schnappte sich ein Butterbrot und ein Glas Milch und fuhr zu Fox, um das Gras zu mähen und die Hecken zu stutzen. Es gelang ihm, seinen Job über den ganzen Juni und Juli zu behalten, indem er sich von Mark vertreten ließ, wenn er im Krankenhaus festgehalten wurde.

Mark hoffte, den Job übernehmen zu können, wenn Eric in den Westen fuhr.

Eines Abends gegen Ende Juli stieß Eric mit einem Schrei die Haustür auf. (Er war am Morgen ins Memorial gefahren, und ich hatte ihn erst in einigen Tagen zurückerwartet.)

»Ich bin okay!« schrie er. »Noch drei Tage! Noch eine Laboruntersuchung – dann geht's los!« Er rannte nach oben, um Eddie anzurufen und ihm die gute Neuigkeit mitzuteilen.

»Was glaubst du, wo er das Geld hernimmt?« sagte ich zu Sidney. Wir saßen am Eßtisch über einer letzten Tasse Kaffee. »Hast du ihm welches gegeben?«

Sidney schüttelte den Kopf. »Er hat zu mir nie etwas wegen Geld gesagt. Ich dachte, du hast ihm vielleicht etwas gegeben.«

Es war nie einfach, Eric Geld zu geben. Er kaufte sich selbst seine Kleider. Er füllte meistens den Benzintank, wenn er den Familienwagen benützte. Er bezahlte sich die paar Male, die er ausging, selbst sein Bier. Doch am nächsten Morgen knöpfte ich ihn mir beim Frühstück vor. »He, möchtest du nicht etwas Geld? Wir würden dir wirklich gern etwas für diese Reise geben.«

»Danke, aber ich hab' genug.« Eric schob seinen Stuhl zurück. »Wir haben nichts Kostspieliges vor. Wir werden im Kombi schlafen und uns die meisten Mahlzeiten selbst kochen. Mit etwa hundertfünfzig Dollar für jeden müßten wir eigentlich bis Mexiko und zurück kommen. Ich muß mich jetzt beeilen. Ich arbeite noch zwei Tage bei Fox. Am Sonntag packen wir. Am Montag geht's los.« Er schlug die Tür hinter sich zu.

Ich setzte mich an den Küchentisch. Eric hatte sich offenbar sein ganzes Urlaubsgeld bei dem Begräbnisinstitut verdient, wenn er vom Memorial-Krankenhaus frei bekam. Er brauchte keins von uns. Ich saß eine Weile da und weinte.

Eddies Kombi war ein uralter Falcon, der über hundertfünfzigtausend Kilometer drauf hatte. Er machte einen netten, gemütlichen Eindruck. Kleine Vorhänge an den Fenstern. Töpfe, Pfannen, Geschirr, Besteck wurden im Innern verstaut. Eric und Eddie waren bester Laune, als sie am Tag vor der Abreise packten. Schlafsäcke. Segeltuchsäcke. Eddies Kamera. Ein paar Stapel Konserven. Eine Menge Vitamine. (Eric nahm sie alle, von A bis E – für alle Fälle.)

Sie befestigten Träger auf dem Dach des Kombi. Eine halbe Stunde später wurden zwei Bretter zum Wellenreiten darauf festgeschnallt. Und dann, als Höhepunkt, rollten sie Eddies Motorrad heraus.

»Oh, nein! Soll das ein Witz sein?« sagte ich und tat, als sei ich aufgeregt. In dem Jahr, in dem Eric sechzehn war, hatten wir einen langen, heißen Sommer täglich darüber gestritten, ob Eric sich ein Motorrad kaufen sollte. Er war fest dazu entschlossen. Wir gaben nicht nach. Motorräder waren gefährlich. Außerdem fanden wir, daß er zuerst gut Autofahren lernen sollte. Und das hatte er getan. Doch jetzt sah ich ruhig zu, wie Eric und Eddie das Motorrad im Innern des Kombi verstauten und festbanden.

Am nächsten Morgen fuhren die beiden los, um sich die Welt anzusehen. Es war ein herrlicher Sommertag: golden, blau, ruhig. Ihre erste Station war das Memorial-Krankenhaus, wo noch ein paar letzte Bluttests gemacht wurden. Eine Schar Krankenschwestern kam heraus, um sie zu verabschieden. Sie standen auf der Treppe des Memorial, winkten lächelnd und warfen ihnen Kußhände zu. Dann fuhr der Kombi über die 67. Straße und verschwand in Richtung Westen.

Wir konnten uns Teile der Reise aus ein paar Briefen, Postkarten und Schnappschüssen zusammensetzen.

Brief von seiner Schwester Meredith und ihrem Mann Jimmy (Poststempel Evanston, Illinois):

> »Eric und Eddie kamen gestern abend an. Jims Eltern luden uns alle zum Abendessen ein. Während des Essens bemerkte Jims Mutter, daß sie sich immer danach gesehnt habe, über Land zu reisen, seit sie Steinbecks ›Reisen mit Charley‹ las. ›Ich glaube‹, sagte Eric, ›unsere Reise wird eher wie ›Früchte des Zorns‹ sein.‹ «

Postkarte von Eric (irgendwo in Kansas):

> »Wir haben auf Feldern geschlafen und selbst für uns gekocht. Oder wir haben uns Hot Dogs und Sauerkraut gekauft. (Gute Sache, Sauerkraut! Billig und massenhaft Vitamine.) Dieses Land ist GROSS! FLACH!«

Brief von Eric (irgendwo in Colorado):

> »Wir werden versuchen, morgen abend in Denver ein Kaufhaus zu finden, damit wir unsere Nasen an das Fenster pres-

sen und uns im Fernsehen die Landung der Astronauten auf dem Mond anschauen können.«

Schnappschuß von Eric. Aufgenommen irgendwo zwischen Denver und Las Vegas. Eric und Eddie stehen in einem Bergsee, das Wasser bis zu den Hüften, und lächeln im hellen Sonnenschein.

»Wer hat das aufgenommen?« fragte ich später.

»Eddies Kamera. Wir haben den Zeitverschluß eingestellt, den Film gespannt, die Kamera auf einen Felsen gestellt, und dann sind wir zurück ins Wasser gestürzt und haben gegrinst.«

Postkarte von Eric und Eddie (Poststempel Las Vegas, Nevada):

»Dachten daran, unser Geld in einem Kasino zu verdoppeln wie Frank Sinatra und Sammy Davis jr. Haben es uns anders überlegt. Fahren nach Los Angeles ...«

Kein Wort aus Los Angeles. Von da an überhaupt keine Nachricht mehr. Eric erzählte uns später: »Wir hielten in Los Angeles nicht an, sondern fuhren die Küste entlang bis Balboa. Schließlich kamen wir an eine Stelle, wo nicht so viele Menschen waren. Wir parkten den Kombi und kletterten auf eine der Dünen, um uns den Pazifik anzuschauen.

Schweigend standen wir eine Weile da. Dann sagte Eddie: ›Hm, da wären wir!‹ Und ich sagte: ›Tja, das ist es.‹

Dann fuhren wir die Küste entlang bis hinunter nach Mexiko.«

Ihr größtes Abenteuer erlebten Eric und Eddie auf der Heimfahrt. Sie beschlossen, zuerst nach Norden bis zum Yosemite-Nationalpark zu fahren. Sie waren erst einen halben Tag dort, als Eddies Kombi eine Panne hatte. Sie gingen die Straße hinunter bis zu einer Servicestation, doch der Tankwart schüttelte nur den Kopf. »Ich kann euch nicht helfen. Nicht an einem Sonntag«, sagte er. »Kommt Montag wieder, wenn der Mechaniker hier ist.«

»Also sagten wir uns einfach: ›Ach, zum Teufel, vergnügen wir uns‹«, erzählte uns Eric. »Wir holten das Motorrad 'raus und fuhren auf diesen gewundenen Bergstraßen spazieren. Es ist eine herrliche Landschaft, und wir haben uns prima amüsiert. Aber der Montag kam, und dieser blöde Mechaniker wußte nicht, was er mit dem Kombi machen sollte. Wir hingen drei Tage herum, und jeden Tag hatte er eine neue Idee, die zu nichts führte.

Wir hatten genug von dem Motorrad, und unsere Lebensmittel wurden knapp. Also setzten wir uns einfach neben den kaputten Kombi auf die Straße und starrten deprimiert vor uns hin, als eine ganze Schar von Jungen und Mädchen über den Berg kam. Von da an war es ein Kinderspiel.«

Die Jungen und Mädchen fuhren per Anhalter durchs ganze Land. Laut Eric waren sie alle gleich gekleidet und trugen Halsketten, Rucksäcke und Wanderstiefel. Sie hatten Gitarren, Tonbandgeräte, ein paar andere Instrumente und einen Krug Rotwein. Und vor allem hatten sie frischen Enthusiasmus für Erics und Eddies Problem. Einer von ihnen, ein schmalgesichtiger, bärtiger Junge, behauptete sogar, etwas von Motoren zu verstehen.

»Es ist die Verteilerkappe«, verkündete er, nachdem er ein paar Minuten unter die Haube geschaut hatte. »Ich habe das schon öfter bei diesen alten Falcons gesehen. Ihr werdet hier keine Hilfe bekommen. Aber etwa sechs Kilometer weiter an der Straße ist eine wirklich gute Servicestation. Wir werden euch helfen.«

Und so setzte sich der Kombi in Bewegung; Eddie saß am Lenkrad, die übrigen – es waren außer Eric neun – schoben, zerrten und brüllten.

Auf diese fröhliche Weise erreichte die Gruppe schließlich ihr Ziel, eine große Tankstelle mit einer gut ausgerüsteten Werkstatt. Der Mechaniker hatte zufällig sogar die richtige Verteilerkappe.

Eric und Eddie verbrachten die nächsten zwei Tage und Nächte damit, im ganzen Westen herumzufahren, wobei sie einen Umweg von mehreren hundert Kilometern machten, um die Mitglieder der Expedition in ihre verschiedenen Heimatstädte zurückzubringen. Dieser Umweg, den sie aus Dankbarkeit machten, stellte sich als der beste Teil der Reise heraus.

An einem Augustnachmittag trafen Eric und Eddie wieder zu Hause ein. Sie waren ganz braun und golden und hatten die gleichen hellblauen Augen. Die beiden sahen wie Brüder aus. Sie machten Pläne für eine Heimkehrparty, die sie am Abend mit ein paar Freunden veranstalten wollten, und dann verabschiedeten sie sich wie Brüder.

Doch der Bruder, der die Festung und den Job bei Fox' Begräbnisinstitut gehalten hatte, war Mark. Er kam um die Ecke des Hauses, wo er gerade den Wagen nach der Arbeit geparkt hatte. Als er auf uns zuschlenderte, sah ich voll Überraschung, daß er größer war als Eric!

»Schön, dich zu sehen«, sagte er und sah Eric mit großen Augen an.

Wie schwer muß es für Mark gewesen sein, dachte ich. Immer war er besorgt, weil er ihn liebte; immer war er der zweite, weil Erics Probleme zuerst kamen; und immer wartete er, wie wir alle, um zu sehen, ob Eric es schaffte. Er war ein Junge, der seine Sorgen für sich behielt. Er hatte nie mit uns über Erics Krankheit diskutiert. Ich wußte, daß Eric es ihm inzwischen gesagt haben mußte. Außerdem konnte Mark die Ernsthaftigkeit des Problems nicht entgangen sein. Da waren die Fahrten zum Memorial, die Transfusionen, der Zeitungsausschnitt über Asparaginase, der eine Zeitlang im Haus herumgelegen hatte, und die Asparaginase selbst, die wir fast den ganzen Sommer über im Kühlschrank aufbewahrt hatten.

Jetzt rannten die beiden fort, um auf der Zufahrt ein wenig Korbball zu spielen. Es war gut, Marks Lachen wieder zu hören und zu sehen, wie die beiden um den Ball kämpften.

8

In dieser Nacht sank ich zum erstenmal in Schlaf, ohne mich eine Weile herumzuwälzen und dann schließlich nach der Schlaftablette zu greifen. Er war wohlbehalten heimgekehrt. Vielleicht war er sogar gesund. Schließlich hatte er Asparaginase im Wert von einer halben Million Dollar bekommen. Ich hielt diesen Gedanken fest, als ich mich hinlegte und mich vom Schlaf überschwemmen ließ.

Das Schrillen riß mich um halb drei Uhr morgens aus einem Traum.

Ich griff nach dem Telefon, stieß mein Glas Wasser um, ließ das Telefon fallen und mußte es aufheben.

»Hier Greenwich-Krankenhaus«, sagte die Stimme am andern Ende. »Wir haben Eric Lund ...«

»Sie können Eric Lund nicht haben«, sagte ich schließlich. Was war eigentlich los? »Er ist im Memorial.«

Nein, nicht im Memorial. Er ist daheim im Bett. Nein! Nein – plötzlich erinnerte ich mich – Eric und Eddie waren weggefahren, um irgendwo mit ihren Freunden zu feiern. Ich kam langsam zu mir, und Angst stieg in mir auf.

»Ist dort Mrs. Lund?«

»Ja.«

»Es hat einen Unfall gegeben, Mrs. Lund. Kennen Sie einen Schönheitschirurgen?«

Hysterie schnürte meine Kehle zusammen. Diese Frau mußte eine Idiotin sein. Würde ich einen Farbfernseher gewinnen oder einen Urlaub für zwei Personen, wenn ich diese Frage beantwortete? Ich riß mich zusammen und sagte ihr einen Namen. Zufällig wußte ich den Namen eines ausgezeichneten Chirurgen in Greenwich, Connecticut. Dann war ich plötzlich hellwach.

»Hören Sie«, sagte ich ins Telefon. »Eric Lund hat Leukämie. Sie müssen sofort sein Blut untersuchen. Vielleicht braucht er Transfusionen –«

»Was gibt's? Was ist passiert?« Sidney war aufgewacht. Meine aufgeregte Stimme hatte ihn aus seinen Träumen gerissen.

»Ein Autounfall. Eric liegt im Greenwich-Krankenhaus.«

Ich wandte mich wieder dem Telefon zu und sagte zu der Stimme am andern Ende: »Haben Sie verstanden, was ich wegen der Blutuntersuchung gesagt habe?«

»Ja, Mrs. Lund. Wir werden uns darum kümmern. Im Moment wird er wegen eines eventuellen Schädelbruchs geröntgt –«

»Wir kommen so schnell wie möglich«, unterbrach ich sie. Sidney war aufgestanden und rannte mit besorgter Miene zum Kleiderschrank. Ich griff nach meiner Hose, fand mit meinem Bein jedoch nicht hinein.

»Mam, du wirst nicht ohnmächtig, nein? Mam, du bist okay, ja?«

»Sprich nicht, Eric. Laß dieses Ding an deinem Mund, bis der Doktor kommt. Ich werde schon nicht ohnmächtig.«

Er lag auf dem Tisch in der Notaufnahme des Greenwich-Krankenhauses. Seine Oberlippe war von der Nase bis zum Mund in zwei Teile gespalten wie bei einem Hasen. Seine Nase – nun, es war eine Nase, aber nicht Erics. Seine Augen waren schwarz unterlaufen und geschwollen. Eine Schwester versuchte sein Haar von Blut zu reinigen.

»Wo ist der Doktor?«

Mein Schönheitschirurg war, wie sich herausstellte, in Urlaub. Doch es kam ein anderer Arzt. Plötzlich stand er neben uns, ein scharfäugiger Herr, der rasch die Situation überblickte und sein teures Sportjackett auszuziehen begann.

»Das wird eine Zeit dauern«, sagte er.

Sidney und ich zogen uns in das Wartezimmer zurück, wo die Überlebenden des Unfalls saßen. Eddie hatte nicht einen Kratzer abbekommen. Er schüttelte traurig den Kopf. »Warum mußte es gerade Eric sein?«

»Ist sonst noch jemand verletzt?«

»Jay hat wahrscheinlich eine gebrochene Nase. Er ist im anderen Notaufnahmeraum. Aber ihn hat's nicht so erwischt wie Eric. Carl hat ein paar Zähne verloren. Er ist gefahren. Aber es war bestimmt nicht seine Schuld. Irgendein verrückter Idiot kam direkt auf uns zu und drängte uns von der Straße ab. Wir sind gegen einen Mast gefahren –«

»Es ist schrecklich«, murmelte Carl und rollte mit den Augen.

»Carl, sind Sie sicher, daß Sie in Ordnung sind?« Es gefiel mir gar nicht, wie Carl aussah. Er nickte, doch seine Augen schienen glasig.

Ich ging zu dem Pult, hinter dem zwei Schwestern über Krankenblättern saßen. »Sind Sie sicher, daß Carl, der dunkelhaarige Junge, in Ordnung ist? Womöglich hat er einen Schock. Er war der Fahrer. Es war nicht seine Schuld, aber es gefällt mir nicht, wie er aussieht.«

Eine von ihnen legte ihren Bleistift hin und ging zu Carl, um ihn sich anzuschauen.

Eineinhalb Stunden später saßen wir noch immer in dem Wartezimmer. Carl lag, mit einer Decke zugedeckt, auf einer Couch. Der Doktor kam aus dem Notaufnahmeraum. Sidney und ich standen auf.

»Wie geht es Eric? Was ist mit dem Schädelbruch? Hat er Blut gebraucht?«

»Er ist in Ordnung. Kein Bruch. Keine Transfusionen. Es waren ziemlich viele Stiche nötig –«

»Oh! Wie wird er aussehen?«

»Wie hat er vorher ausgesehen?« antwortete der Doktor mit einiger Schärfe. Er schien ein stolzer Mann zu sein.

»Gut. Ausgezeichnet!«

»Nun, genauso wird er wieder aussehen.« Der Doktor lächelte leise und ein wenig gereizt. »Es wäre leichter gewesen, wenn ich ihn zum Schweigen hätte bringen können. Er hat mich dauernd gefragt, wie lange es dauern wird, bis er wieder in Form ist. Was spielt er denn?«

»Fußball. Für die Universität von Connecticut.«

»Er darf mindestens zehn Tage lang auf keinen Fall laufen«, sagte der Doktor. »Seine Nase ist übrigens nicht gebrochen. Ich habe sie nur geschient, um den Verband an seiner Lippe daran zu befestigen. Wenn er sich zuviel bewegt oder zu schwitzen anfängt, könnte sich das Ganze lockern.«

»Nicht laufen«, sagte ich. »Glauben Sie mir, ich werde persönlich dafür sorgen.«

Lisa warf am nächsten Morgen einen Blick auf Eric und begann zu weinen.

»Er ist in Ordnung«, sagte ich. »Ich hab' dir doch gesagt, daß er in Ordnung ist.«

»Er sieht aus wie ein Pinguin«, schluchzte sie. »Ein Pinguin, der sich geprügelt hat.« Sie lachte und weinte zugleich.

Seine Ärzte im Memorial lachten nicht, als sie Eric in der nächsten Woche zum erstenmal zu sehen bekamen. Sie waren ärgerlich und besorgt. Doch sie mußten zugeben, daß er an dem Ganzen nicht schuld war. Und sie mußten außerdem zugeben, daß ihm sonst nichts fehlte. Sein Knochenmark war immer noch ganz sauber. Eric nahm damals keinerlei Medikamente, und die Ärzte hofften, daß die Asparaginase ihn vielleicht heilen würde. Sie waren damit einverstanden, daß er wieder auf die Universität ging, sobald sein Chirurg es erlaubte. Erics Gesicht heilte überraschend schnell. Der Doktor hatte sein Wort gehalten; er sah so gut aus wie vorher. Man sah nur zwei haardünne Narben auf beiden Seiten seiner Oberlippe.

»Meine Lippe ist so gefühllos«, sagte er verwundert. »Genauso, als ob ich vom Zahnarzt komme.« (Die Gefühllosigkeit hielt mehrere Wochen lang an.)

»Du redest wie ein britischer Leutnant, Eric. Mit steifer Oberlippe.«

»Ich rede, das ist die Hauptsache«, sagte Eric ein wenig schroff.

Eric ging wieder auf die Universität – scheinbar in guter Form. Und ich fuhr kurz danach geschäftlich nach Florida. Wir hatten beschlossen, ein kleines Wagnis auf uns zu nehmen. Ein lang erwarteter Honorarscheck für eins meiner Bücher war mit der Post gekommen, und ich wollte das Geld für etwas Solides anlegen. Unsere Ersparnisse schmolzen rasch zusammen. Doch für zweitausend Dollar konnte ich wahrscheinlich ein kleines, fast neues möbliertes Haus kaufen. Von der Vermietung während der Wintersaison würden wir die Hypothek bezahlen können. Inzwischen konnte ich es bei Geschäftsreisen benützen und Hotelspesen sparen, und vielleicht würden wir einmal den größten Teil des Jahres dort leben wollen. Sidney fand, daß es ein guter Plan war.

Ich erledigte ein paar Aufträge und bekam einige andere. In dieser kleinen Stadt in Florida, wo ich fast die einzige Schriftstellerin war, ließ sich leichter Arbeit finden als im Reklamedschungel von Fairfield County. Wenn ich nicht tippte, ging ich auf Häusersuche. Schließlich fand ich ein kleines weißes Haus voller Sonne und Hoffnung, und der Preis entsprach meinen Vorstellungen. Ein paar gute und schlechte Möbel, eine Palme und drei Kiefern gehörten dazu. Und ein schöner großer Hof.

»Wo ist es?« fragte Sidney, als ich es ihm am Telefon schilderte.

»Westlich der Stadt. Nicht weit von einer guten Gegend«, sagte ich. »In einer friedlichen kleinen Straße. Nichts Angeberisches in der Nähe.«

»Wieviel? Sag's noch mal?« sagte Sidney.

Ich sagte es ihm.

»Nimm's. Bei dem Preis kann nichts schiefgehen.«

Also suchte ich einen Rechtsanwalt auf und machte einen Vorvertrag. Einen Tag später hängte ich zwei neue Geschirrtücher in die Küche des kleinen Hauses und zog ein. Ich hatte nur drei Tage Zeit, um Besitz davon zu ergreifen, bevor ich wieder heimfliegen mußte. Zu meiner Überraschung erwartete mich nicht Sidney, sondern Eric am Flugplatz. Sein Lächeln und seine Umarmung waren herzlich.

»Nanu! Das ist aber nett! Wieso bist du zu Hause?«

»Ich bin für ein paar Tage heruntergekommen. Ich hatte letzte Woche eine Untersuchung, und ich muß ein paar Kleinigkeiten erledigen.«

Ich sah ihn an und merkte, daß er unter den Augen leichte dunkle Schatten hatte, die, wie ich wußte, mit Medikamenten zusammenhingen. Es war schwer, ruhig zu sein und ihn nicht sofort mit Fragen zu bombardieren. Endlich kam mein Gepäck. Wir schlängelten uns zwischen den Parkplätzen durch und stiegen in unseren Wagen. Eric fuhr ziemlich langsam und überholte niemanden. Ich sah, daß er dauernd sein linkes Auge berührte.

»Was ist mit deinem Auge los?« fragte ich so ruhig wie möglich. Mein Herz pochte.

»Ach, es hat vor einer Woche oder so angefangen, weh zu tun. Ich dachte, es kommt vielleicht davon, daß ich mir den Kopf wieder angeschlagen habe, an der gleichen Stelle wie bei dem Unfall. Es war während eines Fußballspiels. Johnny und ich rannten beide dem Ball nach und versuchten ihn zu köpfen –«

»So? Hast du es anschauen lassen?«

»Ja. Zuerst konnten sie nichts finden. Aber es wurde immer schlimmer, und meine Sehkraft ließ während der letzten Woche immer mehr nach. Dr. Grann macht sich jedoch keine Sorgen. Er meint, es ist nur eine Gruppe von Zellen hinter dem Augapfel. Das passiert manchmal. Er sagte, du kannst ihn anrufen, wenn du willst, damit er es dir erklären kann.«

Das war der Code, den ich schließlich mit den Ärzten ausgemacht hatte. Um mich zu beruhigen, hatten sie zugestimmt, Eric vorzuschlagen, daß ich anrufen sollte, wenn etwas Neues auftauchte. Auf diese Weise hatte Eric das Gefühl, verantwortlich zu sein, während ich nicht im dunkeln belassen wurde. Jetzt wußte ich, daß es etwas wirklich Ernstes war.

»Das Fahren bereitet dir keine Schwierigkeiten?«

»Nein, gar keine. Aber ich breche natürlich keine Geschwindigkeitsrekorde. Mit dem linken Auge kann ich überhaupt nichts sehen. Nur verschwommenes Licht und Dunkelheit. Aber es ist nicht weiter schlimm – nur lästig.«

»Und wie geht's dir sonst?«

»Oh, prima. Ich fühle mich großartig. Aber sie geben mir wieder ein neues Mittel. Nur vorsorglich, weißt du? In meinem Blut schwimmen ein paar Zellen herum, die vorher nicht da waren. Sie sind bei den Bluttests in der letzten Woche aufgetaucht. Aber ich habe deshalb keine schlaflosen Nächte. Sie wissen schon, was sie tun müssen.«

Dann wechselte Eric rasch das Thema.

»Erzähl mir von dem Haus. Dad sagt, du hast ein gutes gefunden. Ist ja großartig! Ihr müßt Pläne für die Zukunft machen. Es ist schwer, sich durch Schreiben seinen Lebensunterhalt zu verdienen.«

»Da bin ich ganz deiner Meinung.«

»Ich wünschte, wir könnten wieder das Geld für einen Weihnachtsurlaub in der Sonne aufbringen. Meinst du, daß das klappen könnte? Und vielleicht könnten Meredith und Jimmy auch mitkommen.«

»Wer weiß?« sagte ich. »Träumen können wir ja davon.«

»Ich muß schwimmen und laufen, wenn ich in Form bleiben will«, sagte Eric. »Es ist kalt dort oben in Storrs. Da kann man nicht viel laufen. Entweder ist der Boden zu eisig oder es ist zu anstrengend für die Lungen.« Wir fuhren eine Weile schweigend durch die Nacht, eine sanftblaue Nacht, in der Lichterketten von den Brückentürmen herabhingen.

»Erinnerst du dich, was Lisa über diese Türme sagte, als sie ein ganz kleines Mädchen war?« fragte ich Eric. »Sie sagte, es sind verkleidete Könige und Königinnen, die ihre Perlen tragen und sich an den Händen halten.«

»Das hab' ich nie gehört.« Er lächelte. »Aber sie hat recht. Lisa ist ein gutes Mädchen. Aus ihr wird bestimmt ein großartiger Mensch ... Das Größte in meinem Leben«, sagte er plötzlich, »wäre, das richtige Mädchen zu finden. Das wäre einfach kolossal!«

Er sprach davon, was er mit seinem Leben anfangen wollte, von den großen Hoffnungen, die er hatte, von dem Mädchen, das er gern finden würde, von den Reisen, die er machen wollte, um zu sehen, wie die Menschen in der ganzen Welt lebten. »Ich werde dieses Wettrennen nicht mitmachen und dem Geld nachjagen«, sagte er. »Ich weiß jetzt, was wertvoll ist. Ich glaube, ich verstehe zu leben.«

9

Sidney und ich sprachen am Abend über Erics Problem. »Ich glaube, ich werde am besten gleich morgen früh Dr. Grann anrufen«, sagte ich.

»Ja, tu das«, sagte er. Er war immer sehr erleichtert, daß ich bereit war, das Telefonieren zu übernehmen. Einmal sagte er: »Ich laufe lieber sechs Kilometer und spreche dann mit jemandem von Angesicht zu Angesicht.«

Dr. Grann war in seiner Praxis, und die Helferin verband mich sofort mit ihm, als ich am nächsten Tag anrief. »Eric hat mir gesagt, er kann mit seinem linken Auge nichts sehen. Er sagt, es kommt nur davon, daß er ein paar Zellen hinter dem Auge hat.« Ich schwieg einen Moment und sagte dann: »Das heißt doch nichts anderes, als daß er einen Tumor hat, oder?«

»Ich fürchte, ja«, sagte Dr. Grann. »Es gibt leukämische Tumoren, wissen Sie.«

»Was geschieht jetzt?«

»Wir müssen entscheiden, ob der Tumor wirklich hinter dem Augapfel liegt, und ob er noch zugänglich ist. Wenn ja, dann besteht eine gute Chance, daß wir damit fertig werden.«

»Und wenn nicht?«

»Nun, wenn er im Gehirn sitzt und das zentrale Nervensystem angreift, dann ist das etwas anderes.«

»Das klingt sehr ernst. Machen Sie sich Sorgen um Eric?«

Dr. Grann war ein ruhiger Mann, der zu untertreiben pflegte. Doch jetzt sagte er: »Ja, ich mache mir Sorgen um ihn. Es könnte etwas sehr Ernstes sein. Er geht morgen ins Memorial, und dort werden sie der Sache auf den Grund gehen. Am Nachmittag müßten sie das Ergebnis kennen. Sie werden wahrscheinlich von ihnen hören, sobald sie Bescheid wissen.«

An die Stelle des Vierundzwanzigstundentages trat am nächsten Morgen ein Hundertjahretag. Ich sah die Sekunden, ich spürte die Sekunden im Puls an meinem Handgelenk, doch sie fügten sich nicht zu einer Stunde zusammen. Und aus den Stunden wurde kein Tag. Ich war wie gelähmt. Als ich versuchte, einige Arbeiten im Haus zu verrichten, fühlte ich mich, als schleppte ich mich durch dichten Seetang unter Wasser. Sidney konnte nicht stillhalten. Während er normalerweise jeden Tag zwei oder drei sehr lange Spaziergänge macht, hörte ich an diesem Tag die Haustür jede halbe Stunde zuschlagen. Er aß sein Mittagessen im Stehen in der Küche. Wir redeten nicht. Wir konnten nicht.

In gewisser Weise hatte ich mich mit der Tatsache, daß Eric wahrscheinlich sterben würde, schon längst abgefunden. Doch plötzlich rief ich: »Nicht jetzt, noch nicht!« Irgendwo im tiefsten Innern hegt man immer die Hoffnung auf ein Wunder. Vielleicht würde es ein neues Medikament geben, vielleicht eine vollständige spontane Remission. Doch wenn Eric einen Gehirntumor hatte, dann würde alles bald aus sein. Er würde nicht einmal die Chance bekommen, zu kämpfen.

Als die Zeiger der Uhr endlich auf die Vier vorrückten, ging ich ans Telefon und begann die Ärzte im Memorial zu wählen. Wäre Eric redseliger gewesen, so hätte ich zu dieser Zeit gewußt, daß der Arzt, der für seinen Fall in erster Linie zuständig war, Dr. Monroe Dowling war, der Chef der Hämatologischen Klinik des Memorial. Ich hatte Dowlings Namen ebenso gehört wie viele andere Namen. Die obersten Ärzte konferieren, machen zusammen Visiten, vertreten einander oft. So hatte ich den nicht völlig falschen Eindruck, daß es ein Team von Experten gab, die gemeinsam ihr Bestes für jeden Patienten taten. Dieses Team gibt es in vielen Krankenhäusern, und es ist sowohl ein Segen wie ein Problem für Verwandte und Patienten, wenn sie versuchen, Verbindung mit den Ärzten aufzunehmen. In meiner Panik rief ich all die großen Namen an, von denen ich gehört hatte. Keiner der Ärzte war zu finden. Keine der Sekretärinnen schien in ihrem Büro. Um fünf Uhr erreichte ich endlich Dr. Burchenals Sekretärin, die mir sagte, daß die meisten Ärzte übers Wochenende weggefahren seien. Sie selbst wußte nichts über Eric.

Ich sagte: »Hören Sie, das ist völlig unerträglich. Ich kann einfach keine weitere Stunde überstehen, ohne zu wissen, ob Eric einen Gehirntumor hat.«

Sie sagte: »Ich werde mich erkundigen. Ich verspreche Ihnen, daß ich Sie sofort anrufe, wenn ich herausgefunden habe, was los ist.«

Sie hielt Wort. Um fünf nach halb sechs klingelte das Telefon. Ich riß den Hörer von der Gabel, und sie sagte: »Eric hat einen Tumor hinter seinem linken Augapfel. Er wurde ins Krankenhaus aufgenommen, und er hat bereits eine Fokusbestrahlung bekommen. Man glaubt, daß die Behandlung erfolgreich sein wird, aber sie muß fortgesetzt werden.«

Ich rannte hinunter zu Sidney, der mit leerem Blick an seinem mit Arbeit übersäten Schreibtisch stand, und berichtete ihm die Neuigkeit.

Das Wunder war, wie immer, beschränkt, doch es war trotzdem ein Wunder. Wenn man bedenkt, wie schwierig es ist, etwas so Gefährliches wie eine Bestrahlung mit solcher Präzision vorzunehmen, daß das Auge geschont und der Tumor zerstört wird, dann muß man die Techniker, die tapfer und geschickt genug sind, so etwas zu machen, bewundern.

Danke, sagte ich schweigend, als Eric ein paar Tage später heimkam, seinen Fußball hervorholte und zu einem Hinterhofspiel mit den kleinen Kindern der Nachbarschaft lief. Danke, sagte ich viele Male in der folgenden Woche, als er berichtete, daß er auf seinem linken Auge fast so gut wie vorher sehen konnte. Es machte nichts, daß ihm auf seinem ganzen Kopf unterhalb der Ohren die Haare ausfielen, eine Nachwirkung der Bestrahlung.

Doch kaum hatte ich mich bedankt, da ging Erics dritte Remission zu Ende. Diesmal konnte er nicht mehr ambulant behandelt werden. Wir hatten ein Stadium erreicht, in dem Medikamente von großer Giftigkeit angewandt werden mußten, Medikamente, die gefährlicher waren als alle, mit denen wir zuvor zu tun gehabt hatten. Er mußte ins Krankenhaus. Und er mußte im Krankenhaus bleiben – wie lange, konnte niemand sagen.

Allmählich begann ich mich auszukennen. Ich stieß die schwere Doppeltür des Ewing-Pavillons am Eingang in der First Avenue auf, ging zehn Meter weit zu einem der großen Aufzüge auf der rechten Seite und fuhr in den achten Stock. Die diensthabende Schwester sagte mir, daß Eric in einem Zweibettzimmer am Ende des Ganges lag. Doch als ich das Zimmer fand, versperrte mir eine andere Schwester den Weg.

»Eric ist nicht hier«, sagte sie. »Wir haben ihn in die Chemotherapie zu den Mädchen geschickt.«

Ich muß verwirrt dreingeblickt haben.

»Sie können an der Tür dort klopfen.« Sie zeigte mir die Tür. »Er kann herauskommen und in der Halle sitzen, solange Sie hier sind.«

Ich klopfte. Die Tür schwang auf, und ich sah, daß Eric auf einem Schreibtisch saß und mit mehreren Mädchen redete. Ich nahm an, daß es Schwestern oder Laborantinnen waren. Es war das erstemal, daß ich Eric in einem weißen Krankenhauspyjama sah. Er schien kleiner, verwundbarer. Sein Nacken sah zart aus.

»Mam!« Er freute sich, mich zu sehen. Er sprang herunter, wir gingen hinaus in die Halle und setzten uns in zwei Sessel neben dem Aufzug. »Was gibt's Neues?«

»Hm –« Eric schien zu zögern. »Ich glaube, der Mann in meinem Zimmer war schon eine ganze Weile tot, und ich hab's nicht bemerkt. Ich dachte, er schläft, und so war ich ruhig, um ihn nicht zu stören. Aber dann hab' ich genauer hingesehen und – na ja, ich rief die Schwester. Sie warf einen Blick auf ihn und schickte mich in die Chemotherapie. Soviel ich gehört habe, konnten sie ihn nicht mehr retten. Ich glaube, er ist tot.«

Eric sprach ganz leise und blickte dabei auf den Boden. »So was nimmt einen ziemlich mit«, sagte er. »Ich meine, daß ich die ganze Zeit da war und es nicht wußte.« Dann schüttelte er den Kopf. »Aber es war schon ein ziemlich alter Mann. Angeblich hatte er außer seiner Leukämie noch einen schweren Herzfehler. Das ist ein Unterschied.«

Zwei hübsche Schwestern kamen den Gang herunter und traten zu uns. »Ist das Ihre Mam, Eric?«

»Das ist meine Mam. Mam, das ist –«

Wir plauderten: freundlich, leicht, locker. Wir lachten. Und da wurde auf lautlosen Gummireifen eine Bahre auf den Gang heruntergeschoben, direkt auf die Aufzüge zu, wo die Schwestern neben unseren Sesseln standen. Ein Pfleger mit leerem Gesicht schob die Bahre. Doch unter dem weißen Leintuch lag keine Gestalt. Das Leintuch auf der Bahre war flach wie ein Brett und hing auf beiden Seiten herab. Ich wußte damals nicht, daß die Leiche auf einem Brett darunter verborgen war. Ich sah nur, wie die leere Bahre lautlos im Lift verschwand. Ich hatte noch nicht gelernt, daß die Toten im Memorial taktvoll fortgeschafft werden.

Eine der Oberschwestern kam auf uns zu. Energisch, fröhlich. »Wenn Sie wollen, können Sie jetzt mit Ihrer Mutter auf Ihr Zimmer gehen, Eric.«

Wir sahen einander an.

»Okay?« fragte er.

»Sicher.« Vielleicht hilft es, wenn ich mit ihm hineingehe und eine Weile bleibe, dachte ich. »Dad kommt heute abend auf dem Heimweg von New Jersey vorbei und besucht dich«, sagte ich.

»Gut«, sagte er.

In dem Zimmer standen zwei leere, makellose Betten. Frisch gemacht, die Decken glattgestrichen. Erst vor einer Stunde war ein zweites lebendes, atmendes menschliches Wesen in diesem Zimmer gewesen, jemand, dem allerlei Dinge gehörten – wahrscheinlich ein Rasierapparat, ein Koffer, Schuhe, vielleicht ein paar Bücher – jemand, in dessen Kopf die Erfahrungen eines langen Lebens gespeichert waren. Jetzt gab es nicht das kleinste Zeichen dafür, daß dieser andere Mensch je existiert hatte, daß er wirklich in diesem Zimmer gelegen hatte.

»Möchten Sie in das Bett am Fenster übersiedeln, Eric?« Eine junge Schwesternhelferin war hinter uns hereingekommen.

»Äh – nein, danke«, sagte Eric. »Ich bleibe lieber, wo ich bin.«

Ich saß ziemlich lange mit Eric zusammen. Ich saß auf dem Fußende des Bettes am Fenster und ließ meine Beine baumeln, während wir sprachen. Vielleicht hätte ich das Bett absolut sauber und unberührt für den nächsten Patienten lassen sollen.

Doch ich dachte, es ist wichtig, daß es wieder ein normales Möbelstück wird, etwas, worauf deine Mutter gleichgültig sitzen konnte, während sie über unwichtige Dinge plauderte, statt eines Bettes, in dem ein Mann, den Eric kaum kannte, vor seinen Augen gestorben war.

Als ich Eric das nächstemal besuchte, saß er aufrecht im Bett am Fenster und zeichnete mit einem Filzstift auf einem großen Block.

»Hi!«

»Hi, Mam.«

Ich lächelte ihn an. Er lächelte mit einem leichten Achselzukken zurück.

»Ich dachte: Warum nicht? Das Licht ist viel besser. Und heute nachmittag wird irgendein Junge eingeliefert.«

»Darf ich mal sehen, was du da zeichnest?«

Er zeigte es mir. Die Skizze trug den Titel »Dr. Vin Cristin.«

Vincristin, das wußte ich, war eine der medikamentösen Superbomben, die das Oberkommando gern auf Leukämiezellen warf. Eric hatte daraus einen Eigennamen gemacht und dazu eine seiner typischen Karikaturen gezeichnet – einen kahlköpfigen alten Mann, der aussah wie ein Lebenslänglicher in einem Zuchthaus.

»Ich habe dir ein Poster mitgebracht, das du über dein Bett hängen kannst. Ich habe es in einem Fenster in der Lexington Avenue gesehen.«

»Zeig her.«

Es war ein Joan Miró. Zinnoberrot, schwarz, weiß, ein gelber Fleck.

»Oh, das gefällt mir. Ich habe Klebestreifen in der Schublade.«

Wir hängten es zusammen auf. Er fühlt sich ganz gut, dachte ich. Ich stellte keine Fragen. Er wußte keine Antworten. Niemand wußte jetzt eine Antwort. Sie versuchten alles mögliche. Was konnte man sonst tun?

Ein braunhaariger Junge erschien in der Tür. Er trug eine Windjacke und hatte einen Koffer in der Hand. Er sah aus wie einer der Fußballspieler von der Schule, die oft mit Eric heimkamen. Wie vital und gesund er aussah! Die beiden begrüßten sich verlegen. Der Junge, dessen Name Terry war, lief hinunter, um seinen Vater zu suchen, der den Wagen geparkt hatte und nicht wußte, wo er zu finden war.

Kurz nachdem er gegangen war, tauchte ein abgespannt aussehender Medizinalassistent auf.

»Ist Terry schon gekommen?« fragte er.

»Klar. Das ist sein Koffer«, sagte Eric.

»Was für einen Eindruck hat er gemacht? Hat er selbst seinen Koffer getragen? Ist er in einem Rollstuhl gekommen?«

»Sein Zustand ist prima. So gut wie Ihrer oder meiner«, sagte Eric. »Natürlich hat er selbst seinen Koffer getragen.« Der Medizinalassistent grinste und ging schnell hinaus. Die Medizinalassistenten im Memorial gingen oder schlenderten nie; sie rannten immer.

Kurz danach erschien Terrys Vater. Er ging langsam, denn er war eben selbst aus dem Krankenhaus entlassen worden, wie er erklärte. Er hatte Terry verpaßt, doch irgendwie seinen Weg zu dem Zimmer gefunden. Er war ein ruhiger, freundlicher Mann.

In den folgenden Tagen erfuhr ich, daß Terry leukämische Zellen im Gehirn hatte. Die Ärzte erwogen, in seine Schädeldecke einen kleinen Zylinder mit einem aufschraubbaren Dekkel einzusetzen, durch den man flüssiges Methotrexat direkt ins Gehirn einführen konnte. Ich wußte, daß Methotrexat eins der wirkungsvollsten antileukämischen Medikamente war. Was ich nicht wußte, war, daß das Gehirn bei Patienten mit fortgeschrittener Leukämie ein besonderes Problem darstellt. In der Flüssigkeit der Wirbelsäule gibt es eine Barriere, die das Gehirn vor vielen Infektionen schützt. Diese Barriere verhindert auch die Anwendung gewöhnlicher Behandlungsmethoden gegenüber leukämischen Zellen im Gehirn. Die Medikamente werden einfach ausgefiltert, bevor sie ihr Ziel erreichen.

Terry bekam, wie sich herausstellte, seinen Zylinder dann doch nicht, während er Erics Zimmerkollege war. Etwas anderes wurde versucht. Als ich Eric ein paar Tage später das nächstemal besuchte, war Terrys Bett leer. Er war auf Urlaub zu Hause.

Es war das erstemal, daß ich am Wochenende allein bei Eric war. Sidney und ich hatten uns angewöhnt, einander bei den Besuchen während der Woche abzuwechseln. Oft fuhr ich am frühen Nachmittag hinein, so daß ich früh genug zu Hause war, um das Abendessen zu kochen. Sidney schaute oft am frühen Abend bei Eric vorbei – auf dem Heimweg von Geschäftsreisen nach New Jersey. Am vergangenen Sonntag, Erics erstem Sonntag im Krankenhaus, waren wir zusammen hineingefahren, um ihn zu besuchen, und hatten dann in einem Restaurant zu Abend gegessen.

Heute war Sidney zu Hause geblieben, um einen eiligen Auftrag fertigzumachen, und plötzlich fand ich die Atmosphäre auf der Station seltsam bedrückend. Ziemlich viele Patienten waren auf Urlaub daheim. Während ihre Bilder und kleinen persönlichen Dinge auf den Nachttischen blieben, sahen die Betten selbst flach wie Bügelbretter aus, wenn man an den Zimmern vorbeiging. Wie ich erfuhr, waren auch einige der Ärzte und Schwestern übers Wochenende fort. Die Chemotherapieräume waren verschlossen. Der Aufenthaltsraum war finster. Es kamen und gingen natürlich einige Besucher, doch auf den Gängen herrschte nicht die normale Geschäftigkeit.

Eric saß im Bett und zeichnete auf seinem großen Block. Ich ging zum Fensterbrett und setzte mich darauf, um der Welt näher zu sein. Eine Rauchwolke aus dem Schornstein des Kraftwerks schwebte langsam über einen graublauen Himmel. Die Stadt sah im Licht des Spätnachmittags aus wie ein verschmiertes Aquarell.

»Könntest du zur Seite gehen, Mam? Du stehst mir im Licht.«

»Entschuldige, Eric.« Ich ging zu einem Stuhl.

»Schon gut. Ich mache so ungern all die Lichter an, bevor es sein muß. Es läßt den Abend so lang erscheinen.«

Er zeichnete schweigend. Ich lehnte meinen Kopf an die Wand. Da hörte ich es. Nicht direkt ein Stöhnen, sondern ein monotoner, ununterbrochener Protest. Eine Frauenstimme, die wie in einem schlechten Traum murmelte.

»Nein! . . . Nein! . . . Nein!«

Ich versuchte es nicht zu hören. Das heisere Murmeln ertönte in regelmäßigen Abständen. Nach ein paar Minuten setzte ich mich auf einen Stuhl auf der anderen Seite des Zimmers. Es war auch dort zu hören.

»Nein! . . . Nein!«

Ich sah Eric an. Sein Gesicht war ruhig. Er konzentrierte sich auf seine Zeichnung.

Womöglich stand die Tür des nächsten Zimmers offen? Vielleicht konnte ich etwas tun.

»Ich hole mir ein Glas Wasser.«

»Okay.«

Ich ging den Gang hinunter zum Trinkwasserbehälter, kam zurück, sah mir die Tür an. Geschlossen. Ein Schild mit der Aufschrift KEINE BESUCHER. Ein zweites, auf dem RAUCHEN VERBOTEN! SAUERSTOFF! stand. Da war also nichts zu machen. Ich setzte mich wieder auf den Stuhl an der Wand.

»Nein! ... Nein!«

Eric blickte auf, begegnete meinem Blick.

»Beunruhigt dich das nicht?« fragte ich ihn.

»Es würde mich beunruhigen, wenn sie aufhört«, sagte er. »Wenigstens kämpft sie noch. Halt dich ran, Mädchen!« sagte er zur Wand und beugte sich wieder über seine Zeichnung.

10

Drei Tage später wurde Eric auf 830 verlegt, das Sechsbettzimmer, in dem er gelegen hatte, als er gegen Asparaginase desensibilisiert wurde. Nur landete er diesmal im letzten Bett ganz links. Zum Glück war da auch ein Fenster. Bei meinen ersten Besuchen sah ich zu meiner Erleichterung, daß das Zimmer teilweise leer war. Zwei Betten waren nicht belegt. Bei zwei anderen waren ständig die gestreiften Vorhänge rundherum geschlossen. Das machte es für mich leichter, nicht zu sehen, was mit den anderen geschah; zu leugnen, daß Eric hierhergehörte. Doch schließlich konnte ich nicht umhin, zu bemerken, daß in dem sechsten Bett, direkt neben der Tür, jemand lag. Eines Tages konnte ich nicht widerstehen und sah ihn an. Ein runzliger, schelmisch aussehender Mann in den Sechzigern erwiderte meinen Blick.

»Ich bin Erics Mutter«, sagte ich. »Der Junge am Fenster.«

»Ja«, sagte er, »ich weiß.«

Ich starrte auf die Karte am Fußende des Bettes. »W. Murphy« stand darauf.

»W. Murphy. Das bin ich.« Er lächelte verzerrt. »Immer noch da. Bis jetzt haben sie mich noch nicht um die Ecke gebracht.«

Ich lächelte zurück. »Ich wette, das wird ihnen auch nicht gelingen«, sagte ich.

Das war meine Einführung in das Leben auf der Station, in das wirkliche Leben auf Ewing Acht.

Es gab einen Gesellschaftsraum mit einem Billardtisch, einem Aquarium und ein paar harten Couchs am Ende des Ganges, doch er wirkte immer irgendwie leer und verlassen. Das wirkliche gesellschaftliche Zentrum für Patienten und Besucher war die Ansammlung von grün und braun bezogenen Sesseln, die direkt gegenüber den drei Aufzügen einen lockeren Kreis bildeten. Dort gab es mehrere Aschenbecher, die meistens von Zigarettenstummeln überquollen. Dort standen Tische mit Kunststoffplatten, auf denen leicht veraltete Zeitschriften lagen. An der einen Wand stand ein großer Fernsehapparat. An der gegenüberliegenden Wand hing ein Münztelefon in einer offenen Nische, ein abgenutzter, kapriziöser, überarbeiteter Apparat. Es war das einzige Telefon im ganzen Stockwerk, das den Patienten zur Verfügung stand. Jeden Abend versammelten sie sich um die offene Nische und hofften auf eine Chance, daheim anrufen zu können. Zur gleichen Zeit wählten Verwandte an ihren Telefonen in der näheren und weiteren Umgebung, versuchten anzurufen und bekamen ein ständiges Besetztzeichen. Die Patienten, die in der Halle von Ewing Acht saßen, lauschten mit einem Ohr auf das Telefon und beobachteten zugleich das Kommen und Gehen der Aufzüge. Jeden Moment konnte die Tür aufgehen, konnte ein Besucher auftauchen oder ein Arzt, der einem für das Wochenende Urlaub gab. Auch wenn man nichts erwartete, auf nichts hoffte, saß man bei den Aufzügen, weil man hier dem Leben am nächsten war.

Eines Tages saß auch ich mit Eric bei den Aufzügen, während er auf einen Arzt wartete. Er hatte Ewing zehn Tage lang nicht verlassen. Er wollte einen Passierschein, um nach Hause zu können. Seit einer halben Stunde sah er die Aufzugtüren auf- und zugehen, doch der Arzt kam nicht; jetzt blickte er auf den Fußboden, um seine Enttäuschung zu verbergen. Im gleichen Augenblick trat ein Mädchen mit einem roten Minirock und einer langen weißblonden Haarmähne aus einem Aufzug und ging den Gang hinunter. Er bemerkte sie nicht.

»Eric! Was ist mit dir los? Du läßt aber nach.«

Es war der runzlige Mann, den ich im Bett neben der Tür gesehen hatte. Murphy war sein Name.

Eric lächelte leise.

»Du hast was wirklich Heißes versäumt, das kann ich dir sagen«, sagte Murphy.

»Woher weißt du das?« sagte Eric. »Du bist doch schon weit hinterm Berg.«

»Ich?« erhob Murphy empört seine Stimme. »Nur weil Schnee auf dem Dach liegt, ist das Feuer noch lange nicht aus.«

Der Witz war alt, doch aus dem Mund dieses zusammengeschrumpften Burschen, dessen spärliches graues Haar einem abgenützten Handfeger glich, kam er mir ungemein mutig vor. Ich sah ihn voll Interesse an.

Im gleichen Augenblick klingelte laut das Münztelefon an der Wand. Dann klingelte es noch einmal. Niemand ging hin. Also erhob sich Murphy, schlang den schäbigen Bademantel um seine dünnen Beine und nahm den Apparat von seinem Haken.

»Murphys Bestattungsinstitut«, sagte er ins Telefon. »Murphy am Apparat.«

Eric lachte. »Der alte Murphy ist in Ordnung«, sagte er. Murphy hatte, wie er mir erklärte, keine gewöhnliche Leukämie, sondern etwas Komplizierteres, was die Entfernung verschiedener wichtiger Organe erforderlich gemacht hatte, und nach seinem Aussehen zu urteilen, hatte er nur noch sehr wenig Blut in den Adern. Nur Batteriesäure und ein paar Tropfen Muttermilch. Murphy gehörte in eine irische Kneipe. Er brauchte die Scherze eines Haufens Kumpane, unverdünnten Whiskey und prahlerische Geschichten. Statt dessen befand er sich in einem Krankenhauspyjama im achten Stock des Ewing-Pavillons. Er machte das Beste daraus, indem er die aktiveren Patienten um sich sammelte und eine lockere Gruppe organisierte, die als Murphys Mob bekannt war. Das erklärte Ziel des Mob war, zu allen Zeiten zu verhindern, daß die Krankenhausroutine glatt ablief. Schwestern bekamen Geld, damit sie nicht um fünf Uhr morgens die Temperatur maßen. Medizinalassistenten wurden ein paar Dollar zugesteckt, um Knochenmarkuntersuchungen zu verhindern. Ärzte wurden regelmäßig bestochen, damit sie Passierscheine fürs Wochenende ausstellten.

In Wirklichkeit redete Murphys Mob nur von Aufruhr. Sie hätten ihre Kleider anziehen und einfach zur Tür hinausgehen können, wie es manche Patienten taten. Sie nahmen ihre Medizin. Doch nicht, indem sie sich demütig hinlegten. Sie versetzten dem Schicksal zuerst einen Schlag aufs Auge.

Eric bekam an diesem Tag keinen Passierschein und auch viele Tage danach nicht. Er hatte etwas Fieber und mußte deshalb im Hinblick auf eine Infektion überwacht werden. Seine Blutwerte sanken infolge der Vincristinspritzen und wegen eines neuen Medikaments, das Daunomyzin hieß. Und doch stellte sich keine Remission ein. So tat er das Natürliche. Er schloß sich W. Murphy und anderen respektlosen Mitgliedern des Mob an, die sich bemühten, die Moral der Patienten zu heben, indem sie so taten, als ob sie die Organisation durcheinanderbrachten.

Ich erinnere mich an viele Dinge, die ich an diesen langen Nachmittagen sah. Vor allem erinnere ich mich an viele Beispiele von Mut und Courage. Da war Mrs. Golden, die manchmal auf ihren rostrot gefärbten Locken einen Eisbeutel trug, der voll geschmolzenem Eiswasser sein mußte. Er war aus grünem Gummi und paßte zum Grün ihres mit einem wirren Muster bedruckten Hausmantels. »Wie geht's Ihnen, Liebste?« rief sie mir immer zu und winkte mir fröhlich mit ihrem freien Arm zu, während sie mit dem anderen, in dem die durch den Schlauch mit der Flasche verbundene Nadel steckte, ihr rollendes Infusionsgestell schob.

»Was für eine Kämpferin!« sagte Eric. »Seit zwölf Jahren kommt sie immer wieder hierher, aber ich hab' sie noch nie niedergeschlagen gesehen.«

Ich erinnere mich an Abby, schlank, blaß, mit langem dunklem, bis zur Hüfte reichendem Haar. Seit einem Jahr mit einem Mann verheiratet, den ich heimlich Mustache nannte. (Ich hatte noch nie einen so großen Schnurrbart gesehen.) Mustaches große traurige Augen folgten Abby ununterbrochen, als könne er sie dadurch, daß er sie lange genug oder aufmerksam genug ansah, gesund machen. Sie war sehr schwach, sagte aber immer: »Nein, mir geht's gut. Wirklich! Ich versuch's noch mal.« Und dann klammerte sie sich mit einer Hand an das Geländer und mit der andern an Mustache und wanderte noch einmal mühsam den langen Gang auf und ab. Abby wollte nach Hause. Doch sie wußte, daß man sie nie hinauslassen würde, wenn sie nicht kräftiger wurde.

Eileen war, mit Erics Worten, »etwas anderes«. Ein schwarzes Mädchen aus dem Staat New York mit solcher Vitalität, solchem stets bereiten, herzlichen Lächeln, daß ich einfach zu Eric sagte: »Das muß ein Irrtum sein. Sie gehört nicht hierher.«

»Wer gehört schon hierher!« sagte Eric. »Würdest du glauben, daß Eileen vier verschiedene Befunde hat, alle auf einmal? Aber sie hat diese Krankheit schon öfter besiegt, und sie wird's wieder tun. Wir verbringen viel Zeit miteinander. Sie ist eine wirkliche Freundin.«

Ricardo war ein anderer, der seine Krankheit leichtnahm. Er lief in den Gängen herum, als schwänze er die Schule und sei auf dem Weg zur Billardhalle.

»Was macht er eigentlich die ganze Zeit am Telefon?« fragte ich Eric.

»Er setzt auf Pferde. Er wettet.«

So versuchte Ricardo, von einem Telefon aus ein Vermögen zu machen. Inzwischen tat er sein Bestes, in seiner Ecke der Station die Atmosphäre zu ändern; er spielte Radio, hockte über Wettformularen und blätterte alte Magazine nach Pinup-Fotos durch. Einmal war die ganze Wand um sein Bett mit ›Playboy‹-Bildern bedeckt. Eine Verbesserung gegenüber der düsteren grauen Farbe, dachte ich. Doch dann veranlaßten ihn zwei Schwestern, richtige Unteroffizierstypen, sie abzunehmen. Ricardo war traurig, Murphy zutiefst empört.

»Ich werd's diesen Hexen zeigen, wenn ich zurückkomme«, rief er wütend. Er trug einen grünen Anzug und eine grün und purpurn gemusterte Krawatte und war stolzer Besitzer eines Wochenendpassierscheins.

»Meine Alte hat ein Roastbeef gekauft, so groß wie ein Baumstamm«, verkündete er. »Das eß ich ganz allein.«

»Iß für mich auch etwas«, sagte Eric und lächelte ein wenig gezwungen. Essen war in dieser Woche nicht seine starke Seite. Er hatte mit Übelkeit zu kämpfen.

»Führ den Mob bis Montag, Eric«, sagte Murphy. »Sieh zu, daß du einen Streik organisieren kannst.«

»Okay. Und wofür sollen wir streiken?«

»Wer weiß?« sagte Murphy fröhlich. »Es wird uns schon was einfallen.« Er verschwand in einem Aufzug.

Bald danach holte ich mir eine schwere Erkältung. Sidney fuhr jeden zweiten Tag hinein, um Eric zu besuchen. »Es geht ihm gut«, antwortete er auf meine Fragen. »Manchmal will er, daß ich hinausgehe, während er ißt. Er versucht zu essen, obwohl ihm übel ist.«

Dann erfuhren wir, daß Eric endlich auf Urlaub nach Hause durfte. Er war nicht in Remission. Er sollte sich nur ein wenig von den Medikamenten erholen.

Sidney holte ihn vom Zug ab. Ich hörte sie kommen, während ich mich nach einem Bad anzog. Als ich herunterkam, saß Eric im Wohnzimmer. Er rührte sich nicht. Wir begrüßten einander. Er hat sich verändert, dachte ich. Seine Augen haben einen Ausdruck, der vorher nicht da war.

»Ich fange gerade damit an, das Abendessen zu kochen. Möchtest du vorher noch eine Kleinigkeit? Es wird etwa fünfundvierzig Minuten dauern.«

»Nein, danke.«

Ich ging in die Küche, schaltete den Herd ein, stellte das Huhn hinein, wusch etwas Salat. Als ich ins Wohnzimmer kam, hatte sich Eric noch immer nicht gerührt. Ich setzte mich.

Er sah mich an. »Abby ist letzte Nacht gestorben«, sagte er.

»Oh, nein!«

»Wir sind bis vier Uhr bei ihr gesessen. Eileen und ich. Auch Murphy war eine Zeitlang bei ihr. Wir wollten ihr helfen. Und wir wollten ihrem Mann helfen.«

Ich war erschüttert. Abby. Und der arme Mustache. Obwohl man weiß, daß das passieren kann, glaubt man es nicht, wenn es soweit ist.

»Ihr Mann war großartig«, sagte Eric leise. »Er hat *uns* Kaffee gebracht. Was sagst du dazu? Wir wollten etwas für ihn tun, und er hat an uns gedacht. Er sagte zu uns: ›Ihr dürft jetzt nicht aufgeben, ihr dürft euch dadurch nicht unterkriegen lassen. Ihr müßt weiterkämpfen. Glaubt nicht, daß ihr es nicht schaffen könnt, nur weil Abby das passiert ist.‹ «

»Es tut mir so leid.«

»Richard ist auch gestorben.«

»Richard!«

»Weißt du noch – er hat im letzten Sommer im Bett neben mir gelegen. Er ist heim nach Cleveland gefahren.«

»Ich weiß. Du hast mir erzählt, daß er zwei kleine Mädchen hat.«

»Ja. Er ist vor zehn Tagen reingekommen. Er hatte Hepatitis. Es ging sehr schnell.«

Das war zuviel auf einmal.

»Das ist ja schrecklich. Ich weiß noch – du dachtest, daß er es schaffen wird.«

»Ja. Das dachte ich«, sagte Eric tonlos und blickte auf den Boden.

Da tat ich etwas sehr Dummes. Ich versuchte mich zu erholen, tastete nach Worten, obwohl es besser gewesen wäre, zu schweigen. Ich sagte: »Aber sicher geht Mrs. Golden immer noch mit ihrem herrlichen Eisbeutel herum.«

Erics Augen blitzten auf. »Mrs. Golden ist tot.«

Jetzt sah ich, wie zornig er auf den Tod war, wie zornig darauf, daß all der Mut nichts nützte, wie zornig auf mich, weil ich als Außenseiterin von Dingen zu sprechen wagte, die ich nicht verstand.

Ich gelobte in diesem Moment, nie wieder von solchen Dingen zu sprechen, sondern ihn davon reden zu lassen – wenn er wollte. Ich weiß nicht, wie lange wir so dasaßen. Nach einiger Zeit stand ich auf, legte meine Hand leicht auf seine Schulter und ging zurück in die Küche. Meine Arme waren ganz schwach, als ich den Backofen öffnete, um nachzusehen, wie weit das Huhn war. Er hatte Angst. Es war das erstemal, daß ich es gesehen hatte. Und er hatte Angst davor, Angst zu haben. Ich erinnerte mich an meinen Kampf am Fenster an jenem weit zurückliegenden Tag, als er im Schneetreiben davonging. Wieder wollte ich ihn halten, ihn trösten, ihn retten. Doch ich konnte ihn nicht retten. Alles, was jeder von uns tun konnte, war, ihm zu helfen, mit Würde zu leben oder zu sterben. Denn das war es, was er in Wirklichkeit von uns verlangte. Er versuchte, ein Mann zu sein, obwohl er vielleicht sterben mußte. Ich mußte meine ganze Kraft zusammennehmen, um nichts zu tun, um ihm den Rücken zuzuwenden und wegzugehen.

Am nächsten Nachmittag kam Lisa in die Küche, wo ich ein paar Orangen zum Abendessen schälte, und setzte sich niedergeschlagen auf einen Schemel. Sie schob die Unterlippe vor, und ihre Augen waren dem Überlaufen gefährlich nahe. Ich wartete.

»Mam«, sagte sie schließlich in dem weinerlichen Kleinmädchenton, in dem sie seit Jahren nicht mehr gesprochen hatte, »Eric ist schrecklich zu mir.«

»Hm«, sagte ich. »Was hat er denn getan?«

Es folgte die übliche Bruder-Schwester-Geschichte vom Kampf um den Besitz des Badezimmers, des Fernsehers und der allgemeinen Boden- und Luftrechte im ganzen Haus. »Aber das ist nicht alles«, beklagte sie sich. »Er sagt nie mehr etwas Nettes zu mir – er brummt bloß.«

Ich setzte mich auf den andern Schemel. »Lisa«, sagte ich. »Weißt du, was Eric fehlt?«

Ihre Augen wurden groß und rund. »Anämie?« sagte sie mit leiser Stimme.

»Er hat Leukämie.« Ich war ziemlich sicher, daß sie bis zu diesem Moment nicht richtig begriffen hatte, was für eine Krankheit ihr Bruder hatte. Doch es war Zeit, sie darüber aufzuklären. Sie war zwölf.

»Ist das – wird er daran sterben?« Sie starrte mich ängstlich an.

»Wir hoffen natürlich, nein. Aber sie haben noch kein Heilmittel dafür, obwohl sie hart an verschiedenen Dingen arbeiten, die vielleicht helfen werden. Es ist sehr schwer für Eric. Er hat eben erlebt, wie einige seiner Freunde gestorben sind. Er braucht viel Kraft, um weiterzukämpfen. Wir können ihm alle dabei helfen, indem wir geduldig sind. Geh ihm einfach aus dem Weg, wenn er mürrisch ist. Denk daran, daß er eine Menge auf der Seele hat. Und vergiß nicht, daß er dich liebt, denn das tut er.«

Sie nickte, ging sofort nach unten und begann Klavier zu spielen. Sie spielte das lauteste Stück, das sie konnte.

Erics Urlaub war in fünf Tagen zu Ende. Er ging zurück an die Front, doch nicht, bevor er wieder davon gesprochen hatte, Weihnachten in unserem kleinen Haus in Florida zu verbringen.

»Ich brauche die Sonne und den Strand. Ich möchte, daß wir alle zusammen sind. Vielleicht können auch Meredith und Jimmy kommen.«

»Glaubst du, daß du zu Weihnachten eine Woche heraus kannst?« Natürlich konnte er das unmöglich jetzt schon wissen – es war Ende November –, doch ich mußte diese Frage stellen.

»Sicher kann ich. Sie werden mir ordentlich was verpassen, wenn ich wieder hineingehe. Ich kann jetzt damit fertig werden. Ich bin bereit. Es war schön, zu Hause zu sein. Aber ich habe eine Menge vor. Ich muß in Remission kommen.«

Er sah besser aus. Das gute Essen, der Wechsel der Umgebung hatten ihm gut getan. Doch dann und wann blickten seine Augen noch zurück auf das Unsagbare.

Sidney und ich begannen also das Weihnachten, das er sich wünschte, zu planen. Was war Geld? Was waren Probleme? Wir würden es schon irgendwie schaffen. Ich würde hinunterfahren und das Haus vorbereiten. Wir konnten es benutzen und dann, wenn die Touristensaison begann, vielleicht vermieten. Doch ich reiste nicht ab, bevor ich mich überzeugt hatte, wie es ihm nun mit seinen neuen Medikamenten erging. Am Ende der Woche machte ich mich auf den Weg nach Ewing Acht.

Eric klebte gerade Poster mit kühnen Wellenreitern auf die grau gekachelten Wände der Halle, als ich aus dem Aufzug trat. Murphy, der wieder seinen alten karierten Schlafrock trug und an einem Dauertropf hing, sah ihm zu. »Ein bißchen höher, Eric. Mehr nach links. So ist's gut.«

Eric klebte das letzte an, auf dem »Komm nach Hawaii!« stand; dann kam er herüber und warf sich neben mich auf das Plastiksofa.

»So sieht's besser aus«, sagte ich. »Alles, was du jetzt noch brauchst, sind die Schweizer Alpen und ein afrikanischer Elefant.« Ich ließ meinen Blick über die Wände wandern. Es war nicht mehr viel Platz. Zwischen den Aufzügen hing ein großes Krankenhausplakat, von dem mir das Wort »Blutplättchen« in die Augen sprang. Ich hatte schon von ihnen gehört, wußte aber nicht genau, was sie waren. Sie mußten wichtig sein. Das gleiche Plakat hing auch im Erdgeschoß zwischen den Aufzügen. Ich stand auf und ging hinüber, um es zu lesen. In roten, fünf Zentimeter hohen Buchstaben stand darauf: BLUTPLÄTTCHEN MÜSSEN ALLE 24 STUNDEN ERSETZT WERDEN. NUR *DU* KANNST BLUTPLÄTTCHEN SPENDEN – DAS GESCHENK DES LEBENS. Ich ging zurück und setzte mich.

Murphy stand auf und ging zum Zimmer. »Ich brauch' meinen Schönheitsschlaf«, sagte er. »Wenn ich kein Nickerchen mache, dann sieht man mir mein Alter an.«

Eric war ruhelos. Bald sprang er auf und begann einen kleinen roten Gummiball gegen die Kacheln zu werfen. Beinahe traf er das Fenster des Schwesternzimmers. Eine Schwester lächelte und winkte. Eine andere schüttelte den Kopf. Er lachte. Anscheinend fühlte er sich recht gut. Oder war es Nervosität? Oder Prahlerei? Ich sah, daß er eine große rote Papierrose vorn an die Jacke seines Krankenhauspyjamas gesteckt hatte. Ah! Er verfehlte den Ball und mußte ihn unter einer leeren Bahre hervorholen.

»Eric!« Ein junger Arzt kam im gleichen Moment um die Ecke. Er bedeutete Eric, sich zu setzen. »Ich möchte nicht, daß Sie so viel herumspringen. Ich habe eben vom Labor Ihr Blutbild bekommen. Ich glaube, es ist am besten, ich verordne Ihnen ein paar Blutplättchen.«

»Okay«, sagte Eric und setzte sich. »Hab' ich zuwenig?«

»Hm, Sie sind am Rand der Gefahrenzone. Wenn Sie sich den Kopf anschlagen –« Der Doktor sprach nicht weiter. Er lächelte, klopfte ihm auf die Schulter und ging zur Treppe. »Also immer mit der Ruhe.«

»Was wäre, wenn du dir den Kopf anschlägst?« fragte ich.

»Ich könnte so enden wie Joey. Er fiel aus dem Bett, als er zuwenig Blutplättchen hatte. Ohne Blutplättchen kann man überall zu bluten anfangen. Joey bekam eine Gehirnblutung. Du hast ihn schon in seinem Rollstuhl gesehen. Er war ein netter Kerl. Ich hab' ihn letztes Jahr immer am Montag in der Klinik getroffen. Er war ein großer Fußballspieler. Jetzt wiegt er noch etwa neunzig Pfund. Er kann nicht mal seinen eigenen Stuhl schieben.«

Meine Kehle war trocken. Ich erinnerte mich an Joey. Ich erinnerte mich auch an seine Mutter, eine kleine Frau mit stoischem Gesicht in einer grauen Strickjacke, die Joey wie ein krankes Baby in seinem Rollstuhl schob. Ich sah Eric an. Er war vielleicht ein bißchen blaß. Aber seine Arme waren rund und kräftig, und seine Beine waren für die Pyjamahose viel zu lang. Er gehorchte und saß still. Doch er klopfte ruhelos mit dem Fuß auf den Boden.

Die Aufzugtür ging auf. Eine kleine untersetzte Schwester trat heraus und kam direkt auf uns zu. »Ich bin vom Spenderraum«, sagte sie. »Wir brauchen bis morgen sechzehn Spender für Eric.«

»Sechzehn! Bis morgen? Aber ich dachte, er braucht die Plättchen sofort.«

»Stimmt. Und er kriegt sie auch heute nachmittag. Doch wir müssen das Quantum, das wir ihm geben, ersetzen. Und er braucht vielleicht in dieser Woche noch mehr.«

»Aber wieso *sechzehn* ?« Es klang erschreckend. So viele! Wo würden wir bis morgen sechzehn Leute herkriegen, die Blut spendeten?

»Für einen hundertsechzig Pfund schweren Mann braucht man sechzehn Leute. Können Sie selbst Blut spenden?«

»Nein«, sagte ich traurig. »Mein Arzt hat mir neulich gesagt, ich soll nicht.«

»Und was ist mit Ihrem Mann?«

»Er hat's vor ein paar Jahren zweimal versucht. Aber das letztemal hat's nicht geklappt. Sie haben ihm gesagt, er soll's nicht wieder versuchen. Ich weiß nicht, warum.«

Eine kleine Schwester, die in unserer Nähe gestanden und auf einen Aufzug gewartet hatte, lief plötzlich auf uns zu und berührte Erics Arm. »Ich werde runterlaufen und für Sie spenden, Eric, in meiner Freistunde.«

»Cathy«, sagte Eric. »Das kann ich nicht zulassen.«

»Warum nicht?« Sie lachte. »Ich tu's doch oft. Ich tu's gern für Sie, Eric.« Sie nahm seine Hand. »Wirklich.«

»Vielen Dank, Cathy«, sagte Eric leise. Sie lief in den Aufzug, winkte uns zu. »Das wirft mich um«, sagte Eric. »Die Leute hier sind so großartig. Wie soll ich ihnen das je zurückzahlen?«

»Sie werden schon eine Möglichkeit finden.« Die untersetzte Schwester lächelte. Zu mir sagte sie: »Ich höre also von Ihnen?«

»Wir werden schon irgendwie ein paar Spender finden«, sagte ich.

Es dauerte lange, bis der Aufzug kam. Als ich einstieg, fühlte ich mich deprimiert und niedergeschlagen von der Aufgabe, die vor mir lag. Beim Hinunterfahren sah ich in jedem Stock Leute in Rollstühlen um den Fernseher in der Halle sitzen. Zweiter Stock, Kinderabteilung. Wir hielten an. Ein schlanker schwarzer Junge stieg mit seinem Vater ein. Er muß etwa vierzehn gewesen sein. Die freundliche schwarze Frau, die den Aufzug bediente, lächelte den Jungen an. Er hob seine Hand – er konnte nur auf diese Weise lächeln. Sein ganzes Gesicht unterhalb der Nase war weg. Mund, Zähne, Kinn – weg. Aus seiner Nase baumelte ein Schlauch. Seine Wärme, seine Anmut und seine scheue Höflichkeit waren trotzdem zu spüren. Mein Herz erstarrte.

Unten in der Halle zögerte ich und überlegte, ob ich ein Taxi nehmen sollte. Es war ein scheußlicher Tag. Da sah ich, daß der schwarze Junge aus dem Fenster schaute und jemandem aufgeregt zuwinkte. In einem schäbigen Kombi, der am Rinnstein parkte, hüpfte ein kleiner schwarzer Junge von fünf oder sechs Jahren auf dem Rücksitz auf und ab und winkte zurück. Der Vater, der einen Koffer und ein in Geschenkpapier gewickeltes Päckchen trug, öffnete das schwere Krankenhaustor. Der Junge mit dem halben Gesicht zupfte ihn am Ärmel. Er deutete auf das Päckchen und schlang einen imaginären Schal um seinen Hals. Der Vater stellte den Koffer hin, öffnete das Päckchen und zog einen neuen Schal heraus. Zusammen legten sie ihn um seinen Hals. Der Schal war schön. Wertvolle schimmernde Seide. Er half nichts. Über dem Schal konnte ich noch immer das weggefressene Gesicht des Jungen sehen. Doch seine sanften Augen glänzten, als er sich wieder vorbeugte, um seinem Bruder zuzuwinken.

Der Vater hielt die Wagentür auf. Selbst aus zehn Meter Entfernung konnte ich sehen, wie der kleine Junge zurückwich, als der ältere einstieg. Er kauerte sich in die hinterste Ecke des Rücksitzes und starrte ihn an. Eine lange Minute blieb er so sitzen. Dann warf er sich plötzlich auf den Schoß seines großen Bruders. Ihre Köpfe waren dicht beisammen, und sie umarmten einander, als der Wagen losfuhr.

Freunde kamen uns zu Hilfe. Ich hatte gedacht, wir seien allein, und plötzlich kamen von überall Leute, die wir kannten, um Blut zu spenden und uns auf jede nur mögliche Weise zu helfen. Freunde erzählten es Freunden, und bevor die Woche um war, hatten wir mehrmals die sechzehn Spender, die Eric brauchte.

Er war vorläufig außer Gefahr, und es war Zeit für mich, nach Süden zu fliegen, um das kleine Haus für Weihnachten herzurichten. Meredith und Jimmy wollten von Chikago herunterfliegen. Lisa und Mark wollten ein Flugzeug nehmen, sobald die Weihnachtsferien begannen. Sidney wollte Eric vom Krankenhaus abholen und mit dem Wagen kommen. Auf diese Weise konnte er eine Menge Gepäck, die Bretter zum Wellenreiten und den Schwimmanzug mitbringen, den Eric im Winter zum Schwimmen brauchte.

Sidney erschien vier Tage vor Weihnachten vor der Tür des Hauses in Florida. Allein. Er hatte all das Gepäck und die Ausrüstung bei sich. Eric war nicht bei ihm.

»Aber wann bekommt er Urlaub? Haben sie's ihm gesagt? Wie kommt er hierher?«

»Er weiß es nicht genau. Aber er schien nicht allzu besorgt. Er hat mir gesagt, ich soll losfahren. Er glaubt, er wird irgendwie ein Flugzeug kriegen.«

Ich ging an jenem Abend ans Telefon und wählte die Nummer von Ewing Acht. Irgendwie gelang es mir, zu dem verdammten Münzapparat durchzukommen, ohne ein Besetztzeichen zu kriegen; ich hörte es sofort klingeln.

Und dann geschah das Wunder. Eric meldete sich.

»Mam! Ich sitze gerade hier. Ich habe gewußt, daß du anrufen wirst.«

»Eric! Ich bin froh, daß ich dich erwischt habe. Was gibt's Neues?«

»Sie wollen mich nicht rauslassen. Ich glaube, sie haben Angst, daß irgendwas schiefgeht.«

»Oh, nein! Mein Gott! Dann fliege ich zurück –«

»Mam, es ist okay. Ich bin in Ordnung.« In Wirklichkeit sprach er im Ton eines sehr enttäuschten kleinen Jungen. Doch er jammerte nicht, kein bißchen. »Du mußt dort bleiben und allen andern ein schönes Weihnachten bereiten.«

»Eric, kannst du noch mal mit den Ärzten reden? Wie fühlst du dich denn? Bist du okay?«

»Ich fühl mich ganz gut. Mir ist nur ein bißchen schlecht von dem vielen Prednison und dem anderen Zeug. Aber es ist nicht weiter schlimm. Ich bin in Ordnung.«

»Möchtest du kommen?«

»Natürlich. Ich versuche mein möglichstes. Aber ich weiß nicht. Sieht nicht so aus, als ob ich's schaffen werde.«

»Ruf uns morgen mittag an. Mit R-Gespräch. Versprichst du mir das?« Morgen war Heiliger Abend.

»Okay. Ich verspreche es. Grüß alle herzlich von mir.« Es klang, als sei er sehr weit weg.

»Mach ich. Dir auch alles Liebe.«

Heulend und fluchend legte ich auf. Was nun? Eric brauchte seine Familie zu Weihnachten, und nun mußte er es womöglich allein im Krankenhaus verbringen. Was sollten wir tun? Sollte ich versuchen, zurückzufliegen? Wahrscheinlich würde ich keinen Platz in einem Flugzeug kriegen. Oh, was für ein Mist!

Keiner von uns schlief in dieser Nacht viel.

Am nächsten Mittag rief Eric an und sagte mir, daß er einen Urlaubsschein für eine ganze Woche hatte. Er wollte zum Flughafen fahren, und irgendwie (er wußte nicht genau, wie) würde es ihm gelingen, mit dem Flugzeug zu kommen, das am Heiligen Abend um 21 Uhr 30 in West Palm Beach landete.

Wir kamen zu spät zum Flughafen. Wir übersahen auf der Autobahn die Ausfahrt nach West Palm Beach und fuhren zweiundzwanzig Kilometer zu weit. Während Sid den Wagen parkte, rannte ich die breite Marmortreppe hinauf, rannte, so schnell ich konnte, durch die ganze riesige Flughafenhalle. Ich lief direkt an Eric vorbei.

»Mam! He!«

Ich drehte mich um.

»Du hast mich nicht erkannt, was?«

Sein Gesicht war von Prednison so geschwollen, daß er tatsächlich kaum zu erkennen war. Doch er war da. Und er war sehr glücklich. Er fuhr uns die hundertzehn Kilometer nach Hause. Ich hatte Angst, daß er müde war. Außerdem kannte er die Straßen nicht. Doch ich hielt meinen Mund. Sid nahm an, daß Eric fahren wollte, und er hatte recht. Es war das Beste, was er tun konnte. Das Fahren half Eric, sich zu entspannen.

Während wir fort waren, hatte Lisa den Weihnachtsbaum geschmückt und all den alten Schmuck aufgehängt, den Sidney im Kofferraum des Wagens mitgebracht hatte. Da waren der kleine Goldfisch, die zwei winzigen Weinflaschen vom Weihnachtsbaum meiner Mutter, der zerbrochene Engel mit den seidenen Flügeln, die blaue und die rote Trommel, das silberne Horn, der gläserne Eiszapfen – all die Dinge, die wir Jahr für Jahr an unseren Weihnachtsbaum hängten. Das Grammophon spielte die alten Weihnachtslieder, und als »Stille Nacht« ertönte, begann Eric zu weinen. Als es ihm gelang, aufzuhören, sagte er: »Es ist, weil wir alle hier sind, und ich so glücklich bin. Ich weine nur, weil ich glücklich bin.«

Anfang Januar bekam Eric seine vierte Remission. Doch mit ihr stellten sich auch Schwierigkeiten ein. Jede Remission ist schwerer zu erreichen, schwerer und schwerer zu halten. Erics Ärzte hatten drei Monate um diese Remission gekämpft; sie wollten nicht, daß er sie verlor. In der Leukämiebehandlung gab es damals einige neue Wörter, die ich häufig zu hören bekam. Protokoll. Erhaltung. Konsolidierung. Bald genug erfuhr ich, was sie bedeuteten.

Protokoll war die Bezeichnung für einen Behandlungsplan, auf den sich die obersten Ärzte des Memorial geeinigt hatten. Es konnte bedeuten, daß man einem Patienten Medikament B nicht gab, bevor man ihm Medikament A gegeben hatte. Oder daß man nach dem Studium der Krankengeschichte von Hunderten Patienten entdeckt hatte, daß die Medikamente C, D und E kombiniert verabreicht werden mußten, um die besten Resultate zu erreichen. Die Reaktion des Patienten auf die Medikamente, sein Allgemeinzustand und sein Blutbild entschieden darüber, ob man sich, gemäß dem Protokoll, weiter an den Behandlungsplan hielt oder ob eine Änderung angezeigt war. Ich erfuhr, daß einer der Gründe, warum die Ärzte gezögert hatten, Eric zu Weihnachten Urlaub zu geben, der war, daß es damals nur einen einzigen Arzt in ganz Florida gab – über hundertfünfzig Kilometer weit weg auf der andern Seite des Staates –, der im Memorial ausgebildet und vertraut mit ihrem Protokoll war. Zum Glück stabilisierte sich Erics Zustand im letzten Moment so sehr, daß die Ärzte es wagten, ihn für eine Woche gehen zu lassen.

Erhaltung war eine Medikation, die angewendet wurde, wenn der Patient sich im Zustand der Remission befand, und die dazu beitrug, die Remission zu erhalten. Ich gewann das Wort »Erhaltung« gern. Die Erhaltungsmedikamente waren im großen und ganzen verträglicher und hatten weniger Nebenwirkungen. Man konnte die Tabletten zu Hause, in der Schule oder wo man sonst war, nehmen und sein Leben weiterführen.

Es war das Wort »Konsolidierung«, das mich bald mit Entsetzen erfüllte. Konsolidierung war ein notwendiges Übel; das begriff ich sehr wohl. Doch nach meiner Meinung war es ein Euphemismus dafür, daß man den Patienten beinahe umbrachte. Die Ärzte bemühten sich natürlich tapfer, die leukämischen Zellen völlig umzubringen. Es war jedoch äußerst schmerzvoll, zusehen zu müssen, wie der Patient, der endlich die Remission erreicht hatte, einem intensiven Beschuß mit giftigen Medikamenten ausgesetzt wurde, der Wochen, ja manchmal Monate dauerte. Erics Konsolidierung folgte seiner vierten Remission und dauerte von Mitte Januar bis 1. April. Die verabreichten Medikamente gehörten zu den furchtbarsten und wirkungsvollsten im ganzen antileukämischen Arsenal: Cytosin-Arabinosid und Thioguanin, allgemein bekannt als CA und TG. Ende Februar, nach sechs Wochen fast ständigen Erbrechens, nach niedrigen Blutwerten, die es erforderlich machten, mehrmals Transfusionen mit ganzem Blut und mit Plättchen zu geben, schien es, als sei Eric ein neuer Mensch geworden.

Es gab gelegentlich Ruheperioden von zwei oder drei Tagen, in denen die Medikamente abgesetzt wurden, damit der Patient sich von ihren Wirkungen erholen konnte. Doch Eric nützte seine Ruhezeiten und seine Urlaube nicht mehr, um heimzukommen. Wenn er sich wohl genug fühlte, ging er statt dessen aus und stürzte sich in das Großstadtleben. Manchmal, so erzählte er uns, ging er allein durch die Straßen, sah sich Schaufenster in der Lexington Avenue an, lauschte der Musik, die aus den Schallplattenläden drang, studierte die Gesichter der Menschen. Hin und wieder ging er mit einer Schwester oder Laborantin in eine der Bars in der First Avenue. Er entdeckte jedoch, daß Trinken sich nicht mit den Medikamenten vertrug. Schon von einem einzigen Bier wurde ihm manchmal schlecht. Doch es war gut, im Dunkeln zu sitzen, zu reden, ein paar Münzen in die Musikbox zu stecken, eine Weile zu vergessen, daß er in einem Krankenhaus war. Doch ob es ihm gut oder schlecht ging, Eric erzählte uns in diesen Tagen nicht oft von seinen Plänen, und er schien keinen Besuch von daheim zu mögen. Wenn er sehr krank war und mit Übelkeit kämpfte, wollte er unbedingt allein sein. Er sagte: »Wenn ich mich konzentriere, kann ich es manchmal besiegen.« Er nahm seinen ganzen Willen zusammen, um nicht zu brechen. Manchmal gelang es ihm.

Sidney war in diesen Wochen anscheinend ein willkommenerer Besucher als ich. Er hatte gelegentlich in New York geschäftlich zu tun, und wenn er auf dem Heimweg Eric besuchte, gelang es ihm, so zu tun, als ob er nur zufällig fünf Minuten vorbeischaute. Seine kühle Würde und seine skandinavische Ruhe halfen ihm dabei.

Ich versuchte herauszufinden, wie die Lage im achten Stock war. Sidney merkt sich Namen nicht besonders gut, doch indem ich riet, und er den einen oder anderen Teil des Puzzles beisteuerte, gelang es uns, die Neuigkeiten zusammenzusetzen.

»Dieser grauhaarige, ausgetrocknete Ire ist wieder auf der Station.«

»Mr. Murphy!«

»Ja. Er sieht genauso aus wie immer.«

»Dann ist da dieses große schwarze Mädchen, das Eric immer so gern mochte –«

»Eileen?« O nein, dachte ich, das ist zu schlimm. Es muß ihr wieder schlecht gehen.

»Und Eric verbringt viel Zeit mit dem Jungen, mit dem er vor langer Zeit in dem Doppelzimmer gelegen hat.«

»Oh, du meinst wahrscheinlich Terry. Der Junge, dem sie einen Zylinder in den Kopf einsetzen wollten. Hat er ihn schon?«

»Nein, ich glaube nicht.«

Eines Tages Mitte Februar, als ich von einem Freund Erics, der ihn besucht hatte, hörte, daß es ihm besser ging, dachte ich: »Jetzt wird er vielleicht bereit sein, mich zu sehen.« Ich setzte mich am nächsten Tag in den Zug, fuhr in die Stadt und ging die langen Blocks entlang zum Ewing-Pavillon. Ich hatte auch gehört, daß er noch immer in dem gleichen Sechsbettzimmer war, in dem Bett ganz rechts. Ich schaute nach dem Bett. Der Vorhang war rundherum zugezogen. Ich wartete zehn, fünfzehn Minuten, dann hob ich zögernd den Vorhang. Das Bett war leer. Doch an der Wand darüber hingen Plakate, Bilder, Zeichnungen, an denen ich erkannte, daß es Erics Bett war.

Niedergeschlagen ging ich hinaus und setzte mich in die Halle. War ich eine zu besitzergreifende Mutter? Nach meiner Meinung nicht, aber Mütter glauben das ja nie. Andererseits hatte ich mich Erics Wünschen gefügt und ihn fast drei Wochen nicht besucht. Ich mußte ihn sehen, und wenn es den ganzen Nachmittag dauerte, bis er auftauchte.

Zwanzig Minuten später stieg er aus einem Aufzug, und im Moment, da er mich sah, wußte ich, daß er wütend war.

»Was machst du hier? Ich hab' dich nicht gebeten, zu kommen.«

»Ich weiß. Vielleicht war es ein Fehler, daß ich gekommen bin. Aber ich wollte dich sehen.«

»Verdammt noch mal, ich will mich nicht schuldig fühlen, weil meine Mutter auftaucht, um mich zu besuchen, und ich bin irgendwo anders. Kannst du dir nicht vorstellen, daß ich mein eigenes Leben in der Stadt führe? Wenn ich meine eigene Bude hätte, würdest du auch nicht kommen und dich auf meine Türschwelle setzen. Nun, ich habe meine eigene Bude – hier.«

»Okay. Es tut mir leid. Ich hab' begriffen.«

Schweigend standen wir eine Minute da. Er sah elend aus. »Entschuldige, daß ich so grob zu dir war«, sagte er schließlich. »Aber kannst du dir denn nicht vorstellen, wie das ist? Die ganze Woche sind hier Leute gestorben. Letzte Nacht der Bursche neben mir. Wenn sie mich 'rauslassen, dann möchte ich schnell von dieser Station weg. Ich möchte mich frei bewegen!«

»Ich verstehe«, sagte ich und sah es plötzlich klarer. »Es tut mir wirklich leid, wenn ich dich belästigt habe. Ich werde jetzt einkaufen gehen. Ruf uns mal am Abend an, wenn du Lust hast.«

»Gut«, sagte er. »Viel Spaß beim Einkaufen.«

Er hob seine Hand, wandte sich ab und ging zu seinem Zimmer, seiner Bude im Memorial Hospital.

Eines Abends kam Sidney heim und sagte, Eric hätte gefragt, ob ich nicht kommen und ihn besuchen möchte. Es wäre ihm jeder Tag recht.

»Wie geht's ihm?« fragte ich sofort.

»Ich glaube, gut«, sagte Sidney. »Aber er ist die ganze Woche überhaupt nicht draußen gewesen.«

»War er im Bett?«

»Ja. Er sagte, er sei etwas müde.«

»Ich werde morgen hineinfahren.«

Mr. Murphy trug seinen uralten karierten Bademantel und saß an seinem alten Platz neben dem Münztelefon, als ich aus dem Aufzug stieg.

»Hallo«, sagte ich. »Es tut mir leid, daß sie Ihren Landurlaub gestrichen haben.«

»Sie sind ohne mich auf dem Schiff nicht fertig geworden«, sagte Murphy und blickte selbstzufrieden drein. »Es hat mich viel Mühe gekostet, alles wieder richtig hinzukriegen, das kann ich Ihnen sagen. Die Patienten haben ganz ihre Rechte vergessen, als ich fort war.« Dann sagte er: »Wenn Sie Eric suchen – er duscht sich gerade.«

Ich nickte und setzte mich neben ihn. Im gleichen Moment ging weiter unten im Gang eine Tür auf, und Eric erschien in einem Krankenhausbademantel, ein riesiges weißes Handtuch wie ein Araber um den Kopf geschlungen.

»He, Eric!« rief Murphy. »Wo ist dein Kamel?«

Eric lächelte. »Ralph?« sagte er und blickte über seine Schulter. »Aber der ist doch direkt hinter mir. Kannst du ihn nicht sehen?«

Und so wurde ich Zeuge, wie Ralph, das Kamel, geboren wurde. Das melancholische Dromedar wurde später der Star einer Reihe von Comicbüchern, die Eric schrieb und illustrierte, und die im Krankenhaus weite Verbreitung fanden.

Doch am Anfang war Ralph nicht auf dem Papier. Er sprach und handelte immer für Eric, wenn Eric nicht selbst sprechen und handeln konnte. War Eric ans Bett gefesselt, dann besuchte Ralph die Bars an der First Avenue oder trabte die Wege des Central Park entlang. Ralph war ein sehr guter Läufer, obwohl er an Höckeritis litt, einer Krankheit, mit der die besten Experten des Memorial nichts anzufangen wußten.

Von all dem hatte ich keine Ahnung, als ich sah, wie Eric Ralph, sein neues, unsichtbares Kamel, zurück zu seinem Zimmer führte. Doch ich spielte mit und sagte: »Ein nettes Kamel hast du da. Beißt es?«

»Im allgemeinen nicht«, sagte Eric. »Nur wenn es sehr böse ist.«

Wie lange bist du denn schon ein Araber?«

»Seit ich gehört habe, daß alle meine Blutwerte unten sind. Ich möchte mir aber nach meiner Dusche keine Erkältung holen. Mein Haar ist naß.«

Ich wußte, er wollte damit sagen, daß er sich keine Lungenentzündung holen wollte. Leukämiepatienten waren sehr anfällig für Lungeninfektionen, und Eric hatte schon als kleiner Junge dreimal Lungenentzündung gehabt.

Er legte sich ins Bett und zog die Decken über seine Brust. Er sah blaß aus, und ich merkte, daß er fror, obwohl mir in dem überheizten Zimmer zu warm war. Plötzlich sah er mich an und sagte: »Hast du daran gedacht, wieder mal nach Florida zu gehen?«

»Ja. Ich glaube, ich müßte. Ich habe verschiedene Arbeiten zu erledigen. Aber ich werde nicht jetzt gehen, während du hier drinnen bist.«

»Mam.« Er machte ein böses Gesicht, bemühte sich aber sehr,

in freundlichem Ton zu sprechen. »Ich habe dich zum Teil deshalb gebeten, zu kommen, weil ich das Gefühl habe, du lebst meinetwegen dein Leben nicht richtig. Du mußt tun, was du zu tun hast, was du tun willst. Du kannst nicht die ganze Zeit warten – warten, ob ich –« Er kämpfte einen Moment mit sich und fuhr dann fort: »Ich möchte damit sagen, du sollst ganz du selbst sein. Geh nach Florida, wenn du willst. So weit weg ist es ja nicht, falls irgendwas passiert.«

»Ich werde darüber nachdenken«, sagte ich. »Du bist ein guter Junge, Eric.«

Das CA und das TG machten Eric in dieser Woche sehr krank. Er kam für ein paar Tage nach Hause, um sich zu erholen. Er war lange nicht daheim gewesen. »New York ist im Moment zuviel für mich. Ich vertrage diese Luft nicht. Ich muß dauernd husten.«

Ich hatte mir für den nächsten Sonntag ein Flugticket nach Florida gekauft. In dieser Woche gab es Steak, Truthahn, Blaubeerkuchen – alles, was Eric gern mochte. Langsam besserte sich sein Appetit, und er begann zu essen. Wie kann ich nach Florida fliegen? dachte ich. Ich versuchte mit ihm darüber zu reden.

»Ich muß ohnedies am Sonntagabend zurück ins Krankenhaus«, sagte Eric. »Aber zuerst möchte ich dich zum Flughafen fahren.«

Ich wollte ihm widersprechen, doch er sah mich so böse an, daß ich schwieg.

Ich fühlte mich an diesem Sonntag gar nicht gut. Ich fühlte mich zittrig und verwirrt. Doch Eric schien ganz ruhig, als wir zum Kennedy Airport fuhren. Er sah aber noch schwach aus. Wir gaben das Gepäck auf, und ich holte meine Platzkarte. Wir hatten noch ein wenig Zeit.

»Laß uns in die Bar gehen«, sagte er.

Ich freute mich, als wir uns setzten. Wir hatten das noch nie getan. Einen Drink mit meinem Sohn zu nehmen, schien eine wichtige Zeremonie.

»Ich glaube, ich kann mir ein Bier erlauben«, sagte er. »Es ist lange her seit den Medikamenten. Was magst du?«

»Bourbon mit Wasser.«

Er bestellte. Wir stießen an und saßen eine Weile schweigend da. Dann beugte er sich mit ernster Miene vor und sagte: »Bitte versuche eins zu begreifen. Wenn ich sterben muß, möchte ich allein sterben. Ich möchte bei meinen Freunden im achten Stock sein. Kannst du das verstehen?«

»Ich versuche es.« Ich schluckte.

»Was ich sagen möchte, ist, ich komme allein besser zurecht. Es ist besser, wenn ich dich nicht anschaue und mir Sorgen darum mache, wie es dich mitnimmt. Ich möchte mir gern vorstellen, daß du okay bist. Ich möchte, daß du du selbst bist – weißt du noch?«

»Aber, Eric –«

Er wußte, was ich einwenden wollte. »Ich geb's nicht auf.« Er lächelte. »Noch nicht. Noch lange nicht.«

Er blickte aus dem großen Fenster der Bar, an dem ein Flugzeug vorbeirollte.

»Ich weiß, was in den nächsten Wochen auf mich zukommt«, sagte er. »Die großen Bomben. Aber ich bin bereit. Also mach du deine Arbeit. Bleibe, so lange du bleiben mußt.«

Ich brachte kein Wort heraus. Ich wußte nicht, was ich sagen sollte.

»Paß auf«, sagte Eric plötzlich. »Ich komm 'runter und besuch' dich. Mann, das ist eine prima Idee! Im April können wir schon am Strand liegen! Und im Meer baden!« Er stand auf. »Wir müssen jetzt gehen.«

Er brachte mich bis zum Ausgang. »Denk daran«, sagte er. »Im April. Ich werd's schaffen. Also erwarte mich.«

Ich küßte ihn zum Abschied. Es tat weh, wegzugehen. Ich blickte nicht zurück.

12

Der Flugplatz von Melbourne, Florida, hat genau die richtige Größe für einen Flugplatz – er ist groß genug, um beruhigend zu wirken, und klein genug, um ländlich und freundlich zu sein. Ich stand an einem Aprilnachmittag in einer Menschenmenge und wartete auf Eric, als jemand rief: »Dort kommt sie!« Die kleinen Kinder, die auf den Drahtzaun geklettert waren, beklagten sich, daß sie nichts sehen konnten.

Jetzt hatte ich sie ausgemacht, eine Hummel am blassen westlichen Himmel. Langsam schwebte sie heran, wurde allmählich ein Flugzeug, setzte endlich sanft auf, beschrieb einen Bogen und verwandelte sich dann plötzlich in eine 727.

Als die Luke aufging und die Treppe herausgeschoben wurde, hielt ich die Luft an. Ich hatte in den vergangenen Wochen fast jeden Abend mit meiner Familie gesprochen – aber nicht mit Eric. Ich hatte versucht, ihn zu erreichen, doch er konnte nie ans Telefon kommen, wenn ich anrief. Ich wußte, daß Eric vom Tod umgeben gewesen war, daß er selbst dem Tod nahe war. Ich hatte gesehen, was die Medikamente anrichten können. Würde ich ihn überhaupt erkennen?

Dann sah ich in dem Menschenstrom, der langsam die Treppe herunter und auf das Tor zukam, wo wir warteten, eine große Gestalt. Sehr mager. Obwohl der Apriltag warm war, hatte die Gestalt eine Marinewollmütze tief über die Ohren gezogen und trug eine dunkle Wolljacke. War es Eric? Hatte er all sein Haar verloren? Fror er, weil er so wenig Blut hatte? Die Gestalt kam näher; das Gesicht war weiß, mager, die Augen schrecklich umringt. Er ging ganz nah an mir vorbei, und ich wurde fast ohnmächtig. Es war nicht Eric! Es war jemand anders, der ihm sehr ähnlich sah und der auch sehr krank gewesen sein mußte.

Dann endlich sah ich ihn; er stieg als letzter aus dem Flugzeug. Er trug seine alten Jeans, ein hellblaues Hemd mit hochgekrempelten Ärmeln und Turnschuhe, und er schwenkte seinen alten Segeltuchsack. Als er auf mich zukam, sah ich, daß seine Augen schwarze Ränder hatten, doch es waren Erics Augen. Auch sein Haar war noch da, golden und ein bißchen zottig in der Nachmittagssonne. Als ich ihn in meinen Armen hielt, dachte ich: Das ist Glück.

Auf dem Parkplatz reichte ich ihm wie immer die Wagenschlüssel und sagte: »Fahren wir die A-Eins-A. Es dauert ein bißchen länger, aber sie führt am Meer entlang.«

Bald hatten wir den Stadtverkehr hinter uns und fuhren nach Süden. Die Häuser wurden immer weniger, und dann waren wir auf der langen weißen Straße, die sich die Küste entlangzieht. Nichts als reines, blaugrünes Wasser. Ein paar Schaumkronen. Segelnde Möwen.

Eric blickte auf den Strand. »Es ist zu schön. Ich kann's noch gar nicht richtig glauben.«

Wir schwiegen etwa zehn Minuten. Plötzlich sagte er lachend und kopfschüttelnd: »Also, dieses Krankenhaus! Wir hatten vielleicht einen Spaß. Bevor das Zeug mich richtig umwarf, haben wir ein paarmal eine prima Schau abgezogen.«

Eines Abends, erzählte er mir, beschlossen er und Terry, zu »flüchten«. Sie machten einen Plan und warteten auf den richtigen Moment. Dann sprangen sie in zwei Wäschekarren und verbargen sich unter den Stapeln schmutzigen Leinens.

»Wir fuhren die ganzen neun Stockwerke hinunter bis zur Straße.« Er lachte. »Sie rollten uns hinaus auf den Gehsteig und wollten uns auf den Lastwagen verladen, als wir es uns anders überlegten. Wir wären womöglich in einer Großwäscherei in Westchester oder sonstwo aufgewacht. Also gaben wir in letzter Minute auf. Aber wir hatten immerhin bewiesen, daß wir's konnten.«

Es gibt keine Flucht, dachte ich. Die Krankheit ist dein Gefängnis, nicht das Krankenhaus. Ich sagte nichts.

Während wir zu unserem kleinen Haus fuhren, drängte ich ihn nicht, mehr zu erzählen. Ich hatte meine Lektion gelernt. Er sollte nur erzählen, was er wollte. Er hat solche schwarzen Ringe unter den Augen, er muß erschöpft sein, dachte ich. Ich wartete. Bald begann er etwas mehr zu reden.

»Du hättest das Krankenhaus in den letzten paar Tagen sehen sollen. Das ganze Memorial war in Aufruhr. Die staatliche Prüfungskommission sollte kommen. Was für ein Theater! Die Schwestern rannten mit ihren Häubchen auf dem Kopf herum. Einige von ihnen hatten das ganze Jahr keine Haube aufgehabt. Der Verwalter hatte eine Liste von hundertachtzig Dingen, die sofort erledigt werden mußten. Repariert den Boiler. Tut Toilettenpapier auf die Patientenklos, um Gottes willen. Und weißt du, was das letzte auf der Liste war? Legt Eric Lund ein Krankenhausarmband an und seht zu, daß er es dranbehält. Eins gaben sie mir zur Abendessenzeit. Dann kamen sie mitten in der Nacht mit einer Taschenlampe und befestigten ein weiteres an meinem Handgelenk. Nach dem Frühstück hatte ich drei Armbänder um!«

Er übertreibt, dachte ich. Ich hatte ihn noch nie so gesehen.

»Ich mußte all meine Sachen vom Fensterbrett wegräumen und alle meine Poster abnehmen!« sagte Eric. »Und dann kam diese Oberschwester und wollte, daß ich mein Marjorie-Webster-Hemd ausziehe –«

Ich erinnerte mich an das Hemd. Ein rotes T-Shirt, auf dessen Brust in weißen Buchstaben stand: »Gute Nacht, Marjorie Webster, gute Nacht!«

»– und ich sagte zu ihr: ›Wenn Sie mich zwingen, das Krankenhauspyjama anzuziehen, dann leg' ich mich ins Bett und klingle alle fünf Minuten nach der Urinflasche. Wofür halten Sie mich eigentlich? Für einen *Patienten*?«

Wahrscheinlich hat er die Hälfte davon erfunden, dachte ich. Wir fuhren eine Weile schweigend dahin. Dann begann der lange schöne Anstieg zu der Brücke über dem Sebastian Inlet. Sie spannt sich über die schwarzen Felsen der Mole, und wenn man ans andere Ende kommt, hat man das Gefühl, zu fliegen.

»Weiß du«, sagte Eric schließlich, und seine Stimme war jetzt leise und ernst, »es ist überhaupt nicht schlimm. Du denkst vielleicht, ich war unglücklich, weil ich über drei Monate im Krankenhaus verbringen mußte. Ich seh' das nicht so. Es war ein Glück für mich, so viele großartige Leute kennenzulernen. Wäre ich nicht krank gewesen, so hätte ich sie nie kennengelernt. Sie haben mich durchgebracht«, sagte er nachdenklich. »Weißt du, es gab Zeiten ...« Und dann begann er mir von den Verstorbenen zu erzählen. Von Henry und Terry.

Es gab nichts, was ich sagen konnte.

»Und Mr. Murphy ist gestorben«, sagte er und lächelte traurig. »Er war nur noch Haut und Knochen. Eines Tages starb er – einfach so. Alle waren überrascht. Der alte Murphy war in Ordnung.«

Wir waren jetzt am Rand der Stadt. Ich mußte Eric erklären, wie er fahren sollte. Ich war froh über die Ablenkung. »Die nächste rechts, dann links am Kanal entlang –«

Er erkannte unsere Straße und bog in die Zufahrt neben einem kleinen weißen Haus mit einer gelben Tür ein. Unser Haus. Er stellte die Zündung ab und saß einen Moment still da. »Eileen ist letzte Nacht gestorben«, sagte er.

Seine letzte Freundin war tot. Alle Patienten, denen er nahestand, waren tot. Von dieser tapferen Gruppe hatte er allein den langen Winter auf Ewing Acht überlebt. Er ist am Leben und tausendfünfhundert Kilometer weit weg. Er ist hier, und er kann noch die Sonne sehen.

Eric versuchte jeden Tag, seinen Weg zurück in die Welt zu finden. Er rannte den Strand entlang. Er stürzte sich immer und immer wieder in die Brandung. Er lag im heißen Sand. Doch wenn ich in seine Augen blickte, sah ich, daß er den Tod anstarrte. *Dies* war unwirklich, diese Postkartenwelt mit Palmen und hübschen Menschen, die am Rand des Ozeans entlangschlenderten und Muscheln sammelten. Was hatte er damit zu? Seine Toten waren noch zu lebendig, als daß er sie beiseite schieben konnte. Ich ließ ihn in Ruhe. Ich bemühte mich, ihm aus dem Weg zu gehen, weil ich sah, was er brauchte. Doch er konnte nicht trauern, während er in meinem Haus wohnte. Drei Tage später zog er aus und nahm das kleine obere Zimmer im alten Driftwood Inn. Ich kannte dieses Zimmer gut. Vor langer Zeit hatte ich einmal darin gewohnt. Ich wußte, Eric mußte allein mit seinen Problemen fertig werden, und ich war sicher, er würde schließlich seinen Weg finden. Inzwischen gab ich ihm, was ich ihm geben konnte – selbstgemachte Keks, vielleicht etwas zum Anziehen, ein Transistorradio, ein gutes Abendessen. Aber was konnte ich ihm im Vergleich zu dem geben, was er verloren hatte? Selbst wenn ich ihm Geld gab, was schließlich eine Notwendigkeit war, schob ich es ihm stumm und ohne Kommentar zu. Manchmal gab ich ihm für einen halben Tag meinen Wagen, damit er spazierenfahren konnte. Er war überaus nett und dankbar, doch seine Augen hatten immer noch diesen Ausdruck. Er konnte niemandem nahe sein.

So beobachtete ich ihn aus der Ferne, wenn ich sicher war, daß er mich nicht sehen konnte. Wie schön war es, ihn wieder laufen zu sehen! Oder zu sehen, wie seine braunen Beine eine der Seitenstraßen des Ocean Boulevard hinunterschlenderten. Dann erhaschte ich eines Abends einen Blick von ihm durch die Tür der Bahia Bar, wo er auf einem Rohrstuhl hockte. Es mußte Eric sein. Ich kannte dieses verblaßte blaue Baumwollhemd, den Schnitt dieser weißen Jeans. Etwas an der Art, wie er dasaß, ließ ihn so verwundbar, so schrecklich einsam aussehen, daß ich fast hineinging und ihn ansprach. Statt dessen ging ich bedrückt nach Hause. Am nächsten Nachmittag erschien Eric gegen halb fünf auf meiner Türschwelle. »Wie wär's, wenn du mich zum Abendessen einladen würdest?«

»Aber gern.« Ich hatte ein Steak daheim, weil ich gehofft hatte, daß er auftauchen würde. Ich hatte gefrorene Semmeln, grüne Bohnen, einen kleinen Kopf Salat. Sogar frische Erdbeeren.

Wir sahen uns um fünf die Nachrichten an, und er trank ein Bier, während ich alles vorzubereiten begann. Es war nicht viel zu tun. Als ich den Fernseher abschaltete, sagte er plötzlich: »Ist an mir irgendwas Komisches?«

Ich muß erstaunt dreingeblickt haben.

»Ich meine«, sagte er, »findest du, daß ich okay aussehe?«

Ich nickte, begriff aber immer noch nicht.

»Nun«, – er lachte ein wenig nervös – »ich hatte einige Erlebnisse, die mich daran zweifeln lassen. Ich bin abends öfter in die Bahia Bar gegangen. Du weißt, nur um vor dem Schlafengehen ein Bier zu trinken und ein bißchen was von der Außenwelt zu sehen. Vor zwei Tagen kam so ein älterer Mann zu mir und fing zu reden an. Er war ein recht nett aussehender Bursche, vielleicht etwas zu gut gekleidet, graues Haar. Jedenfalls, es stellte sich heraus, daß er sich an mich ranmachen wollte. Das hat mich irgendwie bestürzt. Ich meine, sehe ich so aus, als ob ich dazu einladen würde?«

»Nein, natürlich nicht«, sagte ich. Dennoch verstand ich, warum der Versuch gemacht worden war. Die Dinge, die er durchgemacht hatte, gaben ihm ein Aussehen, das man bei jungen Menschen nicht oft sieht.

»Das ist noch nicht alles«, sagte Eric. Wieder lachte er, doch er sah schon ein wenig entspannter aus. »Ich dachte, es ist vielleicht am besten, ich geh' nicht mehr dorthin. Aber zum Teufel, zweimal kann es doch nicht passieren. Außerdem, der Barkeeper in der Bahia ist an mich gewöhnt und stellt keinerlei Fragen. Ich bin schließlich noch nicht einundzwanzig, und hier unten ist es anders als in New York...«

Eric erzählte mir die Geschichte beim Abendessen. Folgendes geschah:

Es begann um zehn Uhr abends. Eric war noch nicht müde genug, um zu Bett zu gehen. Ihm kam der Gedanke, noch ein wenig in die Bahia zu schauen. Dort war ein Fernseher über der Bar, und er konnte sich noch eine Weile das Programm ansehen. Zuerst fürchtete er, der grauhaarige Mann könnte dort sein, aber eigentlich schien es nicht wahrscheinlich. In seiner Scheu und Überraschung hatte Eric ihn ziemlich kalt abgewiesen. So zog er sein blaues Hemd und seine weißen Jeans an und beschloß zu gehen. Nur auf ein Bier. Rund um einen Tisch saß eine Schar junger Leute und fütterte die Musikbox, als er hineinging. An der Bar saß niemand außer einem älteren Paar am anderen Ende. Eric setzte sich und bestellte sein Bier. Zwei der jungen Leute standen auf, um auf der staubigen Fläche zwischen den Tischen zu tanzen. Die andern lachten und stritten, welche Platte sie als nächste spielen sollten.

Als Eric sein Bier etwa zur Hälfte getrunken hatte, bemerkte er, daß ein nett aussehender junger Mann aufstand, die Gruppe verließ, herüberkam und sich auf einen Barhocker neben ihm setzte. »Er war ein Yale-Typ – oder was ich mir unter einem Yale-Typ vorstelle«, sagte Eric. »Gut gekleidet. Gestreiftes Hemd. Gut geschnittenes Gesicht. Er sah ein wenig spießig aus, aber sympathisch.«

Der Junge sagte zu Eric: »Sie sind nicht von hier, oder?«

Eric lächelte und sagte: »Nein. Aus New York.«
»Sind Sie auf Urlaub hier?«
Zu seiner Überraschung hörte Eric sich sagen: »Nein. Ich bin hier, um zu arbeiten.« (Er erklärte mir das mit etwas verschämter Miene: »Ich lüge die Leute immer an und erzähle ihnen, ich bin Schriftsteller. Ich schreibe die ganze Zeit in meinem Kopf über alles, was ich gesehen habe, und möchte es zu Papier bringen.«)
Der Junge stellte sich vor. Sein Name war Pat. Er sagte, seine Großmutter hätte ein Haus in der Nähe des Jachtklubs. Er sei hier auf Osterurlaub. Woran, wollte er wissen, Eric arbeite? Nachdem er eine Woche völlig allein gewesen war, merkte Eric plötzlich, daß ihm nach Reden zumute war.
»Ich habe einen jungen Burschen im Memorial-Krankenhaus interviewt«, sagte er. »Er hat Krebs. Leukämie, genauer gesagt. Ich habe wochenlang immer wieder mit ihm gesprochen. Jetzt soll ich eine Geschichte über ihn schreiben. Ich bin hier heruntergekommen, um darüber nachzudenken.«
Pat sah ihn mit einem merkwürdigen, starren Blick an, sagte Eric. Dann lächelte er und bestellte sich noch ein Bier. »Darf ich Sie auch zu einem einladen?« sagte er. (»Ich zögerte eine Sekunde«, erzählte mir Eric. »Dann entschied ich, daß ich verrückt sein mußte, wenn ich jedesmal, wenn mich ein freundlicher Bursche zu einem Bier einlud, Schwierigkeiten sah.«) Eric sah, daß er sein Glas ausgetrunken hatte. »Danke, gern«, sagte er.
Pat drängte ihn, Näheres über die Geschichte zu erzählen. Je mehr Eric trank, um so mehr verlor er die Lust dazu. Schließlich trank er sein Bier aus, dankte Pat und sagte gute Nacht. Er ging ein paar Blocks weit die Strandpromenade entlang und versuchte, ein Gefühl des Ärgers über sich selbst abzuschütteln. Schließlich kehrte er um und ging zurück zum Hotel.
Das Driftwood Inn ist nachts voller Schemen und Schatten. Sanfte orangefarbene Lichter glimmen in den alten Laternen entlang den Gängen. Eric überquerte den gekachelten Hof und stieg die wacklige Holztreppe zu seinem Zimmer hinauf. Plötzlich hörte er Schritte hinter sich. Er blickte sich um, sah aber nur die Schatten. Dann hörte er eine Stimme.
»He, Eric, warten Sie!« Pat kam hinter dem Baum hervor, der in der Mitte der Zufahrt wuchs. »Kann ich Sie eine Minute sprechen?«
»Klar«, sagte Eric. »Kommen Sie rein. Jetzt kann ich Sie zu einem Bier einladen.« Er war irgendwie froh darüber, daß er

imstande war, den Gefallen zu erwidern, als entschuldige das seine Lüge und die abrupte Art, auf die er sich verabschiedet hatte. Sie traten in das kleine Zimmer. Eric hatte sich meinen Styropor-Picknickkoffer ausgeliehen und benützte ihn als provisorischen Eisschrank. Er füllte ihn immer mit Eisstücken aus der Eismaschine des Hotels, so daß er stets kalten Fruchtsaft in seinem Zimmer hatte. Jetzt ging er in die Ecke des Zimmers, beugte sich über den Koffer und zog eine Dose Bier heraus. Als er sich umdrehte, sah er, daß Pat seinen Gürtel gelöst hatte und im Begriff war, den Reißverschluß seiner Hose zu öffnen.

(»Oh, Mann!« sagte Eric zu mir, als er die Geschichte erzählte. »War ich wütend auf mich. Zwei Abende hintereinander so dumm zu sein! Aber ich hatte auch ziemliche Angst. Was ist, wenn er ein Messer hat, dachte ich. Ich wußte wirklich nicht, was ich tun sollte.«)

»Sie haben mich mißverstanden«, sagte Eric zu Pat. »Es tut mir leid, aber ich bin daran nicht interessiert. Ich habe nichts dagegen, wenn jemand anders so veranlagt ist, und ich möchte Sie nicht beleidigen. Aber das ist nichts für mich.«

Pat nahm das Bier aus Erics Hand und setzte sich auf das Bett. »Warum sind Sie so abweisend, Eric?« sagte er. »Sie haben Angst, andern Menschen nahezukommen. Warum können Sie sich nicht entspannen und ein bißchen aus sich herausgehen?«

Erics Furcht schwand, und Wut stieg in ihm auf. »Ich habe keine Angst, andern nahezukommen, verdammt noch mal. Das heißt, im Gespräch. Und damit hat sich's. Wenn Sie wollen, können wir die ganze Nacht reden.«

»Sie sind ein Schwindler, Eric«, sagte Pat, seine Taktik ändernd. »Sie sind gar kein Schriftsteller. Und noch etwas. Sie kennen keinen Jungen mit Leukämie. Sie haben nie ein Krebskrankenhaus von innen gesehen.«

Eric zog seine Brieftasche hervor und nahm seinen Ausweis heraus, die Zauberkreditkarte, die ihn berechtigt hatte, umsonst in der Welt von Ewing Acht zu leben. Sie war auf den Namen Eric Lund ausgestellt. »Ich bin der Junge mit der Leukämie«, sagte er. »Das ist meine Karte. Ich bin vielleicht kein Schriftsteller, aber ich habe fast vier Monate im Memorial-Krankenhaus verbracht.«

Pat starrte die Karte an.

»Machen Sie jetzt, daß Sie 'rauskommen«, sagte Eric.

Zu seiner Bestürzung begann Pat plötzlich zu schluchzen. Gleich darauf stand er auf und öffnete die Tür zum Balkon.

»Ich fürchte, ich verstehe Ihr Problem nicht«, sagte Eric. »Es tut mir leid.«

Pat drehte sich plötzlich um. »Nein, Sie verstehen mich nicht«, sagte er, immer noch Tränen in den Augen. »Aber darf ich Sie etwas fragen? Haben Sie einen Bruder, Eric?«

»Ja«, sagte Eric erstaunt. »Ich habe einen Bruder.«

»Wie alt?«

»Mark ist siebzehn.«

»Dann hören Sie mich an«, sagte Pat und begann wieder zu weinen. »Passen Sie auf ihn auf, Eric. Das ist alles, was ich sagen kann –«

Ist er betrunken? fragte sich Eric. Wir haben doch beide nur zwei Bier gehabt.

»Passen Sie auf ihn auf, solange Sie's noch können, bevor es zu spät ist«, fuhr Pat fort. »Wissen Sie, mein Bruder ist vor vier Jahren an Leukämie gestorben. Ich war der jüngere. Ich bin übriggeblieben.« Er wandte sich ab und stolperte die Treppe hinunter, bevor Eric auch nur ein weiteres Wort sagen konnte.

Ich wußte, daß Eric sich Sorgen gemacht hatte, daß Mark – und auch wir andern – durch seine Krankheit beeinflußt werden könnten. Bis zu diesem Tag, zum Beispiel, hatte er es konsequent abgelehnt, sich von Mark im Krankenhaus besuchen zu lassen. »Ich will ihn dort nicht haben«, hatte er gesagt. Nun wartete ich, um zu sehen, ob Pats Geschichte ihn aus der Ruhe gebracht hatte.

»Armer Junge«, sagte Eric schließlich. »Pat hat ein Problem, aber warum bringt er es mit dem Tod seines Bruders in Verbindung?«

»Vielleicht war der Bruder der Liebling der Familie oder irgendwas. Vielleicht fühlt Pat sich schuldig, weil *er* derjenige hätte sein sollen.«

»Nun, dieses Problem gibt es bei uns nicht«, sagte Eric entschieden. »Mark ist wahrscheinlich der beste von uns Kindern. Was für ein Kopf! Er ist wirklich intelligent. Und er sieht am besten aus. Da gibt es gar keinen Zweifel. Weißt du noch, wie ich dir vor langer Zeit einmal gesagt habe, daß ich froh bin, daß nicht Mark derjenige ist, der krank wurde?«

Ich nickte voll Erleichterung, daß Eric nicht von seinem Kurs abgebracht worden war. Ich war auch belustigt, denn immer, wenn Eric von seinen Geschwistern sprach, waren sie »die Größten, die Klügsten, die am besten Aussehenden«. Ich suchte nach Eifersucht; ich erwartete, daß sie im normalen Prozeß des Heranwachsens ebenso auftauchen würde wie Windpokken oder abgeschürfte Knie. Doch ich entdeckte sie bei Eric nie.

Am nächsten Tag hatte Eric großes Glück. Freunde von mir luden uns zum Abendessen ein, ein talentierter Mann und seine Frau, beide Anfang Dreißig. Sie verstanden sich sofort mit Eric. Ted war ein kräftiger, sensibler Mann mit tausend Interessen, ein Maler, Designer, Schriftsteller und Theaterdirektor sowie ein begabter Fotograf. Er wünschte sich einen Gefährten für eine Tauch- und Tiefseefischexpedition in den Florida Keys. Er hatte die Tanks, genügend Ausrüstung, und er kannte auch das Gebiet. »Herrliche Fische!« sagte er. »Ich verspreche Ihnen, daß Sie so etwas noch nie gesehen haben.«

Eric war bereit, sofort aufzubrechen. Es gab jedoch einen Haken. Er nahm, seit er nach Florida gekommen war, Erhaltungsmedikamente. Nun war es an der Zeit, daß er nach Sarasota auf der anderen Seite des Staates fuhr, um Dr. Phyllis Stevenson, einer im Memorial ausgebildeten Ärztin, einen Besuch abzustatten. Sie würde dann gemäß dem Protokoll und aufgrund von in ihrer Praxis gemachten Bluttests entscheiden, ob Eric in guter Remission war und ob er mehr von den gleichen Medikamenten oder möglicherweise andere brauchte. Einige Tage später machte sich Eric auf die lange Fahrt zu ihr. Er hatte einen Stoß Papiere bei sich, der sie ausreichend über seine Behandlung im Krankenhaus informieren würde.

Während Eric fort war, erschien Ted. »Wissen Sie, es ist eine verdammt lange Fahrt zu den Keys. Wenn die Ärztin Eric neue Medikamente gibt und er schlecht darauf reagiert, frage ich mich, ob es gut für ihn ist, so weit weg zu sein.«

»Hm – ich weiß nicht.«

»Ich bin entschlossen zu fahren. Ich freue mich schon lange darauf. Aber mir wäre natürlich der Gedanke schrecklich, daß ihm etwas passieren könnte. Ich meine, wenn man taucht, vor allem in größere Tiefen, muß man an den Druck und alles mögliche denken. Was meinen Sie?«

»Nun, ich glaube nicht, daß er zuviel riskieren würde. Bis jetzt hat er immer nur getan, wozu er sich imstande fühlte.«

Wir diskutierten noch eine Weile, und als Ted ging, sagte er: »Ich habe eine Idee. Ich rufe Sie später an.«

Am Nachmittag klingelte das Telefon. »Hören Sie zu«, sagte Ted, als ich abhob. »Ein Freund von mir ist Pilot, er hat ein eigenes Flugzeug. Ich bin schon öfter mit ihm geflogen. Er ist bereit, hinunter zu den Keys zu fliegen, falls Eric in Schwierigkeiten kommt, und dann können wir ihn schnellstens nach Sarasota bringen. Ich brauche meinen Freund nur anzurufen, wenn wir ihn brauchen.«

»Das ist ja wunderbar«, sagte ich. Ich war erstaunt, welche Unannehmlichkeiten Leute auf sich nehmen wollten, um Eric zu helfen. »Ich glaube, Sie können ruhig fahren. Ich wette, es wird keine Schwierigkeiten geben. Bitte richten Sie Ihrem Freund meinen Dank aus. Aber hören Sie, müssen wir Eric etwas von dem Flugzeug sagen? Im voraus, meine ich? Es könnte ihn aufregen.«

»Warum sollten wir's ihm sagen?« sagte Ted. »Wenn wir nicht in Schwierigkeiten kommen, braucht er's nie zu erfahren. Aber es ist ein gutes Gefühl, ein Eisen im Feuer zu haben. Wenn etwas passieren sollte, kann das Flugzeug Eric dort 'rausholen und in ein Krankenhaus bringen.«

Ted, Eric, Teds zehn Jahre alter Sohn und noch ein Freund brachen am nächsten Tag in einem VW-Camper zu den Keys auf. Der Wagen war bis zum Dach mit Tanks, Harpunen, Schwimmflossen und Angelgeräten beladen. Dr. Stevenson hatte Eric eine Spritze und ein paar neue Tabletten gegeben. Er fühlte sich nicht sehr gut, als sie losfuhren, doch er war entschlossen, mitzugehen. Ted erzählte mir später, daß Eric am ersten Tag ziemlich krank war. Er lag im Schatten und sah den anderen zu, wie sie ihre Tanks anschnallten, in dem klaren, sonnenhellen Wasser tauchten und zurückkehrten. Am Abend kochte sich die Gruppe einige größere Fische sowie einen fünfpfündigen Hummer, den Ted gefangen hatte. Eric konnte nichts essen. Am nächsten Tag fühlte er sich besser und war imstande, ein wenig zu tauchen. Als er drei Tage später ins Driftwood zurückkehrte, hatte er die Unterwasserwelt erforscht; er war auch bei stürmischem Wetter draußen auf dem Meer gewesen und hatte vom Boot aus große Fische geangelt. Er und Ted waren gute Freunde geworden. Sie verbrachten von da an fast jeden Tag einige Zeit zusammen. Ted war es, der Eric schließlich half, den Kummer um seine toten Freunde zu überwinden.

13

Bald nachdem Eric in den Norden zurückgeflogen war, vermietete ich das Haus und flog ebenfalls nach Hause. Der Sommer hätte friedlich sein können. Eric war in einer guten Remission. Alle Voraussetzungen dafür, glücklich und zufrieden eine Familie zu sein, waren vorhanden. Statt dessen hackten wir aufeinander herum, sobald wir zusammenkamen, vor allem beim Abendessen.

Zuerst merkte ich nicht, was los war. Eric hatte ab Anfang Juli einen schönen Job für sechs Wochen; er arbeitete als Betreuer in einem nahen Sommerlager für Kinder aus der Stadt. Es war genau die Arbeit, die er liebte. Außerdem würde sie ihm die tausend Dollar einbringen, die er für das Studium und persönliche Ausgaben beisteuern wollte. Mark war eben in Yale angenommen worden. Es war das erste Jahr, in dem wir zwei Kinder auf der Universität hatten. Niemand brauchte eine Kristallkugel, um vorherzusagen, daß uns ernsthafte finanzielle Schwierigkeiten bevorstanden. Ich hatte Angst, hoffte aber, daß wir uns irgendwie hindurchlavieren würden. Sidney war wie immer äußerlich ruhig und innerlich angespannt. Wir alle wußten, daß Erics Krankheit trotz CRF-Unterstützung, kostenlosen Medikamenten und freiem Krankenhausaufenthalt ein finanzieller Schlag für die Familie gewesen war. Wenn Sidney und ich nicht freischaffend gewesen wären, wäre es vielleicht leichter gewesen. Es war schwer, nach neuer Arbeit zu jagen oder alte Projekte fertigzustellen, wenn man wie wir den größten Teil des Jahres gelähmt vor Sorgen war. Und selbst wenn wir wöchentlich nur zwei oder drei Fahrten in die Stadt machten, wenn Eric im Krankenhaus lag, riß das ein großes Loch in unser Budget.

Doch die Geldschwierigkeiten waren in diesem Sommer nicht das schlimmste. Ich begann zu verstehen, was los war, als Eric eines Nachmittags in die Küche kam und eine Briefmarke suchte. Ich sah in einer Schublade nach, fand ein kleines Buch, in dem ein paar lagen, und warf einen Blick auf den Brief, den er auf den Tisch gelegt hatte, während er die Marke herausriß. Er bemerkte meinen Blick und nahm ihn sofort übel.

»Falls du's wissen willst«, sagte er, »ich erkundige mich wegen diesem Job auf einem Schiff nach Afrika.«

Ich entsann mich, daß er vor langer Zeit einmal darüber gesprochen hatte. Aber jetzt? Fast hätte ich gefragt: »Weshalb?« Eric war glücklich und zufrieden mit dem Betreuerjob gewesen.

Der Direktor war sehr verständnisvoll. Jeden Montag, wenn Eric sich in der Memorial-Klinik melden mußte, und jeden Mittwochnachmittag, wenn Eric von den Medikamenten schlecht war, übertrug er einem anderen Betreuer seine Aufgaben. Dafür kam Eric an den vier anderen Tagen der Woche früher und ging abends später weg. Mir war die Regelung gut erschienen.

Doch plötzlich sah ich, daß die Leine, die Eric an das Erhaltungsprogramm des Memorial band, sehr kurz war. Kein Wunder, daß in den letzten Tagen meine einfache Frage »Bist du zum Abendessen daheim?« die schroffe Antwort »Wo soll ich sonst sein?« ausgelöst hatte. Nun war es wieder soweit. Das Mutter-Sohn-Syndrom. Es gab nur einen Unterschied. Er hatte sich seine Freiheit verdient, konnte sie aber nicht nutzen. Mit zwanzig war er ein Mann. Er wußte mehr über Leben und Tod als viele Männer mit fünfzig. Er wußte auch, daß die Zeit kostbar war und vielleicht kurz sein würde. Es gab so vieles, was er nie gesehen hatte.

»Ich denke, du solltest nach Afrika gehen«, sagte ich und dachte dabei voll Traurigkeit, daß es wahrscheinlich unmöglich sein würde.

Eric zuckte die Achseln. »Ich habe drei Wochen, nachdem das Lager schließt und bevor oben in Storrs das Fußballtraining beginnt. Ich könnte mich auf einer Rundreise nach Afrika und zurück durchschlagen. Jedenfalls«, brummte er, »was auch geschieht, ich will verdammt sein, wenn ich diese drei Wochen hier herumhänge.«

Amen, dachte ich. Ich hatte selbst zu kämpfen, um aus verschiedenen Käfigen, die ich mir selbst geschaffen hatte, herauszukommen. Ich hatte Mitgefühl mit Eric, doch mir gefiel der Beschuß nicht, unter den er mich nahm. Ich dachte: »Geh! Hau ab! Je früher, desto besser.«

Mein Problem war, daß die Dinge, die Eric in den letzten paar Jahren geschehen waren, auch mir geschehen waren. Er hatte schnell erwachsen werden müssen; was er durchmachte, hatte ihn für immer verändert. Auch ich war gewachsen und hatte mich verändert – doch auf andere Weise. Natürlicherweise war ich immer ein Außenseiter. Es hatte seltene Gespräche gegeben, ein paar Briefe, in denen Eric mich einweihte. Und da war all das, was ich selbst sehen konnte, wenn ich ins Krankenhaus ging. Dennoch hatte ich ein Gefühl, als hätte ich während des ganzen Dramas im Wartezimmer gesessen.

Der ungeheure Kampf um Leben und Tod hatte mich schwer getroffen. Ich konnte ihn nicht einfach beiseite schieben. Doch als ich mich, wie Schriftsteller das zu tun pflegen, beklagte, daß ich blockiert und erledigt sei, sagten meine Freunde nur: »Du bist von der Anstrengung übermüdet.« Sicher. Natürlich. Doch mit den Füßen nach oben in einer Hängematte zu liegen oder an einem Strand zu dösen, war das letzte, was ich tun wollte.

Alles, was ich mir wirklich wünschte, war zu arbeiten. Mein Gott, wie sehnte ich mich danach, mich hinzusetzen, eine Idee über meinen Kopf zu ziehen wie ein Zelt und einen Monat darin zu bleiben. Unmöglich. Die Dinge, an denen ich gearbeitet hatte, bevor der Sommer begann, wurden in dem Moment, da ich sie anzugehen versuchte, schlaff und blaß.

In dieser schrecklichen Verfassung war ich, als ich eines Tages nach New York fuhr, um mit Carla, meiner ältesten Freundin, zu Mittag zu essen. Carla wohnte am unteren Ende von Greenwich Village, doch sie suchte für unser Lunch ein Restaurant in den East Sixties aus.

»Was machst du denn hier oben?« fragte ich sie, als wir uns trafen. »Das ist doch nicht dein Revier?«

»Ich war eben im Memorial und habe Blutplättchen gespendet.«

»Doch nicht schon wieder. Das ist zuviel. Du hast doch nicht noch einen andern Freund im Memorial, der Blut braucht?« Carla hatte im vergangenen Winter einige Male für Eric gespendet.

»Aber nein. Sie brauchen jeden Tag Spender. Ich gehe gern dorthin. Ich kann's nicht erklären. Man gibt Blut, aber irgendwie erfüllt es einen.«

Wir sprachen über viele Dinge: ihre Kinder, meine, ihre Arbeit, meine – oder besser den Umstand, daß ich nicht arbeiten konnte. Wir trafen uns, schütteten unsere Herzen aus und ließen einander getröstet zurück. Sie ging zu einer anderen Verabredung. Ich ging in ein Kleidergeschäft, wo meine Malaise schnell zurückkehrte. Alles kostete ein Vermögen. Nichts schien zu passen. Plötzlich glaubte ich zu wissen, was ich wollte, und drängte mich aus dem Geschäft hinaus.

Um Viertel vor zwei erreichte ich das einfache Ziegelgebäude an der First Avenue. Ewing-Pavillon. Es war merkwürdig, allein hierherzukommen, während Eric daheim in Connecticut arbeitete. Ganz plötzlich fühlte ich mich wie eine

Schwindlerin. Wenn ich nur Blut hätte spenden können! Langsam ging ich mit den anderen Besuchern durch die offene schwere Glastür hinein. Ohne genau zu wissen, was ich im Sinn hatte, durchquerte ich die Halle und stand zum erstenmal vor der Tür, auf der in großen schwarzen Buchstaben SPENDERRAUM stand. Ein wenig zaghaft drehte ich den Türknopf und ging hinein.

An einem Schreibtisch am andern Ende des kleinen Wartezimmers saß eine Schwester. Sie hatte dunkle kurze Locken, lebhafte Augen. Als sie mich sah, hob sie den Arm und rief: »Aha! Noch eine Spenderin. Genau das, was wir zum Abschluß des Tages noch brauchen!«

»Tut mir leid. Ich bin leider keine Spenderin. Ich darf kein Blut spenden. Aber ich bin die Mutter eines Ihrer Schützlinge – Eric Lund. Ich bin gekommen, um mich zu bedanken und zu sehen, ob ich was tun kann.«

»Oh, Eric. Natürlich! Hallo!«

In den nächsten Minuten entdeckte ich, daß Eric und Ralph, das Kamel, den Schwestern des Spenderraumes bereits wohlbekannt waren. Sie hatten alle Erics Comics gelesen. Die Schwester am Schreibtisch war Jeanne Miller, die Leiterin des Spenderraumes. Gleich darauf stellte sie mir ihre Vertreterin vor, eine lebhafte Engländerin namens Margaret Hooper. Margaret war, wie sich herausstellte, aus Liverpool, wo viele große Fußballmannschaften zu Hause sind.

»Eric ist doch nicht oben, oder?« fragte Margaret besorgt.

»Nein. Ich bin allein hier.«

»Oh, das ist gut. Wir wissen, daß seine Mannschaft in diesem Herbst auf ihn zählt. Wir dürfen nicht zulassen, daß einem Fußballspieler wie Eric etwas passiert.«

Ein junges Mädchen von etwa neunzehn Jahren war nach mir hereingekommen. Sie wollte, wie sie erklärte, Blut für ihren Freund spenden. Während Margaret ihre Daten aufschrieb und eine Blutprobe abnahm, sah ich mich in dem Wartezimmer um. Poster von Snoopy, den Peanuts, Lucy. John Donnes »Kein Mensch ist eine Insel« war in die Spendersprache übersetzt worden: »Jeder Mensch ist eine Halbinsel.« Ein Schild: VORSICHT – MENSCHLICHE WESEN. Zitate von Thoreau, J. F. Kennedy und anderen. An ein schwarzes Brett waren Postkarten von regelmäßigen Spendern geheftet, die jetzt im Karibischen Meer oder in Skandinavien Ferien machten. Auch Dankeskarten von den Verwandten von Patienten waren da.

Margaret stellte fest, daß das Mädchen nicht die 12,5 Gramm Hämoglobin pro 100 Milliliter Blut hatte, die eine Blutspenderin haben muß.

»Schauen Sie, meine Liebe«, sagte Margaret zu dem Mädchen. »Sie können erst Blut spenden, wenn wir Sie auf zwölf Komma fünf oben haben. Essen Sie tüchtig. Viel rohes Fleisch. Trinken Sie ein Glas Wein zum Abendessen. Und kommen Sie in zwei Wochen wieder. In Ordnung?«

»In Ordnung«, sagte das Mädchen und blickte niedergeschlagen drein. Sie ging hinaus.

»Manche Mädchen schaffen es nur schwer. Sie neigen zu Anämie. Und die armen Dinger sind so enttäuscht.« Margaret ging zur Tür und drehte den Schlüssel um. »Das ist alles für heute.«

Ich stand rasch auf. »Ich muß gehen. Ich will Sie nicht aufhalten. Ich weiß, daß Ihre Arbeitszeit zu Ende ist.«

»Oh, wir haben noch zwei drinnen, die wir erst fertig machen müssen. Ich habe die Tür nur zugesperrt, damit keine neuen Kunden hereinkommen. Aber wir sind noch eine halbe Stunde hier. Möchten Sie sich nicht umsehen?«

»Gern.« Ich folgte ihr durch eine Tür.

Im nächsten Raum löste eine andere Schwester eine etwa fünfzig Jahre alte Dame von einem Infusionsapparat. »Bis nächste Woche«, sagte die Dame und lächelte Margaret an.

»Oh, vielen Dank, daß Sie gekommen sind, meine Liebe. Möchten Sie nicht einen Keks? Oder noch etwas Kaffee?«

»Nein, danke, ich mache eine Abmagerungskur.«

Margaret wandte sich einem ängstlich dreinblickenden, kahlköpfigen kleinen Mann zu. Klare Flüssigkeit tropfte langsam aus einer Flasche in die Röhre in seiner Vene.

»Ich glaube, wir müssen bald fertig sein.« Sie verschwand um eine Ecke und kam mit einem dunkelroten Plastiksack zurück.

»Sehen Sie, das sind abgepackte rote Zellen«, sagte sie zu mir und hielt sie hoch. »Der Spender bekommt sie wieder, nachdem wir in einer Zentrifuge die Plättchen von einem halben Liter Blut getrennt haben. Und weil er sie zurückbekommt, kann er in zwei oder drei Tagen wieder Plättchen spenden. Wenn er ganzes Blut gespendet hätte, müßte er acht Wochen warten.«

Margaret ging zu dem ängstlichen kleinen Mann und klemmte die Flasche mit der I.V.-Lösung ab. »Mr. Katz«, sagte sie, »ich möchte Sie mit Eric Lunds Mutter bekannt machen. Eric ist einer unserer Patienten, der sich gerade für die Fußballsaison vorbereitet.«

»Ja? Ja?« sagte Mr. Katz. Ich merkte, daß er kein Wort glaubte.

Ich erfuhr, daß Mr. Katz zum zweitenmal in dieser Woche Plättchen spendete. Seine Frau war eine neue Leukämiepatientin oben in Ewing Acht.

»Eric war im letzten Winter drei Monate bei uns«, sagte Margaret. Allmählich erkannte ich die Methode hinter ihrem Geplauder.

»Fast vier«, sagte ich.

»Aber jetzt ist er draußen, und es geht ihm gut. Für welche Universität spielt er?«

»Connecticut.«

»So, das hätten wir.« Margaret hatte von der I. V.-Flüssigkeit auf Mr. Katz' eigene rote Blutkörperchen umgeschaltet, ohne die Nadel oder den Schlauch zu entfernen. Sie verschwand im nächsten Raum, und ich ging hinüber, um mich von ihr und Jeanne zu verabschieden.

»Achtundvierzig Spender«, sagte Jeanne. »Nicht schlecht für einen so heißen Tag wie heute.«

»Sicher haben Sie im Sommer Schwierigkeiten, genug Leute hereinzubekommen«, sagte ich. »Alle fahren weg –«

»Ist nicht so schlimm. Unsere Spender sind prima Kumpel. Sie sind so treu.«

»Stellen Sie sich vor – einer unserer Spender, der in Urlaub ist, hat heute von Long Island angerufen, um zu fragen, ob wir ihn brauchen«, mischte sich Margaret ein. »Er hatte im Radio von der Blutknappheit gehört und wollte sich überzeugen, daß bei uns alles okay ist.«

»Gab es denn eine Knappheit? Ich hab' nichts davon gehört. Aber ich höre nicht viel Radio.«

Sie erzählten mir davon. Während der letzten heißen Sommertage war an allen großen Krankenhäusern von New York das Blut knapp geworden. Früh am Morgen richtete der Rundfunk einen dringenden Appell an alle Spender und wiederholte ihn während des Tages einige Male. Es war eine kritische Situation.

»Und Sie haben von der Knappheit nichts gemerkt?« fragte ich.

»Nun, wir hatten heute achtundvierzig Spender«, sagte Jeanne. »Das ist für diese Jahreszeit sehr gut. Vielleicht haben einige den Aufruf im Radio gehört und sind von der Straße hereingekommen. Aber eine Menge waren regelmäßige Spender, auf die wir uns verlassen können. Wenn andere Krankenhäuser in Schwierigkeiten geraten, geht's bei uns immer noch ganz gut. Aber das heißt nicht, daß wir es nicht schätzen oder daß wir es für selbstverständlich halten. Wir brauchen alle Hilfe, die wir kriegen können. Wir bezirzen jeden, der hereinkommt, weil wir wollen, daß er wiederkommt.«

Ich kann verstehen, wieso Carla immer wieder hierherkommt, dachte ich.

»Ich würde gerne wiederkommen und Ihre Zentrifuge kennenlernen. Eines Tages, wenn Sie mehr Zeit haben«, sagte ich. »Ich möchte das Monstrum sehen, das all dies möglich macht.«

»Kommen Sie bestimmt. Am besten an einem Abend – dann können Sie uns richtig in Aktion sehen«, sagte Margaret in leicht spöttischem Ton.

»Das klingt ja, als ob Sie eine tolle Party geben.«

Sie lachten beide. »Manchmal ist es so.«

Ich verabschiedete mich und machte mich auf den Weg, um den Zug um fünf nach vier zu erwischen. Sechsundzwanzig Blocks stadteinwärts zum Grand-Central-Bahnhof. Ich ging schnell, denn ich war voller Energie und wieder in Kontakt mit der Welt. Lange Zeit hatte ich nicht gewußt, was ich tun sollte. Jetzt hatte ich eine Mission. Es schien mir wichtig, und aufregend, daß man zwei- oder dreimal in der Woche Blutplättchen spenden konnte. Wie viele Leute wußten das? Ich war mir ziemlich sicher, daß ich irgendeine Zeitschrift für einen Artikel über den Spenderraum interessieren konnte. Wenn ich über das Memorial schrieb, konnte ich vielleicht ein paar Menschen auf das dringende Bedürfnis nach Blut aufmerksam machen. Dann würde es für die Krankenhäuser weniger Tage wie den heutigen geben, an denen sich eine Knappheit fast zu einer Krise entwickelt hatte, an denen der Rundfunk dringende Appelle senden mußte. Es war eine schöne Hoffnung. Ich klammerte mich während des ganzen Heimwegs daran.

Als ich das Abendessen zubereitete, war ich mit meinen neuen Plänen so beschäftigt, daß ich einen sehr dummen Fehler beging, als Eric hereinkam, um sich etwas Kaltes zu trinken zu holen.

»He, weißt du was?« sagte ich. »Ich war heute im Spenderraum des Memorial. Es ist dort wundervoll, und ich möchte alles über Blutplättchen erfahren und etwas schreiben –«

»Hör zu!« unterbrach mich Eric in einem Ton, der wie ein Schlag ins Gesicht war. »Ich möchte nichts davon wissen. Wenn du etwas über das Memorial schreiben willst, dann ist das allein deine Angelegenheit. Ich habe nichts damit zu tun. Zieh mich nicht hinein. Sprich nicht mit mir darüber.« Er ging wütend an mir vorbei, und der Knall, mit dem er die Tür zuschlug, setzte einen endgültigen Schlußpunkt unter die Sache.

Er hatte recht. Er war jetzt ein ambulanter Patient. Das letzte, woran er erinnert werden wollte, waren die Vorgänge innerhalb des Krankenhauses. Meine Bedürfnisse waren echt, doch seine kamen zuerst. Anscheinend machte ich einen Fehler nach dem andern. Ich saß auf dem Küchenschemel und starrte das nackte Huhn an, das ich für das Abendessen aufgetaut hatte.

Sidney kam herein. Seine hochgezogenen Augenbrauen sagten mir, daß er das Türzuschlagen gehört hatte. Es war nicht das erste Mal in diesem Sommer gewesen. Sidney verdächtigte mich – ungerechterweise, wie ich oft dachte –, nicht immer taktvoll gegenüber unseren Söhnen zu sein. Mir war kläglich bewußt, daß er diesmal recht hatte.

»Es ist in diesem Sommer nicht leicht, Erics Mutter zu sein«, sagte ich. »Manchmal glaube ich, ich kann nichts zu ihm sagen, ohne ihn wütend zu machen.«

Sidney sagte nichts, nahm Eiswürfel aus dem Kühlschrank, machte einen Drink, ging hinaus.

»Du könntest mich trösten! Oder mir einen Drink anbieten!« rief ich.

Dies war etwas, das sich in diesem Sommer viele Male wiederholte. Mich zu trösten, hätte für Sidney bedeutet, die allem zugrundeliegende Schwierigkeit zugeben zu müssen – zuzugeben, daß Eric immer noch in sehr großer Gefahr war; das konnte er nicht ertragen. Sidney glaubte bei jeder Remission, das sei nun die vollkommene und endgültige Heilung. Er vertraute darauf, daß Eric gewinnen würde. Er glaubte an den Triumph von Erics Willen, an die Unbesiegbarkeit seines Sportlerkörpers. Und da er im tiefsten Innern ein Ingenieur und Wissenschaftler war, setzte er auch große Hoffnung auf den Fortschritt der Forschung und darauf, daß uns neue Medikamente zu Hilfe kommen würden. Das tat ich auch. Doch ich sah die Dinge anders. Ich sah, daß jede Remission schwerer zu erreichen war als die letzte.

Noch etwas anderes bereitete uns Schwierigkeiten. Krankheit war für Sidney nichts sehr Reales; er hatte wenig persönliche Erfahrung damit. In den fast fünfundzwanzig Jahren unserer Ehe war er nur einmal krank gewesen – als er Lungenentzündung hatte. Sidney schwamm einen Kilometer, während er auf das Ergebnis seiner Röntgenuntersuchung wartete. Er wurde schließlich gesund, obwohl er erfolgreich verhindert hatte, daß ihn jemand pflegte.

Der Mythos oder die Realität männlicher Kraft und weiblicher Schwäche beherrschte in jenem Sommer unseren Haushalt. Eric hatte viele Gründe, sich mit seinem Vater zu identifizieren. Daß er den Tod so vieler Freunde erlebte, hatte ihn verwundbar gemacht; um dies zu kompensieren, legte er nun die Rüstung des kühnen Kriegers an. Nichts konnte Sidney etwas anhaben, deshalb konnte nichts Eric etwas anhaben. So sehr ich auch meine Besorgnis und Zärtlichkeit unterdrückte, Eric verdächtigte mich doch, sie zu hegen. Er war nicht beleidigend, nicht direkt grausam; er benahm sich nur die meiste Zeit so, als ob ich nicht zählte und nicht wirklich existierte. Ich versuchte, darüber zu lachen, mich in seine Lage zu versetzen. Manchmal war es schwer.

»Weißt du«, sagte ich eines Tages zu einem Freund, der Psychoanalytiker war, »Eric benimmt sich, als ob das Wort ›Mutter‹ etwas Schmutziges wäre.«

»Das ist es für ihn auch«, sagte mein Freund ruhig. »Du bist für ihn etwas Bedrohliches. Männer sehen oft die Frau als Todesgestalt.«

»Aber wieso? Wir spenden doch Leben.«

»Eben deshalb. Wir alle kommen aus dem Unbekannten, aus der Dunkelheit, von der Mutter. Und wir gehen in die Dunkelheit zurück, wenn wir sterben. Erinnerst du dich nicht, daß die Ägypter eine Muttergestalt in den Sarkophag malten?«

Nein, ich erinnerte mich nicht.

»Es ist nicht dein Fehler, verstehst du?« sagte mein Freund leise lachend. »Der Mann hat immer Angst vor dem dunklen, geheimnisvollen Schoß gehabt. Du mußt jetzt dafür büßen.«

»Das ist doch nicht fair, oder?« sagte ich lächelnd.

»Nein, das ist es nicht«, stimmte er mir zu. »Aber vielleicht hilft es dir, wenn du es verstehst.«

Ein Teil von mir verstand es. Ein Teil von mir frohlockte, wenn Eric seiner Wege ging, wenn er mir trotzte, dem Tod trotzte, wenn er lief, schwamm, wenn er sich nach dem langen

Arbeitstag im Lager ausarbeitete. Er saß nie still. Er tat alles, was er tun konnte, um Kräfte zu sammeln. Denn wir wußten beide, daß ein Kampf bevorstand. So sehr Eric sich danach sehnte, ganz Sidneys Kind zu sein, er hatte in vielerlei Hinsicht wahrscheinlich immer mehr mir geglichen. Daß wir einander so nahe waren, hatte uns beide mit großem Glück erfüllt, als er ein Baby und ein kleiner Junge war. Da nun diese Nähe verlorenging und da ich fürchtete, ihn für immer zu verlieren, erfaßte mich eine tiefe Einsamkeit. Das einzige Heilmittel, das ich kannte, war Arbeit.

14

Unser Haus war in diesen letzten Augusttagen voller Furien. Das Lager hatte geschlossen, doch Eric konnte nicht nach Afrika oder sonstwohin gehen. Seine Ärzte ließen ihn nicht. Sie änderten seine Medikation, und sie wollten nicht, daß er in der Gegend herumlief. Er war noch in Remission, doch das neue Protokoll sagte deutlich, daß man nicht sorglos werden durfte. Wie eine Bande raffinierter Verbrecher treten die leukämischen Zellen gerade dann wieder in Aktion, wenn man glaubt, sie erledigt zu haben. Wenn man sie nicht alle töten kann, so kann man zumindest versuchen, die zu überlisten. Eric hatte die Order, sich jeden Montag in der Ambulanz zu melden.

Eines Abends beim Essen sagte irgend jemand irgend etwas zu irgend jemand. Ich kann mich nicht erinnern, was. Wie Desdemonas Taschentuch war die Sache selbst unwichtig, und wie ein Taschentuch ist sie längst verlorengegangen. Doch plötzlich waren wir mitten in einem mörderischen Krach. Es wurden keine Teller geschleudert, nur Beschuldigungen. Niemand kämpfte fair. Alle Schläge saßen. Es gab kein Recht, kein Unrecht, keine Vernunft. Als es vorbei war, als man Türen zugeschlagen hatte und verschiedene Mitglieder der Familie in verschiedene Richtungen entflohen waren, blieben Eric und ich allein am Tisch zurück. Er aß schweigend und viel zu schnell; er wollte auch flüchten. In seinem grimmigen Rückzug war etwas, das mich unklugerweise veranlaßte, mich zu verteidigen. »Du erwartest das Unmögliche«, sagte ich. »Du möchtest, daß wir eine perfekte Familie sind. Aber wir sind nicht einfach Mammy und Daddy und die Kinder in einem Malbuch. Wir sind echte

Menschen mit echten Problemen. Und es hilft nicht, wenn du Partei ergreifst. Warum mußt du immer gerade auf *mich* losgehen?«

Er stand ohne ein Wort auf, packte seinen Teller und ging an mir vorbei, mir einen vernichtenden Blick zuwerfend.

Es war zuviel. Überwältigt von Erschöpfung und Verzweiflung sagte ich: »Ich wünschte, ich wäre tot.«

Eric blieb stehen, fuhr herum. »Du bist beschissen, Mam«, sagte er.

Wahrscheinlich erwartete er, daß ich ohnmächtig werden würde. Ich sagte: »Eric, du möchtest mir doch etwas sagen. Also sag es.«

»Es ist folgendes. Wenn du nicht leben willst, dann ist das *dein* Problem. Ich will leben. Und ich habe zu viele eigene Probleme, um mich in deine hineinziehen zu lassen oder mich um deine zu sorgen. Sieh zu, daß du mit deinen fertig wirst. Ich kümmere mich um meine. So, und jetzt ziehe ich aus.«

Er ging nach oben.

Ich war entsetzt, daß er das, was ich sagte, so wörtlich genommen hatte. Ich rannte nach oben. Er stopfte Kleidungsstücke in seinen Segeltuchsack, packte wütend und kopflos, wie das Leute in schlechten Filmen tun.

»Wohin gehst du?«

»Das ist nicht deine Sache. Aber ich gehe. Das ist alles.« Nach zwanzig Minuten war er fort. Ich blieb allein zurück – mit dem Geschirr und der Notwendigkeit, Sidney sagen zu müssen, daß Eric fortgegangen war.

Er blieb sechs Tage weg. Am Freitag war ich soweit, daß ich die Sozialarbeiterin des Memorial anrief und ihr sagte, daß Eric verschwunden war. Ich wußte, daß er am Montag in die Klinik kommen mußte. Ob sie mich anrufen würde, wenn er nicht auftauchte? Ob sie mich auch anrufen würde, wenn er kam?

»Ich muß wissen, ob er in Ordnung ist«, sagte ich. Ich spürte einen dicken Klumpen in meiner Kehle. Gleich darauf schluchzte ich ins Telefon.

»Ich bin sicher, er ist in Ordnung, Mrs. Lund«, besänftigte mich das Mädchen. »Ich kenne Eric. Er würde nie etwas wirklich Verrücktes tun. Er wird bestimmt am Montag herkommen. Aber ich rufe Sie auf jeden Fall an.«

Am Sonntagabend war ich noch lange nach Mitternacht auf und wanderte im Haus herum. Ich hatte eben die Kühlschranktür geöffnet, um nachzusehen, ob kalter Saft da war, als ich ein Geräusch hörte. Jemand versuchte unsere von Feuchtigkeit aufgequollene Haustür zu schließen, ohne daß man es hörte. Ich wartete, ohne mich zu rühren. Wenn er nicht weiß, daß ich hier bin, wird er in die Küche kommen. Er wird Hunger haben.

Die Küchentür quietschte. Ich blickte weiter in den Kühlschrank, zog schließlich eine Flasche Apfelsaft heraus.

»Möchtest du welchen?« sagte ich und stellte ein Glas für mich selbst hin.

»Nein, danke.« Eric warf mir einen schnellen Blick zu. Er schien in diesem Moment ein wenig verlegen und sehr jung.

»In der Kuchenbüchse sind ein paar frische Krapfen mit Marmelade.«

»Da sag' ich nicht nein.« Er lächelte ein ganz klein wenig.

Ich ging mit meinem Saft auf die Veranda und setzte mich ins Dunkel. Die Augustnacht war voller Summen und Zirpen. Als ich vier war, gingen meine Eltern mit mir in den Zoo und fragten mich, welches Tier ich sehen wollte. Ich antwortete: »Eine Grille«, denn ich dachte wohl, sie sei das größte und interessanteste Tier in dem ganzen Zoo. Als Eric vier oder fünf war, hatte ich ihm davon erzählt. Er liebte diese Geschichte. Seine Mutter war einmal ein dummes kleines Mädchen gewesen, das nicht mal wußte, wie eine Grille aussah! Nun, manchmal schien es mir, daß ich mich nicht viel weiterentwickelt hatte, daß ich immer noch dieses dumme kleine Mädchen war. Nur war jetzt das Leben wirklich voller riesiger Ungeheuer, voller Schrecknisse im Dunkel, voller Schrecknisse bei Tag. Ich wünschte, ich könnte Eric irgendwie erklären, wie es war, ich zu sein, ihn zu bitten, geduldig zu sein. Ich machte so viele Fehler. Doch er war derjenige, der eben scheu und verlegen dreingeblickt hatte. Warum?

»Du bist beschissen, Mam.« Das war es. Das mußte ihn mehr schockiert haben als mich. Meine eigene Mutter hätte mir das nie verziehen. Aber Worte können mich nicht erschüttern. Ich hatte nie gehört, daß eines meiner Kinder dieses Wort gebrauchte, obwohl wir in unserem Haus auf Fluchen nie übertrieben reagiert hatten. Sidney flucht nie. Wenn er wirklich wütend und aufgeregt ist, sagt er: »Oh, mein Gott!« Wenn ich dagegen meine Beherrschung verliere, was nicht allzuoft vorkommt, benütze ich jedes Wort, das mir einfällt. Die Kinder hatten sie also alle gehört. Aber irgendwie benutzten sie sie zu Hause nicht. Oder vielleicht war es nur eine Sache des Stils.

Wenn man Kraftausdrücke zu oft gebraucht, verlieren sie ihren Glanz. Nun, Eric hatte meine volle Aufmerksamkeit gefesselt; er hatte mir seinen Standpunkt klargemacht. Ich saß im Dunkeln und lächelte, als ich an all das dachte. Ganz plötzlich fühlte ich mich so ruhig wie in vielen Monaten nicht. Er war tapfer. Er war ein Kämpfer. Wir würden doch noch einen guten Herbst haben.

15

September, Oktober, November. Es war jetzt drei Jahre her, seit bei Eric Leukämie festgestellt worden war, und Eric spielte den besten Fußball seines Lebens. Wegen seiner Größe und Aktivität hatte man ihn vom Stürmer zum Verteidiger gemacht. Als solcher hatte er weniger Gelegenheit, Tore zu schießen, doch es gab viel Aktion und oft die Chance, andere zu unterstützen.

Seine Mannschaft eröffnete die Saison mit einigen aufsehenerregenden Siegen, doch sie erlitt auch mehrere schwere Niederlagen. Am 1. November jedoch schrieb eine Zeitung in einem Sportleitartikel, daß »die Universität von Connecticut sich in wenigen Wochen mit der vielleicht besten Fußballmannschaft von New England ausgezeichnet hat«. In dem Artikel, der mit Fotos von Eric und Mark Kurimai, seinem ältesten und engsten Freund und Mannschaftskameraden, illustriert war, wurde Erics Krankheit nicht erwähnt.

Alles in allem gewann seine Mannschaft mehr Spiele als in den vergangenen vier Jahren. Und als die Saison schließlich mit dem alljährlichen Mannschaftsessen abgeschlossen wurde, verkündete Trainer Joseph Morrone, daß Eric Lund von seinen Kameraden für das neue Jahr zum Kapitän der Fußballmannschaft der Universität von Connecticut gewählt worden war. Bei der Winterversammlung des Nationalen Fußballtrainerverbands wurde er außerdem noch für die Landesliga-Mannschaft nominiert. Gleich den Zeitungslesern wußte keiner der Trainer, mit Ausnahme Joe Morrones, von Erics Zustand. Er war einer von drei Spielern, die in dem Gebiet gewählt wurden. Eric war nicht der größte Fußballspieler seiner Zeit. Doch er war ein guter, ein natürlicher Kämpfer, der das Spiel liebte, und er arbeitete härter an sich als die meisten. Er hatte natürlich seine Gründe. Er rannte, um zu gewinnen, und er rannte um sein Leben.

Nur wenige Leute wußten, daß er fast jeden Montag das

Training versäumte, weil er sich in der Ambulanzklinik des Memorial melden mußte. Noch weniger wußten, daß er, wenn er am Dienstag oder Mittwoch spielte, oral Medikamente nahm oder daß er dabei war, sich von einem durch eine kräftige Spritze verursachten Übelkeitsanfall zu erholen. Während Eric dieses Problem, wenn irgend möglich, nie mit Leuten von der Universität diskutierte, hatte er nichts dagegen, mit interessierten Ärzten und Schwestern offen darüber zu reden.

Es kam vor, daß die Ärzte, wenn Eric in die Klinik kam, sofort mit einem neuen Medikament anfangen wollten. Doch Eric sagte: »Ich habe morgen ein Spiel – können wir nicht ein bißchen damit warten? Es ist nämlich nicht leicht, achtundachtzig Minuten Fußball zu spielen, wenn einem Daunomycin verpaßt worden ist.« Die Ärzte gaben nach, wann immer sie konnten. Sie respektierten seine Haltung und die ungeheure Energie, mit der er alles, was er tat, anpackte. Er hatte sie schon immer gehabt.

Ich erinnere mich, daß ich das erste Mal, als ich ihn in den Arm nahm, nicht glauben konnte, daß so viel wilde Energie in diesem winzigen Geschöpf steckte. Mein erstes Baby, ein völlig gesundes Mädchen, hatte sich schlaff wie ein Waschlappen angefaßt, wie die meisten kleinen Babys. Doch Eric versuchte über meine Schulter zu klettern, aktiv wie ein Eichhörnchen auf der Suche nach Nüssen. Im Alter von zwei Wochen kroch er in der Praxis unserer Kinderärztin fast vom Untersuchungstisch.

Zu Weihnachten schenkte Mark Eric in diesem Jahr einen »Big Apple«-Hut. Es war eine Art übergroßer Golfmütze, und sie saß auf Erics Kopf wie ein riesiger, leicht angebräunter Pfannkuchen. Er trug sie von da an die meiste Zeit, im Haus ebenso wie draußen.

Am letzten Tag der Weihnachtsferien (wir waren dieses Jahr zu Hause geblieben; das Haus in Florida war vermietet) ging ich hinaus, um die zwei Brüder zu beobachten, wie sie den Wagen für die Rückfahrt zur Universität beluden. Mark trug eine Automütze auf seinen Locken, eine Jacke von unbestimmter Farbe, die aussah, als hätte er sie die letzten zehn Jahre beim Goldgraben im Yukon getragen, und einen zwei Meter langen Schal, dessen blau-weiße Streifen über den Boden schleiften. Eric trug, wie immer, auf dem Kopf den Pfannkuchen, einen riesigen braungoldenen Pullover, den eine längst verflossene Freundin gestrickt hatte, und eine ziemlich ausgebeulte Hose.

Die beiden lachten, stießen einander hin und wieder an und taten so, als stritten sie über die Unterbringung des Gepäcks. Es war schön gewesen, sie im Haus zu haben, obwohl sie den Kühlschrank leerfegten wie Staubsauger. Ganz plötzlich, inmitten der Freude, durchzuckte mich ein Gefühl der Angst.

Am Neujahrstag hatte es einen großen Schneesturm gegeben. Der Schnee lag immer noch ziemlich hoch. Sancho rannte herum und sprang fröhlich in die Luft, während er versuchte, seinen »Brüdern« beim Packen zu helfen. Auch Lisa war da. Mit Fäustlingen und einem Schal ausstaffiert, genoß sie den Schnee; ihr offenes rotgoldenes Haar stach vom blauen Himmel ab. Sidney, in einem rotkarierten Lumberjack und riesigen schwarzen Gummistiefeln, kniete mit einer Kamera im Schnee und knipste die Kinder. Ein Schneemann stand im vorderen Hof und trug noch immer den hellen Schal und die Karottennase, die ihm vor drei Tagen verliehen worden waren. An den Ecken des Wohnzimmerfensters klebte Schnee wie auf einer Weihnachtskarte.

Und ich stand da und zitterte vor Angst. Es war eine Kodakanzeige. Ich sah die Überschrift: »Momente wie diese dauern nicht an. Fange sie ein – solange du noch kannst!« *Klick ... klick.* Mit jedem Klicken der Kamera sah ich, wie meine Familie sich änderte, sich mit der Zeit auflöste. Ich sah, wie Eric für immer in der erstarrten Pose verschwand. Er würde eingefangen sein, ja – im Bildrahmen, in den Seiten des Fotoalbums. Es war nicht genug. Ich wollte ihn unvollkommen, aber lebendig, verschwommen durch Bewegung, zornig, glücklich, schreiend, springend, laufend.

Der Moment verging. Eine Woche später sah ich mir die Bilder an.

»He, die sind prima! Hast du gut gemacht. Und es ist so schwer, bei Schnee und Sonne die richtige Belichtung einzustellen. Aber sie sind alle ausgezeichnet.«

Sidney blickte befriedigt drein.

»Zeig mal her.« Lisa stand neben mir.

Es war schwer für mich, sie auch nur für eine Minute herzugeben. Sobald Lisa und Sidney sie angeschaut hatten, nahm ich sie und betrachtete sie noch einmal. Was hatte ich an jenem Tag gesehen? Wo war das Verhängnis? Ich konnte es jetzt nicht sehen.

»Findest du, daß Eric okay aussieht?«

»Er sieht nett aus mit diesem Hut«, sagte Lisa.

»Ich meine okay.« Ich sah Sidney an.

»Ich finde, er sieht prima aus«, sagte Sidney.

Lisa nahm die Bilder wieder. »Es ist der Hut, Mammy. Er sieht klein darunter aus, irgendwie zart. Aber das kommt nur davon, daß der Hut so groß ist.«

Wir lächelten beide. Sie wußte im allgemeinen, was ich meinte.

Drei Wochen später erfuhr Eric, daß seine schwer errungene vierte Remission zu Ende war. Es war am 25. Januar. Der Kampf begann. Am Dienstagmorgen, den 26. Januar, kam Eric in einem derartigen Aufzug heruntergerannt, daß ich meinen Staubsauger abschalten, mich umdrehen und ihn noch einmal anschauen mußte.

»Eric – willst du in die Klinik? So?«

»Nicht heute. Freitag. Ich hab' erst verschiedenes zu erledigen.« Mehr sagte er nicht.

Jahre später fand ich die gedruckte Ankündigung eines Schwesternseminars über die Chemotherapie bei Krebskrankheiten. Das Seminar fand an zwei verschiedenen Nachmittagen, dem 26. und 28. Januar, statt. Im Vortragssaal befanden sich außer Schwestern und Ärzten auch zwei Patienten, von denen einer Eric Lund war. Das Seminar, das für Schwestern aus den ganzen benachbarten östlichen Gebieten veranstaltet wurde, war gut besucht. Etwa sechshundert Schwestern nahmen daran teil. Barbara Livingston, damals Oberschwester in der Chemotherapie-Forschung, sagte mir später: »Es war ein richtiges Privileg für diese Leute, die Geschichte direkt aus dem Mund der Patienten zu hören.«

Die Patientin, die aufgerufen wurde, als erste zu sprechen, war eine hübsche Hausfrau von Mitte Zwanzig. Sie war vor etwa fünf Jahren ins Memorial eingeliefert worden, weil sie an einer seltenen Krebsart litt, die Chorionkarzinom genannt wird. Der Krebs, der seinen Ursprung in der Plazenta ihres im vierten Monat durch Fehlgeburt abgegangenen Babys hatte, war weit fortgeschritten; er hatte sich auf die Lungen ausgebreitet. Röntgenaufnahmen zeigten die »multiplen pulmonaren Metastasen«, die damals vorhanden waren. Wie sie und ihre Ärzte bezeugten, hatte die Chemotherapie ihr das Leben gerettet. Ihre Röntgenaufnahmen waren zur Zeit normal. Sie war völlig geheilt.

Der andere Patient auf dem Podium, ein junger Mann von

einundzwanzig Jahren, trug einen blauen Blazer mit Silberknöpfen, ein gelb gestreiftes Hemd und ein neues Halstuch, das seine Mutter früher an diesem Morgen in Staunen versetzt hatte. Niemand, der diesen jungen Mann zum erstenmal sah, hätte erraten, daß er seit dreieinhalb Jahren an akuter lymphozytischer Leukämie litt. Die Chemotherapie hatte ihm Zeit geschenkt, wundervolle Zeit in einer Welt, die er sehr genoß. Nun wollte man einen neuen Versuch mit Chemotherapie unternehmen. Am Freitag sollte er wieder für lange Zeit auf Ewing Acht kommen.

Die anwesenden Ärzte wußten, daß Eric erst einen Tag zuvor erfahren hatte, daß seine Remission zu Ende war. Es überraschte und beeindruckte sie, wie Mrs. Livingston mir sagte, daß er es fertigbrachte, in einem öffentlichen Seminar seine Gelassenheit zu bewahren, während er solch einen Schlag verdauen mußte. Sie stellten beiden Patienten ernste Fragen. Dr. Irving Krakoff, einer der Chefonkologen des Memorial, fragte Eric zum Beispiel: »Soll man einem Patienten die ganze Wahrheit über seine Krankheit sagen? Soll man ihm helfen, der harten Wirklichkeit ins Auge zu sehen, und ist er im allgemeinen stark genug, sie zu ertragen?«

Eric antwortete: »Bei mir war von Anfang an alles auf Erfolg ausgerichtet. Und alles, was seither geschehen ist, vor allem in diesem Haus, war auf Erfolg ausgerichtet. Obwohl man es mit einer Krankheit zu tun hat, bei der nur eine etwa zehnprozentige Chance besteht, daß jemand einen Punkt erreicht, an dem er als geheilt betrachtet werden kann, versucht man durchzuhalten. Das ist es, was ich eben jetzt tue – ich versuche durchzuhalten. Ich könnte in die Zukunft blicken und sagen: Die Medikamente gehen zu Ende. Ich werde gegenüber gewissen Chemikalien resistent. Meine Therapie ist völlig fehlgeschlagen. Vielleicht sollte ich besser nicht an die Zukunft denken. Doch auf der andern Straßenseite, im Sloan-Kettering-Institut, arbeiten Ärzte. Auf der ganzen Welt arbeiten Ärzte, die, während meine Medikamente zu Ende gehen, neue Medikamente entwickeln. Man könnte sagen, der Patient akzeptiert nicht die Tatsache, daß er sterben wird. Nun, in vielen Fällen ist es fraglich, ob jemand sterben wird oder nicht. Und wenn Sie mit dem Patienten darüber zu diskutieren beginnen, können Sie leicht seine Zuversicht zerstören. Ich weiß, daß ich als Patient schrecklich verantwortlich gegenüber den Leuten um mich bin, besonders gegenüber meiner Familie, besonders gegenüber den Leuten im achten Stock. Wenn sie meinetwegen Zweifel haben, dann muß ich eine Stufe höhersteigen und sagen: Ich muß meinetwegen und auch ihretwegen stark genug sein und meine Zuversicht beibehalten.«

Eine Seminarteilnehmerin bemerkte, daß »die meisten Ärzte ebensolche Angst vor Krebs haben wie die Patienten und dazu neigen, die emotionellen Probleme zu unterdrücken«. Sie rief in Erinnerung, daß Eric gesagt hatte, Schwestern könnten »das erste Bollwerk« für Krebspatienten sein. »Können Sie uns sagen, was die Schwestern für Sie getan haben, Eric?«

»Die Schwestern sind Übermenschen«, erwiderte Eric. »Sie sind großartig! Was Mrs. Livingston und Miß Somerville so großartig macht, ist zum Beispiel, daß sie immer eine Stufe über dem agieren, was von einem gewöhnlichen Menschen erwartet werden kann. Ich bin jetzt seit dreieinhalb Jahren hier Patient, und in dieser Zeit habe ich einen Punkt erreicht, wo ich mit diesen Menschen nicht nur in einer Patient-Schwester-Beziehung stehe, sondern ich habe mich sehr gut mit ihnen angefreundet. Das ist eine unangenehme Situation, weil es hier Grenzen gibt, mit denen man fertig werden muß. Es kann zu Schwierigkeiten kommen... Mit anderen Worten, wenn ich in den nächsten Wochen in den achten Stock müßte, und es mir plötzlich schlecht ginge, dann wäre das natürlich schwer für mich, aber es wäre auch schwer für diese Leute, weil sie meine Freunde sind. Sie wären besorgt. Aber der Grund, warum diese Schwestern großartige Menschen sind, ist, daß sie über all dem stehen. Sie betrachten alles, wägen alles ab, reagieren auf alles auf einer höheren Ebene.«

Man warf die Frage auf, wie die Schwestern emotionell damit fertig werden, daß sie ständig mit Krebspatienten zu tun haben.

Sowohl Mrs. Livingston wie Miß Somerville räumten ein, daß es manchmal sehr »erschöpfend« sei. Mrs. Livingston fügte hinzu: »Wir unterstützen uns gegenseitig, und ich glaube, wir werden durch die Unterstützung, die unsere Patienten uns geben, ständig gestärkt. In den meisten Fällen diskutieren wir auf sehr ehrliche, offene Art mit ihnen über ihre Krankheit und ihre Behandlung. Und ich glaube, wir alle ziehen daraus Nutzen. Andererseits schäme ich mich nicht, ihnen zu sagen, daß wir manchmal weinen.«

Zusammenfassend sagte Eric: »Ewing Acht ist sowohl ein Himmel wie eine Hölle. Die Hölle sieht man auf den ersten

Blick. Der Himmel wird von den Menschen, die dort oben arbeiten, geschaffen.«

16

Vier Tage nachdem Eric in Ewing Acht aufgenommen worden war, wurde er in die neue sterile Luftkammer des Memorial verlegt, die erst seit zwei Monaten in Betrieb war. Erics Ärzte, die vor dem schweren Problem standen, bei ihrem Patienten eine fünfte Remission zu erreichen, und die deshalb einen langen Angriff mit mächtigen Medikamenten planten, entschieden, daß er diesen zusätzlichen Schutz brauchte. Sie erwarteten, daß Erics weiße Blutkörperchen sich stark vermindern würden, sobald der Angriff richtig in Gang gekommen war. Sie wollten ihn nicht durch eine Lungenentzündung oder eine andere Infektion verlieren.

Die sterile Luftkammer war ein fensterloser, sehr kleiner Raum, der in mancher Hinsicht einer Schiffskabine dritter Klasse ähnelte. In die winzige Kammer paßte nur die übliche Krankenhausausstattung: Bett, Nachttisch und ein Stuhl. Außerdem befanden sich ein Waschbecken und eine tragbare Kommode darin. Der Patient in dieser Isolationskammer war von gereinigter Luft umgeben, die sich in ständigen sogenannten laminaren Strömen der Breite und der Höhe nach durch den sterilen Raum bewegten, wobei die Luft sich selbst reinigte. Die erste Anlage des Memorial, die einem eigenen Raum mit drei Seiten glich, war in ein bereits existierendes Patientenzimmer eingebaut worden. Die keimfreie Luft wurde von Ventilatoren horizontal durch mehrere an der einen Wand befindliche Mikrofilter getrieben. Die Geschwindigkeit des Luftstroms hinderte in der Luft enthaltene Organismen daran, sich gegen den Luftstrom auf den Patienten zuzubewegen. Alles, was sich stromabwärts von ihm befand, konnte ihn nicht infizieren. Besucher konnten in der offenen Tür des ursprünglichen Zimmers in einem durch gelbe Klebestreifen markierten kleinen Rechteck stehen, und solange sie dort stromabwärts vom Patienten blieben, konnten ihre Bakterien ihn nicht erreichen. Jeder, der sich in den Raum jenseits des gelben Klebestreifens wagte, mußte die Vorschriften für sterile Kleidung befolgen.

Der laminare Luftstrom sollte dazu beitragen, Eric zu retten, doch Eric mußte auch selbst dabei mithelfen. Sein Überleben konnte davon abhängen, wie gut er die Instruktionen befolgte und wie gut er sich den gegebenen Umständen anpaßte. Die Schwestern versuchten ihn auf diesen Teil der Sache vorzubereiten.

»Lassen Sie niemand ohne sterile Kleidung herein, Eric – Maske, Mantel, Mütze, Gummihandschuhe, Überschuhe und so weiter. Es hat keinen Zweck, Sie in eine sterile Kammer zu stecken und zuzulassen, daß irgendein neues Küchenmädchen, das nicht Bescheid weiß, mit einem Tablett hier hereinplatzt. Die Vorschriften gelten für *jeden.* Auch für Ärzte von einer anderen Abteilung, die mit der Sache nicht vertraut sind. Begnügen Sie sich nicht damit, höflich zu sein. Wir möchten, daß Sie darin wirklich streng sind.«

Da es um so besser war, je weniger Leute den Raum betraten, brachten die Schwestern Eric auch bei, selbst seine Hausarbeiten zu verrichten. Er sollte sein Bett selbst machen und sein Waschbecken mit einem speziellen bakterientötenden Mittel reinigen. Und um das Risiko einer Infektion noch mehr zu verringern und die Bakterien im Magendarmkanal zu unterdrücken, verabreichte man Eric oral spezifische Antibiotika. Alle diese sorgfältigen Vorbereitungen wurden in der Hoffnung getroffen, daß der Patient in gutem Zustand blieb. Für Notfälle oder für Intensivpflege war die sterile Luftkammer nicht geeignet.

Die erste Patientin, die man im Memorial in die sterile Luftkammer steckte, hatte sich auf verschiedene Weise als idealer Testfall erwiesen. Es war eine junge Frau mit akuter Leukämie, die nie ernstlich krank wurde, solange sie sich in der Kammer befand. Ihr größtes Problem war, wie sie die Vorschriften befolgen und trotzdem weiterhin hübsch aussehen konnte. Infolge einer vorangegangenen Chemotherapie hatte sie ihr ganzes Haar verloren, und sie war sehr darauf bedacht, stets eine Perücke zu tragen. Nach langen Diskussionen erlaubte man ihr, sie sorgsam zu waschen und in die Kammer mitzunehmen. Ein anderes Problem war das Make-up. Zuerst sagte man ihr, daß in dieser Hinsicht nichts zu machen sei; Kosmetika waren im allgemeinen nicht steril. Doch der Mann der Patientin arbeitete zufällig bei einer führenden Kosmetikfirma. Die Firma erklärte sich bereit, Lippenstift und Augen-Make-up für sie unter sterilen Bedingungen herzustellen. Das Resultat war, wie Mrs. Livingston es ausdrückte, »eine sehr glückliche und hübsche Patientin.«

Nun war Eric an der Reihe, dem ungezwungenen Leben im

achten Stock Lebewohl zu sagen und in die einsame Zelle zu ziehen. Sidney war am 3. Februar dabei, als drei Schwestern Eric in den Duschraum brachten, um ihn vorzubereiten. Der Patient konnte nicht gekocht werden, doch man bemühte sich, ihn so sauber wie möglich zu kriegen, bevor er die sterile Kammer betrat. Eric, der einen alten Bademantel und Mokassins trug, ging lächelnd, scherzend und den Leuten zuwinkend, den Korridor von Ewing Acht hinunter.

Die Dusche selbst wurde von viel Lachen, Zurufen und Anweisungen begleitet.

»Vergessen Sie nicht, sich hinter den Ohren zu waschen, Eric... Vergessen Sie nicht Ihre Füße... Waschen Sie dreimal die Haare!«

»Wer nimmt eigentlich diese Dusche? Wie soll ich denn alles auf einmal waschen? Ich habe mein eigenes System.«

Nach einiger Zeit änderte sich der Ton.

»Eric? Wie steht's?... Eric? Sind Sie bald fertig?«

»Nein, ich komm' hier nicht mehr 'raus. Mir gefällt's hier drinnen.«

Endlich tauchte er auf. Er hatte den Bademantel und die alten Mokassins abgelegt. Er schlüpfte mit den Füßen in neue Papierpantoffeln und umhüllte seinen Kopf mit einem sterilen Handtuch. Die Schwestern wickelten ihn von Kopf bis Fuß in sterile Tücher ein und versuchten ihn rasch in sein neues Quartier zu bringen.

»He! Ich kann so nicht gehen. Ich fall' um.«

»Keine Angst. Wir fangen Sie auf.«

»He, Eric, wo ist Ralph?« rief ein Freund, der Erics Handtuchturban sah.

»Er ist weggelaufen. Er hat gehört, daß sie ihn sterilisieren wollen.«

»Was glauben Sie, wie lange man ein Kamel kochen muß?«

»Keine Ahnung. Ralph wollte nicht warten, um das herauszufinden.«

Endlich betrat Eric die Kammer, in der ihn neue sterile Kleidung erwartete. Die Schwestern schlossen die Tür. Die Vorhänge vor dem kleinen Fenster in der Tür zog er selbst zu. Fünf Minuten später öffnete er sie und setzte sich, um Ärzte, Schwestern, Laborantinnen und andere hohe Besucher zu empfangen – vorausgesetzt, daß sie maskiert und entsprechend den Vorschriften gekleidet waren. In einem frisch sterilisierten weißen Pyjama, auf dem Kopf einen großen beigen Hut, saß er im Bett. Jemand, der wußte, wie sehr Eric den Hut liebte, den Mark ihm zu Weihnachten schenkte, hatte ihn in die Kammer gebracht. Jetzt war auch er steril. Eric trug ihn die ganze Woche.

Zuerst war es ein Jux. Da war die Herausforderung, es gut zu machen, sich nicht unterkriegen zu lassen. Die Psychiater des Memorial waren natürlich an den Reaktionen der Patienten interessiert. Einige der ersten Patienten hatten das Gefühl, allein zu sein und kein Fenster zur Außenwelt zu haben, als unangenehm empfunden. Dann gab es das Problem des Lärms. Das Brausen der Luftgebläse, das nie aufhörte, war beträchtlich, und bei einigen Patienten, die ihm längere Zeit ausgesetzt waren, machte man regelrechte Hörtests. Eric schaffte all diese ersten Hürden ohne Schwierigkeiten. Zuerst betrachteten wir das Ganze als etwas, das man auf die leichte Schulter nehmen konnte. Ich fertigte eine große Zeichnung von Sancho, unserem kleinen schwarzen Hund, in steriler Kleidung mit vier weißen Stiefeln an den Füßen an und gab ihr den Titel »Sancho besucht Eric«. Wir befestigten sie an der Tür neben dem Namensschild, das Eric von seinem Platz bei dem Seminar mitgebracht hatte und auf dem »Mr. Eric Lund« stand.

»Wer ist eigentlich der Bursche dort drinnen?« hörte ich eines Nachmittags einen Besucher zu einem anderen sagen, als sie in dem langen Gang von Ewing Acht an Erics Tür vorbeischlenderten.

»Ich weiß nicht. Vielleicht irgendeine Berühmtheit?«

Niemand anders auf Ewing Acht hatte seinen Namen an der Tür. Und ganz bestimmt hatte niemand anders ein steriles Telefon. Es war das einzige private Telefon in dem Stockwerk, und es hatte auch eine private Nummer. Man hatte es ihm gegeben, damit er, wenn er Hilfe brauchte, in der Schwesternstation anrufen konnte, aber auch, damit er den Tag leichter hinter sich brachte.

Freunde erfuhren bald die Nummer und riefen von überall an. Eric meldete sich nie zweimal auf die gleiche Weise.

»Hier ist das Pentagon ...«

»Lunds Bar und Grill.«

»Gesundheitsamt.«

»Chinarestaurant Lum Fu Pu, Lum am Apparat ...«

Ich besuchte Eric in dieser Woche mehrere Male. Dann bekam ich eine Stirnhöhleninfektion und Husten und mußte daheimbleiben. Sidney fuhr ein- oder zweimal hinein, doch Eric und ich sprachen trotzdem soviel miteinander, daß wir eine ziemliche Telefonrechnung zusammenbrachten. Das Telefon wirkte auf Eric wie ein mächtiges Stimulans.

Dann rief ich Eric eines Tages an, und das Telefon klingelte fünf- oder sechsmal, doch es meldete sich niemand. Er *mußte* da sein. Ich wartete. Beim nächsten Klingeln wurde der Hörer abgenommen. Nach einer Weile hörte ich, wie Eric hervorstieß: »Kann jetzt nicht sprechen ... Nasenbluten ... Packung.« Das war alles. Es klickte im Hörer.

»Oh, Eric– großer Gott!« rief ich ins Telefon, als es verstummte. Die Nasenblutungen bei Leukämie wurden von allen gefürchtet. Gelegentlich waren sie leicht und hörten von selbst wieder auf. Häufiger jedoch wurden sie zu einem riesigen Ereignis und bedurften eines Teams von drei oder vier Schwestern und Ärzten. Zuerst bemühte man sich, zu verhindern, daß der Patient an seinem eigenen Blut erstickte. Der zweite Schritt war, schnell eine Nasenpackung anzulegen. Der Arzt führte sie durch den Mund ein und klemmte sie hinter dem weichen Gaumen fest, so daß sie sich nicht bewegen konnte. War die Blutung auf den vorderen Teil der Nase beschränkt, so hatte der Patient eine bessere Chance, sie zu überleben. Wenn sie nachließ, wurde auch im vorderen Teil der Nase eine Packung angebracht. Ich hatte keine Ahnung, wie schwer Erics Nasenblutung war, doch es hörte sich nicht nach einer Kleinigkeit an.

Am nächsten Tag fuhren wir früh hinein, um ihn zu sehen. Er war sehr blaß, und die Packung in seiner Nase bereitete ihm starke Schmerzen. Er konnte nicht sprechen.

Der Arzt besuchte ihn, während wir dort waren. Später nahm er uns auf dem Gang beiseite: »Wir haben heute eine Knochenmarkuntersuchung gemacht. Das Mark war sehr schlecht, um ehrlich zu sein. Er hat überhaupt nicht auf die Medikamente reagiert, obwohl weiße Blutkörperchen und Plättchen weit unten sind. Natürlich haben wir ihm CA und TG gegeben, die er ja schon früher gehabt hat. Wahrscheinlich werden wir ihn morgen auf Asparaginase vorbereiten und ihn desensibilisieren.«

Am nächsten Tag hatte sich bei Eric trotz des sterilen Raums eine Infektion entwickelt, und er hatte hohes Fieber. Er bekam Transfusionen von ganzem Blut und Plättchen. Ein Arzt war bei ihm und legte ihm den Asparaginasetropf an, eine Sache, die Stunden dauerte. Er hatte Nadeln in beiden Armen und Packungen im vorderen und hinteren Teil der Nase. Über der grotesk geschwollenen Nase blickten Erics Augen ruhig und verrieten seinen Willen, durchzuhalten.

Am nächsten Tag nahmen wir Mark ins Memorial mit. Es war das erste Mal. Er legte die Papiermütze, die Maske und die Handschuhe an – das Anziehen des sterilen Mantels bereitete uns Schwierigkeiten, weil er so groß war – und ging dann in den Raum. Sidney und ich schauten durch das kleine Fenster in der Tür. Eric blickte auf und sah Marks Augen unter der Maske, Marks zottige, rotgoldene Locken unter der Papiermütze. Er lächelte. Dann sah ich, daß er sich tatsächlich besser fühlte. Man hatte ihm ein Breitbandantibiotikum gegeben, und das Fieber war daraufhin ein wenig gesunken. Die Nasenpackung war entfernt und durch einen Gummischlauch ersetzt worden, an dem sich eine kleine Kugel befand. Drückte man auf die Kugel am äußeren Ende, so wurde ein ganz leichter Druck auf den Sitz der Blutung ausgeübt. Es war viel angenehmer als die Packung.

Am Tag danach fühlte sich Eric gut genug, um ein bißchen zu sprechen. Sidney und ich begannen Hoffnung zu schöpfen. Doch in der Nacht erkrankten wir beide an Grippe.

Freitag und Samstag blieben wir hustend im Bett und nahmen sämtliche Medikamente gegen Schmerzen und Fieber, von denen wir je gehört hatten. Zwischen den Hustenanfällen bemühte ich mich ständig, jemanden im Memorial zu erreichen, der uns sagen konnte, wie es Eric ging. Doch der kommende Montag, der 15. Februar, war ein nationaler Feiertag (Washingtons und Lincolns Geburtstage wurden in diesem Jahr zusammen gefeiert), und alle Ärzte, deren Namen wir kannten, waren drei Tage auf Urlaub gegangen. Man hatte mir den Namen eines Medizinalassistenten gegeben, der angeblich Dienst hatte. Später erfuhr ich, daß der Plan in letzter Minute geändert worden war und daß er sich deshalb nie an seinem Telefon meldete. Wir fühlten uns abgeschnitten und hatten ein wenig Angst, sagten uns aber immer wieder, daß es ihm gut gehen mußte, weil sonst jemand *uns* angerufen hätte.

An diesem Samstagnachmittag ging unser enger Freund, der Journalist Frank Fay jr., ins Krankenhaus. Er fand Eric in ernstem Zustand vor; er blutete wieder und befand sich im Semikoma mit wilden Delirien. Er hatte über 42 Grad Fieber, was, wenn es länger dauerte, zu einer Gehirnschädigung führen konnte. Und obwohl er jeden Tag Plättchentransfusionen bekommen hatte, war ihre Zahl auf Null gesunken. Sein Körper hatte begonnen, Antikörper zu produzieren und stieß nun die Plättchen ab, sobald sie in seinen Blutstrom eindrangen. (Eine solche Reaktion tritt, wie ich später erfuhr, im allgemeinen erst nach vielen Transfusionen auf. Sie ist auch weniger wahrscheinlich, wenn Familienmitglieder passende Plättchen spenden. Doch auch wenn dem Arzt keine passenden Spender zur Verfügung stehen, gibt er dem Patienten, so schnell er kann, weitere Plättchen, ungefähr so, wie Arbeiter Sandsäcke auf einen Damm werfen, der einzustürzen droht. Gelingt es, genügend Plättchen in den Blutstrom zu bringen, so kann man die Antikörper neutralisieren. Gibt man dann noch mehr, so kommen einige der guten Plättchen vielleicht durch und helfen dem Patienten. Doch von all diesen Dingen hatten wir keine Ahnung, als wir zu Hause lagen und versuchten, mit unserer Grippe fertig zu werden.)

Frank blieb bis weit in die Samstagnacht hinein bei Eric und versuchte ihn in seinem Delirium zu beruhigen. Eric war so wild, daß er schließlich sediert werden mußte, obwohl das in diesem semikomatösen Zustand gefährlich war. Als Frank schließlich nach Hause fuhr, war es nach drei Uhr morgens. Er beschloß, uns mit so einer beunruhigenden Nachricht zu dieser Stunde nicht zu wecken.

Am nächsten Morgen versetzte uns ein Telefonanruf vor sieben Uhr in tiefen Schrecken.

»Mrs. Lund, hier Dr. Maresh. Ich war eben bei Eric, und ich denke, Sie und Ihr Mann sollten so schnell sie können hereinkommen.«

»Ist er –«

»Sein Zustand ist sehr ernst. Ich habe ihn auf die Liste der kritischen Fälle gesetzt. Das bedeutet, daß Sie einen Paß kriegen und sofort heraufkommen können, wenn Sie eintreffen.«

Durchgangsverkehr. Autos, Laster, Brücken, Zahlstellen. Endlich die Ausfahrt. Kein Parkplatz. Nie ein Parkplatz. »Schön, bring ihn in die Garage. Ich steige aus und fahre hinauf.«

»Dieser Aufzug bitte.« Doch die Türen gingen zu. Warten auf den nächsten Aufzug. Nach hinten gedrängt ... fünf ... sechs ... sieben ... Ich muß aussteigen.

»*Achter* Stock, bitte.« Ich rannte den Gang hinunter zur sterilen Luftkammer, dem Moment entgegen, den ich dreieinhalb Jahre gefürchtet hatte. Die Tür war zu, niemand zu sehen. Doch die Vorhänge waren offen. Ich blickte durch das Fenster.

»Ah ... ah!« Ich hörte mein eigenes Keuchen. Etwas in der Mitte meines Körpers bebte, zitterte, gab fast nach. Doch ich hielt mich am Türknopf fest. Jetzt habe ich ihn gesehen, und jetzt bin ich sicher, daß dieser 14. Februar – Valentinstag! – der Tag von Erics Tod sein wird. Er trug bereits seine Maske. Die tiefliegenden schwarz-purpurnen Augen, die Nase schwarz von Blut, die offenen schwarzen Lippen.

Das Bett war hoch und leicht schräg gestellt. Eric schien bereits auf seiner Totenbahre zu liegen. Seine rotgoldenen Locken auf dem Kissen waren leblos, wie in Stein gehauen. Seine grauen Finger hingen herab und regten sich nicht.

»Wer sind Sie?« Eine Schwester mit ängstlicher Miene stand neben mir.

»Seine Mutter.«

»Oh! Ich hole den Doktor.« Sie lief weg.

Bald kam sie wieder angerannt. »Er ist nicht da. Sie suchen ihn.« Sie steckte ihre Arme in einen der sterilen Papiermäntel, die stapelweise auf dem Gestell vor der Tür lagen.

»Handschuhe sind in der Schublade.« Sie zeigte sie mir. »Ziehen Sie alles an. Dann können Sie hereinkommen.« Ich kannte bereits die Prozedur, doch ich war unbeholfen; nichts paßte. Schließlich schaffte ich es. Die Schwester beugte sich über Eric und regulierte eine I. V.-Flasche. Ihre Hände zitterten. Ich blieb ruhig, weil ich fürchtete, sie nervös zu machen. Die Tür ging auf, und ein junger Arzt kam herein; dunkles Haar unter der Kappe, warme blaue Augen.

»Dr. Maresh«, sagte er.

»Hallo, Doktor.«

Er ging auf die andere Seite des Bettes und umklammerte fest Erics Schulter. »Eric?« rief er in strengem Ton. »Können Sie mich hören? Ich bin Dr. Maresh, Eric. Wachen Sie auf. Ihre Mutter ist hier, Eric.«

»Oh, nein! Bitte!« rief ich. »Wecken Sie ihn nicht meinetwegen!« Er weiß nicht, daß er stirbt, dachte ich. Ich will nicht, daß er wach ist und Angst hat. Oh, laß ihn schnell sterben. Laß es vorbei sein!

»Wir müssen ihn zu sich bringen«, sagte der Doktor. »Wir müssen ihn dazu bringen, daß er reagiert. Er ist jetzt seit drei Tagen im Koma.«

»Aber Sie glauben doch nicht, daß er *diesen* Tag überlebt, oder? Doch nicht bei diesem Aussehen!«

»Ich weiß nicht«, sagte der junge Arzt ernst. »Aber ich habe noch nicht aufgegeben. Manchmal kommen sie wieder zu sich, wenn man es nicht für möglich halten würde. Eric ist immer noch sehr kräftig. Er muß in phantastischer Form gewesen sein, als er ’reinkam.«

»Das war er. Er hatte es so geplant.«

Sidney warf nur einen Blick auf Eric und ging zum Telefon. Mark sagte, er würde den ersten Zug von New Haven nehmen. Meredith und Jim sagten, sie würden, sobald sie könnten, von Chikago herüberfliegen. Sie trafen am Nachmittag ein und kamen gleich zur Tür der sterilen Luftkammer; sie trugen noch ihre Wintermäntel und hatten Koffer in den Händen. Dann wurde Jim, der nicht glauben konnte, was er sah, ohnmächtig. Plötzlich sank er zusammen, ohne einen Laut. Als ich es sah, dachte ich: »Das ist die erste ehrliche Reaktion des Tages.« Was machten wir übrigen auf unseren Füßen? Es war unerträglich.

Nicht ein Zentimeter von Erics Körper war unversehrt. Wunden, zehn und fünfzehn Zentimeter im Durchschnitt, bedeckten seine Brust, seine Arme und Beine. Die roten und purpurnen Flecken der Petechia, welche die Zeichen des Blutplättchenmangels sind, waren überall. Seine Zunge war geschwollen und voller Wunden. Sein Zahnfleisch blutete.

Am Nachmittag begann sich Eric zu bewegen, gegen seine Bewußtlosigkeit anzukämpfen. Ein Medizinalassistent, der nach einer neuen Vene bohrte, hatte ihn geweckt. Eric, der tausend Nadeln ohne einen Laut ertragen hatte, begann plötzlich zu schreien.

»Scheiße! Oh, nein – SCHEISSE!«

Er warf sich im Bett herum. Die Nadel rutschte heraus. Der Medizinalassistent packte fest seinen Arm, hielt ihn fest und führte die Nadel wieder ein.

»Scheißkerl!« schrie Eric.

Man hörte seine Schreie deutlich auf dem Gang. Der Medizinalassistent befestigte Erics Arm mit Klebestreifen an einem Brett und klappte die seitlichen Geländer an seinem Bett hoch.

»Passen Sie auf ihn auf«, sagte er zu der Schwester und ging hinaus.

Eric begann zu schluchzen. Ganz plötzlich hörte er auf. »Nicht weinen«, sagte er und schüttelte den Kopf. »Nicht weinen. Nein!« Er erschauerte.

Er lag eine Weile still, und dann begann er plötzlich die Siegeslieder der Fußballmannschaften zu singen. Ein Betrunkener mit einem blutigen Mund feuerte seine alten Mannschaftskameraden an. Die Worte waren verstümmelt, doch wir verstanden immer wieder den Refrain: »Kämpft! Kämpft! Kämpft!« Für Eric war er ein Signal, aus dem Bett zu klettern. Als Mark sah, wie sein Bruder das Bein über das Geländer legte, zog er schnell sterile Kleider an, ging hinein und hielt ihn fest.

»Eric!« rief er. »Wir holen dich hier 'raus. Aber du mußt noch eine Weile hierbleiben. Verstehst du?«

Eric wälzte sich weiter auf dem Bett herum, um sich schlagend, singend. Schließlich wurde er müde und fiel wieder ins Koma. Mark kam heraus. »Er ist stark«, sagte er. »Ihr solltet seine Arme spüren. Es ist schwer, ihn niederzuhalten.« Er riß Maske, Handschuhe und Mantel herunter und warf sie mit der gleichgültigen Geste, die ich bei jungen Medizinalassistenten gesehen hatte, in den Abfalleimer.

»Ich geh' ein bißchen Billard spielen«, sagte Mark. Im Tagesraum am Ende des Ganges stand ein Billardtisch.

Meredith und Jim zogen sterile Kleider an und kümmerten sich um Eric, als er das nächste Mal aufzustehen versuchte.

»Eric – leg dich hin.«

»Wir holen dich hier 'raus.«

»Aber noch nicht gleich ... Eric, kannst du uns hören?«

Mir wurde klar, daß die Schlacht noch lange nicht vorbei war, und wir stürzten uns den restlichen Tag und Abend abwechselnd in den Kampf. Dann, als ihr Dienst in anderen Teilen des Krankenhauses endete, kamen Schwestern, mit denen Eric seit Jahren befreundet war, angerannt, um zu helfen. Statt heimzugehen, legten sie Masken und Mäntel an und beugten sich mit uns über ihn.

»Eric! Kannst du mich hören?«

Barbara. Maureen. Cathy, nach achtstündigem Dienst in einem anderen Stock des Memorial. Das war keine Pflege, das war viel mehr. Ein menschliches Wesen drohte in den Abgrund zu stürzen; andere menschliche Wesen versuchten es zurückzureißen. Trotz aller Häßlichkeit spürte ich in dieser Nacht, wie schön das Leben ist, wie schön es ist, wenn Menschen zusammenarbeiten. Alles schien plötzlich ein Teil des Ganzen. Einen Moment war es, als würde ich alle guten Menschen dieser Welt kennen, als hätte ich sie alle in meinem Kopf. Ich sah, wie Feuerwehrmänner Menschen, die sie nicht kannten, zu Hilfe eilten, wie Bergleute ihr Leben riskierten, um einem verschütteten Kameraden zu helfen, wie Hunderte von Menschen ein verirrtes Kind suchten.

Der Moment ging vorbei. Um elf Uhr an diesem Abend war es mir egal, wer tot und wer lebendig war. Ja, das Sterben erschien mir wie eine bequeme Alternative gegenüber dem Weitermachen, als versänke ich in tiefem Schnee. Sollte die Expedition ohne mich weiterziehen. Jemand stellte mich auf die Beine. Wir fuhren alle nach Hause.

Es war merkwürdig, als wir am nächsten Morgen aufwachten und uns klar wurde, daß uns noch mehr bevorstand. Als wir ins Krankenhaus kamen, sah Eric, wenn möglich, noch schlimmer aus. Er hatte noch immer über 42 Grad Fieber. Doch es gab eine kleine Änderung, die uns mit Hoffnung erfüllte. Er konnte mit seinen schwarzen, geschwollenen Augen noch nichts sehen, doch er schien jetzt imstande, zu hören.

Zwei Laborantinnen kamen mit einem tragbaren Röntgengerät herein und baten Sidney, ihnen zu helfen, Eric für eine Brustaufnahme aufzurichten. (Bei solchem Fieber und bei so wenig weißen Blutkörperchen war Lungenentzündung eine ständige Bedrohung.) Als Eric männliche Stimmen in seiner Nähe hörte, begann er den Kopf zu bewegen, hierhin und dorthin, um die Person, die sprach, ausfindig zu machen.

»Dr. Dowling? Dr. D.? Sind Sie's?« sagte er immer und immer wieder. Es war sein erster wirklicher Versuch, Verbindung aufzunehmen. Mir wurde klar, wie hilfreich Dr. Dowlings Anwesenheit für Eric war. Auch ich begann mich nach seiner Rückkehr zu sehnen. An diesem Morgen jedoch wurden wir zu Dr. Timothy Gee gebracht, einem der obersten Onkologen des Memorial. Die Reise von Ewing Acht zu Dr. Gees Praxis dauerte fast fünfzehn Minuten. Eine Schwester führte uns durch das Labyrinth des alten Krankenhauses. Schließlich, nach zwei Fahrten mit dem Aufzug, tauchten wir in einer anderen Welt auf. Tiefe Teppiche. Schöne Schreibtische. Mit blauen, grünen oder roten Wollstoffen bezogene Sessel und Sofas. Es war das erste Mal, daß wir das neue Memorial zu sehen bekamen. Wir hatten Dr. Gee noch nie gesehen, doch als er in der geräumigen Halle auf uns zukam, erkannte ich ihn sofort nach einer von Erics Witzzeichnungen, die Dr. Gee zeigte, wie er Hemden in einer chinesischen Wäscherei bügelte. So weit sein Sprechzimmer auch von Erics Zimmer entfernt war, als wir mit ihm sprachen, erkannten wir sofort, daß Dr. Gee bestens über ihn Bescheid wußte. Schließlich stellte Sidney die Frage, die ich nicht in Worte zu fassen gewagt hatte.

»Wenn Sie Eric retten, wird er dann einen dauernden Gehirnschaden davontragen?«

Dr. Gee schüttelte den Kopf. Im allgemeinen sei es so, erklärte er: Entweder der Patient überlebte die Krise und erlangte seine Sinne wieder oder er starb.

»Wir haben ihn noch nicht aufgegeben«, sagte Dr. Gee. »Aber Dr. Maresh und ich sind beide der Meinung: Je früher wir ihm ein paar Familienplättchen von einem von Ihnen geben können, um so besser. Wir haben vierzig bis fünfzig Freiwillige am Tag nur für Eric Blut spenden lassen, doch ganz gleich, wieviel wir ihm geben, sein Plättchenbestand ist gleich Null.«

Dr. Maresh schickte uns in den Spenderraum, wo Margaret und Jeanne die Krankengeschichte aller Familienangehörigen aufnahmen. Danach brachte man uns in Dr. Reichs Labor im Sloan-Kettering-Gebäude auf der andern Straßenseite, wo eine Blutgruppenbestimmung und andere Untersuchungen vorgenommen wurden. Zu unserem Erstaunen erfuhren wir am Nachmittag von dem großen Blutspenderprogramm, das seit fast vier Tagen zu Erics Rettung in die Wege geleitet worden war. Freunde zu Hause hatten andere Freunde organisiert. Hausfrauen, Geschäftsleute, Fußballspieler aus dem örtlichen Verein, in dem Eric früher gespielt hatte, Kirchenmitglieder, Klubmitglieder, YMCA-Mitglieder wurden rekrutiert. Gemeinsame Autofahrten waren arrangiert, Termine mit dem Spenderraum ausgemacht und eingehalten worden. All dies war geschehen, während wir daheim gegen die Grippe kämpften oder an Erics Bett standen, ohne daß man uns auch nur mit einem unnötigen Telefonanruf belästigte. Es war, als hätte sich schweigend die ganze Stadt hinter uns versammelt.

Viel Dank dafür, daß alles so glatt ging, gebührt unserm Freund Frank Fay jr. Seine Titelseitengeschichte in unserer Lokalzeitung mit der Überschrift »Fußballstar kämpft gegen Leukämie« teilte den Leuten alle Einzelheiten mit. Zeitungen in den benachbarten Städten übernahmen die Story. Und bald unternahm Fußballtrainer Joe Morrone einen eigenen Versuch, Eric zu helfen. Fußballspieler, die ganze Hockeymannschaft und Freunde aus der ganzen Universität von Connecticut machten die dreistündige Busfahrt von Storrs zum Spenderraum des Memorial. Wir waren überwältigt, als wir dies alles erfuhren. Es würde uns nie möglich sein, all die Leute, die kamen, aufzusuchen und ihnen unseren Dank zu sagen.

Der Spenderraum war überfüllt. Es fiel den Mädchen schwer, den Ansturm zu bewältigen, und verschiedene Schwestern, darunter Margaret, machten Überstunden oder arbeiteten an ihren freien Tagen. Es war keine einfache Sache, ganze Busladungen von Spendern zu registrieren. Jede Person, die sich meldete, mußte auf verschiedene Weise sorgsam überprüft werden. Einige mußte man immer abweisen.

Die Ärzte des Memorial zweifeln nicht daran, daß die Blutspenden von Erics vielen Freunden ihm das Leben retteten, weil sie ihm über die gefährliche Zeit zwischen seiner ersten Blutung und dem Moment, da Familienplättchen verwendet werden konnten, hinweghalfen.

»Wir brauchten für Eric alle Plättchen, die wir kriegen konnten«, sagten sie mir später, »und wir zögerten nicht, sie in Anspruch zu nehmen. Da Erics Freunde in solchen Scharen erschienen, wußten wir, daß wir sie den anderen Patienten nicht wegnahmen. Wir haben nicht immer soviel Glück. Gewöhnlich geben wir fünf oder sechs Einheiten, wenn ein Patient Plättchen braucht. Eric bekam zweiunddreißig Einheiten in einer Stunde! Das bedeutet Spenden von zweiunddreißig Leuten! Und wenn er am gleichen Tag mehr brauchte, bekam er sie auch.«

Es war Mark, der sich als idealer Spender für Eric herausstellte; bevor er achtzehn geworden war, war er nicht in Frage gekommen. An jenem Sonntagnachmittag spendete Mark Plättchen für seinen Bruder. Sidney, der zweitbeste Spender, sollte am nächsten Tag drankommen, nachdem er sich ein bißchen von den Auswirkungen seiner Grippe erholt hatte. Niemand verstand, warum Sidney ein paar Jahre zuvor als Spender abgelehnt worden war. »Ich glaube, sie sagten mir, daß meine Venen zu klein sind«, sagte er. »Jedenfalls konnten sie nichts aus mir herauskriegen.«

»Wahrscheinlich hat jemand die Nadel nicht richtig ’reinbekommen«, meinte die Laborantin, die ihn testete. »Sie haben gute große Venen. Und sehr viel Hämoglobin.«

Merediths Blut vertrug sich angeblich nicht ganz mit Erics. Doch Dr. Maresh beschloß, sie trotzdem zu nehmen.

»Es kann nicht schaden«, meinte er, »und es könnte helfen. Meredith ist Erics Schwester. Geschwister sind im allgemeinen die idealen Spender. Sie könnte uns auf eine Weise helfen, die wir gar nicht vermuten. Ich möchte sie nehmen.«

Ich wurde wieder, eindeutig und endgültig, als Spenderin abgelehnt. Ich hatte Labyrinthitis, eine Gleichgewichtsstörung im inneren Ohr. Der Doktor, der zu der Zeit, als ich untersucht wurde, im Spenderraum Dienst hatte, sagte, es hätte einige Fälle gegeben, in denen Leute mit diesem Befund Blut gespendet und dauernden Schaden davongetragen hätten. Er wollte dieses Risiko nicht eingehen.

Am nächsten Tag begann sich das Blatt zu wenden. Als Dr. Maresh am Morgen vorbeischaute, um einen Blick auf Erics Krankenblatt zu werfen, war das Fieber auf 40 Grad gesunken. Die Blutung hatte nachgelassen. Die Zahl der Plättchen betrug nach den Spenden seines Bruders und seiner Schwester nicht mehr Null und stieg merklich.

»Jetzt geht's endlich voran«, sagte Dr. Maresh voll Befriedigung. »Dieser Eric ist ein harter Brocken!«

Wir erfuhren später, daß die leitenden Ärzte den Schwestern gesagt hatten, daß Eric Lund bestimmt an diesem Wochenende sterben würde. Doch die Schwestern hatten den Kampf um sein Leben nie aufgegeben. Und Dr. Maresh hatte ohne Unterlaß gekämpft. Jetzt hatte er seinen Lohn.

Eindrucksvoller als all die guten Zeichen auf dem Krankenblatt war die Tatsache, daß der Patient selbst den aktiven Versuch machte, wieder in die Welt zurückzukehren. Er konnte noch nicht sehen. Doch er konnte sprechen und uns fühlen.

»Mammy? Bist du's?«

»Ja, ich bin da, Eric.«

»Bist du steril? Ich darf dich nicht hereinlassen, wenn du nicht steril bist. Wo ist deine Mütze?«

Ich beugte mich nieder und legte seine Finger darauf.

»Ich kann auch deine Handschuhe spüren«, sagte er leise lächelnd. »Aber wo sind deine Stiefel? Ich kann sie nicht sehen.«

»Ich hab sie nicht an, ich –«

»Aber Mammy.« Er sprach in schmollendem Ton, wie ein kleiner Junge. »Du mußt steril sein. Ich darf dich sonst nicht hereinlassen.«

»Sie haben entschieden, daß Stiefel zu umständlich sind, Eric.« In den schweren Stunden der letzten Tage war die Notwendigkeit perfekter Sterilität der praktischen Notwendigkeit gewichen, den Patienten von einem Moment zum andern am Leben zu erhalten und dafür zu sorgen, daß er im Bett blieb.

»Ich weiß nichts davon«, sagte Eric und versuchte, aus seinen geschwollenen Augen zu blicken. »Mir haben sie gesagt, alle müssen Stiefel tragen! Du hast keine Stiefel an, Mammy!«

Er wurde schließlich etwas durch die Schwester beruhigt. Doch er machte uns allen, jedesmal, wenn wir die Kammer betraten oder verließen, wegen unserer Ausstattung die Hölle heiß. Er hatte auch viele Ideen bezüglich seiner medizinischen Behandlung, und er versuchte uns Botschaften mitzuteilen, die an Dr. Dowling hinausgeschmuggelt werden sollten. Obwohl wir ihm wiederholt sagten, daß Dr. Dowling in Urlaub war, bildete er sich an diesem Tag ein, das Krankenhaus habe sich gegen ihn verschworen und wolle verhindern, daß er Dr. Dowling sah. Wir versuchten ihn zu trösten. Da Eric hartnäckig darauf bestand, befestigten wir Dr. Dowlings Praxisnummer und sogar seine private Telefonnummer an einer Stelle, wo er sie spüren konnte.

»Mammy.«

»Ja.«

»Ich möchte, daß du folgendes machst. Du schnappst dir Dr. Dowling und sagst ihm, daß – daß –«

»Ja?«

Eric lachte leise und verlegen. »Ich hab's vergessen«, sagte er. »Warte einen Moment – ich weiß, daß ich ihm etwas sagen muß. Laß mich nachdenken ...«

»Ich warte. Ich geh' nicht weg, ich versprech's dir.«

Er ist noch nicht ganz bei sich, dachte ich. Aber großer Gott, es war herrlich, ihn auch nur so reden zu hören!

Dann, als er müde wurde, wurde er mißtrauischer. »Gehen Sie weg – Sie sind nicht steril«, sagte er am Abend zu einer Schwester, die er nicht sehen konnte. »Ich bin in diesem wichtigen Raum. *Ich* bin steril – also rühren Sie mich nicht an!«

»Bring mich heim«, sagte ich zu Sidney. »Steck mich fünfzig Minuten in kochendes Wasser und laß die Bakterien hinfallen, wohin sie wollen.« Wir waren beide so müde, daß wir taumelten, als wir zum Wagen gingen. Doch tief im Innern war dieses kleine singende Gefühl. Schläfrig erforschte ich es während der ganzen Heimfahrt. Erstaunlicherweise war es Freude.

17

Es dauerte ein oder zwei Tage, bis Eric im Kopf wieder klar wurde. In der Zwischenzeit war er oft verwirrt, doch sehr hartnäckig. Es war sehr schwer, ihn zu pflegen. In diesem schweren Moment lächelte uns das Glück und schickte uns eine neue Privatschwester. Ihr Name war Marylou.

Als ich eines Morgens erschien, lag Eric fast nackt in einem

Bett voller schwarzer Exkremente und rief einer Schwester, die ich noch nie gesehen hatte, Befehle zu. Sie lachte hinter ihrer Maske, während sie ihn zu säubern versuchte. Sie hatte die winzige Taille eines Teenagers. Mein Gott, sie sieht so jung und hübsch aus, dachte ich bei diesem ersten Blick. Ob sie wohl damit fertig wird?

»Rühren Sie das nicht an!« sagte Eric heftig. »Das ist der Stuhlgang meines Bruders. Nicht meiner! Sie dürfen es nicht anfassen.«

»Also, Eric –« Die hübsche Schwester packte fest sein Bein. »Sie wissen doch, daß ich Sie säubern muß. Kommen Sie jetzt.« Sie lachte immer noch. »Versuchen Sie mir zu helfen, Eric.«

Zur Antwort streckte Eric ein Bein aus dem Bett.

Ich zog schnell einen Mantel an und ging hinein, um ihr zu helfen.

»Ich bin seine Mutter. Kann ich Ihnen helfen?«

In erstaunlich kurzer Zeit hatte sie ihn gesäubert, und er lag in einem frischen, sauberen Nachthemd in einem frisch gemachten Bett.

»Marylou?«

»Ja, Eric. Was gibt's?«

»Ich muß schon wieder.«

»Oh, nein!« Sie lachte, als sei dies der komischste Witz der Woche. Was für überraschend blaue Augen sie über ihrer Maske hatte! Ganz lange schwarze Wimpern. Und hellblaue Augen. »Also schön. Ich hol' die Pfanne.«

»Nein! Nein! Nein! Hören Sie zu, Marylou – ich sag' Ihnen, was Sie machen müssen. Ich brauche zwei sterile Schüsseln. Ich hasse diese alte Pfanne. Bringen Sie mir nur zwei sterile Schüsseln. Eine für vorn. Und eine für hinten. Verstanden?«

»Ja, Eric.« Marylou seufzte.

»Wie lange geht das schon so?« fragte ich sie.

»Den ganzen Morgen. Und ich glaube, auch die ganze Nacht. Er hat seine Urinflasche nach der Nachtschwester geworfen.«

»Ganz recht«, sagte Eric in befriedigtem Ton. »Die alte Joan hat keine Ahnung. Ich mußte die alte Joan loswerden.«

»Joan ist eine sehr gute Schwester«, erklärte mir Marylou, »aber sie versteht nicht, warum Eric nur mit dem Gesicht nach Osten urinieren kann.«

»Ich kann nach Westen nicht pissen«, bestätigte Eric. »Ich kann nur mit dem Gesicht nach Osten pissen. In *diese* Richtung –« Er zeigte es uns mit einer heftigen Handbewegung.

»Mekka!« sagte ich erstaunt. Das Bett stand an der östlichen Wand des Zimmers. Vielleicht bewahrte Eric auf seine konfuse Weise einen letzten Rest von Sittsamkeit, indem er sich von der Tür abwandte.

So ging es den ganzen Morgen weiter. Ein Arzt kam und sagte mir, daß sie annähmen, Eric habe eine Prostatainfektion, die einen ständigen Druck auf die Blase hervorrufe. Sie behandelten sie mit einem Breitbandantibiotikum.

»Sind Sie sicher, daß er keine Darmblutungen hat? Ich dachte, Schwärze kommt immer von Blut.«

»Das stimmt. Aber wir sind ziemlich sicher, daß sie von den Nasen- und Mundblutungen stammt. Er hat eine schreckliche Menge Blut geschluckt. Aber jetzt blutet er nicht mehr. Der Stuhl müßte heller werden.«

Marylou brachte Eric die sterilen Schüsseln viele Male. Doch er konnte nicht dazu gebracht werden, sie zu benützen. Schließlich sagte Marylou: »Schauen Sie, Eric. Machen Sie einfach ins Bett, wenn Sie müssen. Es ist okay.«

Ich half ihr eineinhalb Stunden lang, so gut ich konnte. Dann wurde ich schwindlig. Mit den sterilen Kleidern über den normalen Kleidern und Gummihandschuhen, die meine Handgelenke abschnürten, schien die Hitze in dem Raum furchtbar. Schließlich gab ich auf und sank vor der Tür von Erics Zimmer in einen Sessel. Marylou kam heraus und sah mich prüfend an.

»Ich hole Ihnen etwas Apfelsaft.«

»Oh, nein, bemühen Sie sich bitte nicht. Ich bin schon in Ordnung. *Sie* hätten allen Grund, erschöpft zu sein.«

Die Privatschwestern arbeiteten zwölf Stunden hintereinander in dem sterilen Luftraum. Es war ein schwerer Dienst, und ich begriff nicht, wie sie sich auf den Beinen hielten. Was Marylou betraf, so war sie die beste Schwester, die ich je gesehen hatte. Sie ließ das Ganze wie ein Kinderspiel erscheinen. Jetzt kam sie zurück und lief mit zwei kleinen Gläsern den Gang herunter.

»Das ist ja herrlich! Genau was ich brauche.«

»Ich auch.«

Wir nahmen die Masken ab und sahen einander zum erstenmal richtig. Wie hübsch sie ist, dachte ich, mit diesem vollen, dunklen lockigen Haar, diesen strahlend blauen Augen. Ich verbrachte den Rest des Tages mit Eric und Marylou, und dieser Nachmittag war einer der glücklichsten meines Lebens.

Eric fühlte sich wesentlich besser. Er entspannte sich, und dann wurde er sehr liebevoll.

»Marylou? Ich möchte mit meiner Mam eine Minute allein sein –«

»Ist gut, Eric. Ich geh' gleich hinaus.«

»Mammy, du bist doch steril, oder?«

»Ich habe alles an, was ich anhaben soll.«

»Ich kann dich nicht sehen, Mammy, aber ich möchte dich umarmen.«

Wir umarmten uns lange und zärtlich.

»Es tut mir leid, daß wir gestritten haben.«

»Ist schon gut.«

»Nein, du sollst wissen, daß es mir wirklich leid tut. Ich möchte dich jeden Tag umarmen.«

»Ich dich auch. Vielleicht haben wir es nicht genug getan.«

»Und hör mich an. Mammy – ich möchte dir für alles, was du getan hast, danken.« Plötzlich begann er zu weinen. »Ich wollte nicht krank werden und allen Angst einjagen. Bitte sag allen, daß ich wieder völlig in Ordnung bin, ja?«

»Okay.« Er holte tief Luft, wie ein kleines Kind, wenn es geweint hat; dann lag er still. »Marylou kann jetzt hereinkommen.«

Als Marylou hereinkam, hatte sie sechs Tabletten, die Eric nehmen sollte, jede groß genug für ein Pferd. Sie wollte ihm die erste geben, doch er winkte ab. »Ich möchte, daß meine Mam mir diese Tabletten gibt, Marylou.«

Oh, nein, dachte ich, was ist, wenn er sich verschluckt? Seine Lippen waren immer noch aufgeplatzt, seine Zunge geschwollen. Er konnte Wasser nur von einem Löffel nehmen. Doch wir machten es langsam und sorgsam; er half mir, so gut er konnte, und legte sich dann befriedigt zurück.

»Na«, sagte Marylou, »ich glaube, Sie werden mich morgen gar nicht mehr brauchen.«

»Eric«, sagte ich, ihren spöttischen Ton ignorierend, »du mußt diese Augen morgen aufkriegen, damit du Marylou sehen kannst. Sie ist die hübscheste Schwester, die du je gesehen hast.«

»Ich brauch' sie nicht zu sehen«, sagte Eric. »Ich war den ganzen Tag mit ihr zusammen und weiß, daß sie schön ist.«

Am Abend zog Sidney die sterile Kleidung an und ging hinein, um ihn zu sehen.

»Daddy, bist du steril? Bist du sicher?«

»Ich glaube schon, Eric.«

»Dann komm näher. Ich kann dich nicht sehen, aber ich möchte deinen Körper spüren.«

Sidney beugte sich nieder. Eric legte seine Arme um ihn. Ich stand in der Tür und sah die Tränen in Sidneys Augen über der Maske.

»Weißt du noch, wie ich ein kleiner Junge war und mich an deinen Schultern festgehalten habe, und wie wir dann zusammen zu dem Floß hinausgeschwommen sind?«

»Ja, ich weiß.«

»Es war ein schönes Gefühl, sich an deinem Körper festzuhalten.«

Ich stand in der Tür, hörte zu und sah sie durch meine Tränen hindurch an.

»Ich möchte dich umarmen, Daddy. Ich möchte dir für alles, was du getan hast, danken.«

Am nächsten Morgen verließ Eric für zehn Sekunden das Bett. Unbefangen, mit einem jungenhaften Lächeln, stand er da und sagte: »Das ist Glück – imstande zu sein, nach unten zu pissen!«

Dann stieg er erschöpft wieder ins Bett und lag da und genoß die Herrlichkeit dieses Augenblicks. Er begann auch aus den Schlitzen seiner schwarzen Augen zu sehen. Dies war eine solche Verbesserung, daß er bald verlangte, man solle sein Bett hochkurbeln und seine Tür öffnen, damit er wieder der Welt zuwinken konnte.

Die Welt von Ewing Acht war beeindruckt. Niemand hatte erwartet, daß Eric überleben würde. Doch da saß er, auf dem Kopf Marks Pfannkuchenhut, die Augen zusammengekniffen wie ein Betrunkener in einem Comicstrip, die Nase noch schief, der Mund noch schwarz – aber er lächelte. Es genügte, um einem zum Weinen zu bringen, doch jeder, der ihn sah, begann zu lachen. Er war so voller Freude, daß es ansteckend wirkte.

Dr. Gee kam, um dieses Wunder selbst zu sehen. Eric war entzückt, seinen Freund zu erkennen.

»Dr. Gee, alter Kumpel! Wo sind Sie gewesen?« .

Der arme Dr. Gee, der während des langen Wochenendes die Stellung gehalten hatte, lächelte mühsam. »Fragen Sie Ihre Mutter, wo ich gewesen bin, Eric.«

»Aber ich habe Sie vermißt«, sagte Eric arglos. »Wo sind denn alle gewesen? Ich meine, was war los? Alle benehmen sich, als ob etwas Komisches passiert wäre.«

Da fiel sein Blick auf das Poster, das ich am Tag zuvor über seinen Waschbeckenspiegel geklebt hatte. Ich hatte gefürchtet, er würde erschrecken, wenn er sich das erste Mal sah.

»Laßt mich – ich möchte mich sehen.«

Wir nahmen das Poster ab, und Eric starrte in den Spiegel auf einen grausig aussehenden Fremden.

»Oh, Mann!« Er krähte vor Freude. »Schaut euch diese schwarzen Augen an. Wo hab' ich die denn bloß her? War ich in einem Kampf?«

Dr. Gee lächelte mich an und schüttelte den Kopf. »Ja, Sie waren in einem Kampf, Eric«, sagte er.

Eric strömte die ganze Woche vor Zärtlichkeit über. Es war, als sei er tot gewesen und könne nun, nach seiner Wiedergeburt, nicht an sein wundervolles Glück, daß er am Leben war, glauben. Er staunte über die Schönheit der Welt.

Der einzige Haken, den er finden konnte, war, daß ihm vier Tage zu fehlen schienen. Er konnte sich an alles, was geschehen war, kaum erinnern, und er gab sich alle Mühe, jede Minute dieser vier Tage zu rekonstruieren.

»Aber warum wart ihr alle so aufgeregt?« fragte er immer und immer wieder.

Miß Somerville, eine der Oberschwestern, sagte es ihm ruhig und offen heraus. »Eric, Sie hatten vier Tage lang null Plättchen. Und außerdem fast keine weißen Blutkörperchen. Es war eine sehr ernste Situation. Ihre Familie und Freunde mußten eine Menge Blut für Sie spenden.«

Allmählich begann er zu begreifen. Er bekam jetzt jeden Tag Dutzende von Glückwunschkarten, vor allem von den Mädchen, die er kannte. Es kamen Telegramme. Ein Mädchen telegrafierte ihm dreimal aus Frankreich. »Wie soll ich das allen je vergelten?« fragte er.

Die Antwort war klar, und wir sagten sie ihm: »Indem du gesund wirst.«

Am 24. Februar konnte er, die I.V.-Nadel noch im Arm, dreimal während des Tages für fünf Minuten das Bett verlassen. Er war entschlossen, sich in Form zu bringen, vielleicht fester entschlossen denn je, denn es war ihm nicht gelungen, seinen guten Freund Dr. Dowling dazu zu bringen, ihm eine Remission zu garantieren. Dr. Dowling war Eric gegenüber ganz offen. »Garantieren kann ich's nicht, aber ich werde mein Bestes tun«, war alles, was er sagte.

Eric hatte erwidert: »Also gut, Dr. D. Dann brauch' ich Sie nicht. Ich schaff's allein.«

»Glaubst du, daß ich es allein schaffen kann?« fragte er mich.

»Natürlich«, sagte ich. »Du kannst alles, was du willst, wenn du dich nur richtig bemühst.«

Ich war sehr beeindruckt von seinem Willen. Ich wußte nicht genau, welche Faktoren eine Rolle spielten. Jede Faser in Erics Körper war entschlossen, zu überleben. Drei Tage, nachdem er verkündet hatte, daß er es allein schaffen würde, erreichte er eine Remission.

An diesem Tag, dem 26. Februar, erlaubte man ihm zum erstenmal in dreiundzwanzig Tagen, die sterile Luftkammer zu verlassen. Zur Feier gingen er und sein Vater den ganzen langen Gang von Ewing Acht hinunter. Die anderen Patienten starrten ihn an.

»He, Eric!« rief einer von ihnen. »Wie hast du das gemacht? Wie bist du 'rausgekommen?«

»Der Gouverneur hat angerufen. Gerade rechtzeitig«, sagte Eric lächelnd.

Sie gingen weiter, bis sie schließlich vor dem großen Fenster standen, von dem aus man die Stadt überblicken kann. Es war ein schöner Tag. Eric stand da und schaute hinaus. »Wum! Die Sonne!« sagte er.

18

Eric konnte nicht unendlich auf diesem hohen Gipfel der Begeisterung und Dankbarkeit bleiben. Er mußte herunterkommen. Vor allem wußte er, was ihm bevorstand. Weitere Wochen und Wochen in der sterilen Luftkammer. Niemand konnte sagen, wie viele. Er mußte »konsolidiert« werden.

»Hat er dich heute umarmt?« fragte mich Lisa eines Abends, als ich vom Krankenhaus heimkam. (Da sie erst dreizehn war, durfte sie Eric nicht besuchen.)

»Heute nicht.«

»Ich hab's gewußt!« jammerte sie. »Oh, warum konnte er nicht heimkommen und *mich* umarmen, bevor es wegging?«

Ich legte meine Arme um sie und hoffte, daß es helfen würde. Keiner von uns hatte so bald mit diesem steilen Aufstieg gerechnet. Bevor der Kampf begann, erlaubten die Ärzte des Memorial Eric jedoch, einen kurzen Nachmittag hinauszugehen und sich die Welt anzuschauen. Er hatte in seiner winzigen Kammer trainiert, so gut er konnte. Drei- oder viermal am Tag hatte er auf der Stelle gestrampelt. Er hatte es sogar fertiggebracht, halb unter dem Bett ein paar verkrampfte Liegestütze zu machen. Er hatte auch wieder begonnen, seinen eigenen Haushalt zu führen. Seit Marylou nicht mehr da war, wirkte die sterile Luftkammer mehr denn je wie eine Zelle. Eric mußte hinaus. Und die Ärzte hatten Verständnis dafür. Sie fügten den Medikamenten ein paar Tropfen Leben hinzu. »Suchen Sie sich einen Freund, der mit Ihnen hinausgeht, und machen Sie einen Spaziergang, Eric«, sagten sie. Es war am 1. März.

Eric wählte seinen Vater für den Ausgang. Sidney und ich fuhren zusammen in die Stadt. Ich hatte einige Besorgungen zu machen und nicht die Absicht, ihm den Spaß zu verderben. Doch ich wollte Eric kurz sehen, wie er, endlich heraus aus seinem Glaskasten, wie jeder andere am Gehsteig stand und den warmen Frühlingssonnenschein genoß.

Als Eric sah, daß ich nach Sidney aus dem Wagen stieg, begann er jedoch vor Wut zu tanzen. Er sprang buchstäblich auf und ab.

»Warum bist du gekommen? Ich hab' dich nicht darum gebeten.«

Seine roten Augen funkelten zornig. Er bot einen schrecklichen Anblick, wie er so auf dem Gehsteig herumhüpfte, das magere Gesicht und die scharfe Vogelnase unter Marks Pfannkuchenhut. Mit dem großen Winterjackett und dem dicken Schal wirkte er zweimal so gebrechlich, wie er war.

»Ich wollte nur Hallo sagen. Ich gehe einkaufen.«

»Stimmt ja gar nicht, zum Teufel. Du bist gekommen, um dich um mich zu kümmern, um dafür zu sorgen, daß ich mich nicht überanstrenge. Das ist mein erster Tag im Freien seit über einem Monat, und du hast ihn verdorben!«

Ich rannte von den beiden weg und lief einen halben Block weit in die falsche Richtung, nur, um so weit weg wie möglich von dieser anklagenden Stimme zu kommen. Ich blieb an einer Verkehrsampel stehen und konnte das Licht nicht sehen, denn ich war blind vor Schmerz, und dann trat ich direkt vor einen Lastwagen. Ich hörte das Kreischen, das Knurren des Fahrers, und ich kam zurück auf die Erde. Dies war nicht das Ende der Welt. Ich hatte seinen Tag nicht verdorben. Er war unvernünftig und ungerecht, doch vielleicht hatte er ein Recht darauf, es zu sein, wenn man bedachte, wo er gewesen war. Und wenn ich ihn jetzt meinen Tag verderben ließ, dann war das mein Problem. Ich wanderte etwa eine Stunde in der City herum und spürte, wie die Wellen des Schmerzes sich legten. Am Abend hatte ich fast wieder zu mir gefunden. Ich beschloß, den Abend mit einer Freundin in der Stadt zu verbringen, essen zu gehen, die Krankenhauswelt zu vergessen, gut zu mir zu sein.

Was Eric betrifft, so erzählte man mir, daß er den ganzen Vorfall achselzuckend abtat, sobald er mich fortgejagt hatte. Er und Sidney gingen hinüber zum East River. Langsam begann Erics Nase zu bluten. Sie setzten sich eine halbe Stunde auf eine Bank und warteten darauf, daß es aufhörte. Dann gingen sie fünf Kilometer den Fluß hinauf und zurück zum Memorial. Bevor er hinauf in den achten Stock fuhr, wollte Eric im Spenderraum vorbeischauen und sich für alle Bemühungen der letzten Tage bedanken. Die meisten Schwestern hatten ihn ein- oder zweimal gesehen und kannten ihn. Doch zufällig saß an diesem Nachmittag eine neue Schwester, die dem Raum erst kürzlich zugeteilt worden war, hinter dem Schreibtisch. Laut Sidney warf sie einen Blick auf diese schreckliche Erscheinung mit den wilden roten Augen, dem ungepflegten Bart und den schwachen blauen Handgelenken und schrie beinahe.

»Mein Gott!« erzählte sie später den anderen Schwestern. »Er sah aus wie ein Betrunkener, der hereingekommen war, um sein Blut zu verkaufen, damit er sich mehr Schnaps kaufen konnte. Alles, was ich denken konnte, war ›Wie kann ich ihn bloß loswerden?‹ «

Am nächsten Tag hatte Erics Nase sich beruhigt. Seine Ärzte freuten sich, daß er so einen langen ersten Ausgang überlebt hatte. Einige wünschten, er wäre vorsichtiger gewesen. Doch Dr. Dowling gewährte ihm einen weiteren Passierschein. Diesmal bat Eric Susan, eine junge Forschungsassistentin auf Ewing Acht, ihn zu begleiten. Susan war ein kleines dunkelhaariges Mädchen, das nicht mehr als hundert Pfund wog. Sie erschrak ein wenig vor der Verantwortung und beschloß, Dr. Dowling anzurufen.

»Ich habe in ein paar Minuten eine Verabredung mit Eric und möchte mit ihm ausgehen. Was soll ich machen, wenn er laufen will?«

»Setzen Sie sich auf eine Bank und warten Sie auf ihn«, lautete die Antwort.

Cytosin. Thioguanin. Asparaginase. Die Namen der Hoffnung und der Furcht. Am 4. März begannen sie in unseren Köpfen und Herzen zu kreisen, wie sie in Erics Blutstrom kreisten.

Es war eine scheußliche Zeit. Eine Zeit der Übelkeit und des Würgens. Das Würgen führte zu Nasenbluten, das wieder zu Übelkeit führte. Er hatte Alpträume – oder besser *den* Alptraum, denn es war immer und immer wieder der gleiche. Er war in völliger Finsternis. Verloren. Er wußte nicht, ob er blind geworden war oder ob seine ganze Welt nur aus dieser Finsternis bestand. Er suchte nach einem Ausweg, bemühte sich, nicht durchzudrehen, versuchte irgendwo einen Spalt Licht zu finden. Er fand ihn nie und wachte immer und immer wieder schreiend auf. Der letzte Alptraum – der Tod.

»Oh, ich hab' solche Angst«, flüsterte er den Schwestern zu. Sie trösteten ihn, hielten ihn, versuchten ihm Kraft zu geben.

Am 17. März war Erics Plättchenzahl auf zwölf gesunken. (Die Ärzte und Schwestern sagten meistens »zwölf«, wenn sie zwölftausend meinten – eine gefährlich niedrige Zahl, wenn man bedenkt, daß hundertfünfzig- bis zweihundertfünfzigtausend normal sind.) Mark und Sidney eilten zweimal hinein, um Plättchen zu spenden. Wir alle besuchten ihn oft, voll Hoffnung, daß es helfen würde. Doch er wollte meistens niemanden sehen. Er saß, die Knie angezogen, in der hinteren Ecke seines Bettes, wie ein Vogel, der auf einer Felsplatte kauert, zu verletzt, um zu fliegen, dem Verhungern preisgegeben. Auch seine Beine waren jetzt Vogelbeine. Seine Waden waren verschwunden, die runden Muskeln seiner Arme auch. Nachdem ich ihn so gesehen hatte, einen lahmen Vogel in einem Glaskäfig, ging ich eines Nachmittags zum Ende des Ganges und legte meinen Kopf an die kalte Fensterscheibe. Unten war die geschäftige Welt der City, Menschen strömten nach Hause, tausend Lichter begannen in den Türmen zu blinken, doch als ich durch das Glas schaute, sah ich nur Eric. Er hatte mich ausgeschlossen. Er schloß uns alle aus. Das Licht in seinen Augen schien sich langsam zurückzuziehen, wie eine Kamera, deren Blende sich langsam schloß. Das Licht war sein Leben, und es schrumpfte auf Stecknadelgröße zusammen. Wieviel konnte er noch ertragen?

Mark, der meinen Kummer bemerkte, sagte: »Sein Brustkasten ist noch okay, Mam.«

Doch Erics Teilnahmslosigkeit erschreckte mich mehr als das seinerzeitige Hin und Her in der sterilen Luftkammer. Ich ging durch den Gang zurück, um ihn noch einmal zu sehen. Als ich kam, hatte er nicht gewollt, daß ich die sterilen Kleider anzog und hineinkam.

»Ich möchte gern reinkommen, Eric, und dich zum Abschied umarmen.«

»Nicht nötig.«

»Ich möchte es aber gern.«

»Wird schon nicht so schlimm sein«, sagte er ausdruckslos. Die Pupillen seiner Augen sahen so klein aus. Er sah nicht richtig. Ich blieb stehen. Ich konnte ihn nicht erreichen, doch ich konnte nicht weggehen.

Schließlich sagte er: »Wenn man hier drin ist, ist man hier drin. Das ist alles. Ich weiß nichts vom Leben dort draußen.«

»Auf Wiedersehen, Eric.«

Ich weiß heute, daß er, so zurückgezogen er schien, auf die einzige Weise, die er kannte, zu überleben versuchte. Er hatte so wenig Kraft, daß er sie zu konservieren versuchte, indem er jeder Anstrengung auswich und seine Bedürfnisse auf die kleinsten, einfachsten Dinge beschränkte. Ein glattes Bett. Ruhe. Ein paar Tropfen Wasser. Schlafen ohne Träume. Und atmen. Nur atmen, einen weiteren Tag.

Doch das wußte ich damals nicht. Seine Zurückhaltung schien kalt wie der Tod. Stunden später stand ich an meinem Fenster in Connecticut und blickte hinaus in die nasse schwarze Nacht. Hinter der Straßenlaterne peitschte ein heftiger Wind die kahlen Weidenzweige. Und wieder sah ich nur Eric hinter dem Glas. Ein kranker Vogel auf seinem Fels. Ich begann zu weinen. Ich weinte lange. Es gab keinen Trost.

19

Die Gezeiten wenden sich, ohne daß wir es merken. Gerade, als das Leben zu verebben schien, floß es langsam, ganz langsam zu Eric zurück. Er war imstande, ein bißchen zu essen. Er verließ jeden Tag ein paar Minuten lang das Bett. Bald machte er sich sein Bett wieder selbst.

Ein vielleicht noch wichtiger Hinweis darauf, daß er wieder zu sich selbst fand, war, daß seine schöpferische Kraft wiederkehrte. Obwohl er sich noch in der sterilen Luftkammer befand, nahm er seinen Filzstift und seinen Block und begann wieder seine Comics zu zeichnen. Diesmal entstand ein fesselndes, dreiunddreißig Seiten umfassendes Cartoondrama mit dem Titel ›Das große Rennen‹.

Etwa zu der Zeit, da Eric sein Epos fertigstellte, beschlossen seine Ärzte, ihn für eine Woche nach Hause zu lassen. Zwei weitere Wochen intensiver Konsolidierung in der sterilen Luftkammer erwarteten ihn nach diesem Urlaub.

Sidney fuhr allein hinein, um ihn abzuholen, und er erzählte mir später, daß Eric von der Außenwelt beinahe in Panik versetzt worden war. Jede Taxihupe, jedes Bremsenquietschen ließ ihn zusammenzucken. Der wilde Verkehr in der First Avenue – der gleiche Verkehr, mit dem er erst vor ein paar Monaten spielend fertig geworden war – er erschreckte ihn. Doch am nächsten Tag ging Eric auf leicht wackligen Knien mit seinem Vater zu unserem Strand hinunter. Sidney sprang über Felsbrocken hinweg, während Eric sich vorbeugte und mit winzigen Schritten am Rand des Wassers entlangging.

»Es dauerte eine Weile, bis mir klar wurde, daß er *lief* – oder zumindest versuchte zu laufen«, sagte Sidney danach. »Er sah aus wie ein kleiner, sehr, sehr alter Mann.«

Drei Tage später ging es ihm gut genug, daß er allein die zweieinhalb Stunden lange Fahrt zur Universität machen konnte, um mit seiner Fußballmannschaft zu essen und seine Freunde zu sehen. Am 29. März ging er zur Konsolidierung zurück ins Memorial, wo er mehr CA und TG bekam. Er überlebte. Am 12. April wurde er entlassen. Endlich und für immer entlassen, dachte ich.

Dachte ich wirklich »für immer«? In meiner Bedrängnis tat ich es. Eric hatte genug bezahlt. Aus einem hartnäckigen, naiven, übriggebliebenen Glauben an die Gerechtigkeit fühlte ich – mehr als ich dachte –, daß er außer Gefahr war. Meine »Logik« entstammte Jahren der Volksschule und elterlicher Erziehung. Tugend, Rechtschaffenheit und Fairneß siegen schließlich. Dann war da noch die mosaische Logik meines schwarzgoldenen Märchenbuchs von Edmund Dulac, in dem der schöne Prinz immer wieder tausend Hindernisse überwindet. In einem wird er verzaubert, und dann entreißt die Prinzessin (gleich »Krankenschwester«) sein Herz dem Kessel der Hexe und rettet ihn im letzten Moment. In einem anderen sah ich Eric gleich dem Prinzen zum Tor der Hölle hinabsteigen; er kämpfte sich an allen Drachen vorbei, kämpfte schließlich mit dem Tod selbst und besiegte ihn. Es war eine herrliche Vierfarben-Illustration in meinem Kopf. Ich hatte alles mit meinen eigenen Augen gesehen. Es schien ein echter, persönlicher Sieg. Ich vergaß, daß der Tod nicht stirbt.

Und Eric half mir zu vergessen. Drei Tage nach seiner Entlassung aus dem Memorial ging er zum Sportplatz, um eine Meile zu laufen. Unsere Lokalzeitung, die die Geschichten über seinen Kampf ums Leben gebracht hatte, schickte einen Fotografen, und am nächsten Tag erschien Erics Bild auf der Sportseite. Von da an nahm er schnell an Gewicht und Stärke zu. Nach ein paar Wochen lief er jeden Tag zehn bis fünfzehn Meilen.

Im Mai wurde Eric der Posten eines Verantwortlichen Betreuers in dem Stadtkinderlager angeboten, wo er zwei Semester zuvor gearbeitet hatte. Eric saß an seinem schäbigen alten Schreibtisch und kümmerte sich um alles. Er hatte das ganze Gewicht, das er verloren hatte, wiedererlangt. Er war beschäftigt, glücklich, voller Zielstrebigkeit. Das Lager sollte am Dienstag, dem 6. Juli, eröffnet werden.

Die ›Operation 4. Juli‹ fand am Sonntag statt. Eric hatte an vierzig oder fünfzig seiner Freunde folgende Einladung geschickt: Die 4.-Juli-Galaparty – Die gleichen Leute, die die 3. Jährliche Silvestergalaparty veranstaltet haben, laden Sie herzlich ein, an den Festlichkeiten teilzunehmen, die am 4. Juli, 12 Uhr mittags auf Fish Island beginnen und rechtzeitig für die 4. Jährliche Silvestergalaparty enden.«

Erics Silvesterpartys waren berühmt geworden. Er hatte sich in den letzten Jahren durch nichts davon abbringen lassen, und sie waren jedes Jahr größer geworden. Er liebte es, seine Freunde einzuladen, und der Gedanke an eine Party munterte ihn ebenso auf wie die Aussicht auf ein großes Fußballspiel. An der letzten Silvesterparty, die in unserem Haus stattfand und fast zwei Tage dauerte, hatten über hundert Gäste und eine sechsköpfige Kapelle teilgenommen.

Der 4. Juli war ein heißer, schöner Tag. Ich ging gegen Mittag zu unserem Strand hinunter und setzte mich auf einen Felsen, um mir den Beginn des Ganzen von weitem anzusehen. An der Expedition schienen mindestens so viele Boote teilzunehmen wie an der Evakuierung von Dünkirchen. Alles, was schwimmen, segeln oder von Eddie Klines Schaluppe gezogen werden konnte, wurde mit Bierfässern, Weinflaschen und Dutzenden von Milchkartons beladen, aus denen man in unserer Gefriertruhe seit Tagen Eisblocks gemacht hatte. Es gab Picknickkörbe, Schlafsäcke und zusammengerollte Decken, hübsche Mädchen und Teddybären. Unter Erics Freunden befanden sich die

Fußballspieler, die ihm im letzten Winter während seiner langen Genesungszeit in der sterilen Luftkammer Blut gespendet hatten. Jetzt rannte Eric zwischen ihnen, ebenso braun und kräftig und erhitzt wie die andern. Während ich ihn beobachtete, beruhigte ich mich. Er mußte endlich außer Gefahr sein. Dies war ein Tag zum Feiern.

Am Dienstag morgen eröffnete Eric das Kinderlager. Er bat Jay mittags, ihn zu vertreten, da er in der Ambulanz des Memorial angemeldet war. Der Juliabend war noch warm und hell, als er zurückkam. Wir aßen auf der Veranda. Ich hörte das Zuschlagen der Wagentür, und gleich darauf erschien Eric in der Speisezimmertür. Groß und gerade stand er da und sah mich an.

»Es tut mir leid, daß ich euch das sagen muß –« Seine Stimme war heiser, doch er sprach weiter. »Ich weiß, wie schwer es für euch ist, wenn ich krank bin. Sie wollen, daß ich ins Krankenhaus zurückkomme, sobald ein Bett frei ist. Meine Remission ist zu Ende. Sie haben es schon letzte Woche festgestellt, als sie die Knochenmarkuntersuchung machten. Doch sie haben es mir nicht gesagt. Sie wollten mir die 4.-Juli-Party nicht verderben.«

Tränen glitzerten in seinen Augen, doch sie fielen nicht. Ich bemerkte seine Würde, seine Liebenswürdigkeit, seine Höflichkeit, als er im Lauf des Abends die für das Camp zuständigen Leute anrief, um ihnen zu sagen, daß er zurücktreten mußte. Mehrmals sah ich, wie er um Beherrschung rang.

Später am Abend verkroch ich mich in meinem Schlafzimmerschrank. Ich spüre noch das dicke Handtuch, das ich auf meinen Mund preßte und in das ich mit meinen Zähnen hineinbiß, damit er mich nicht hörte. Ich hatte nicht gewußt, daß ich solche Laute hervorbringen konnte.

Eric bekam neue Medikamente, eins, das Adriamycin hieß, und ein anderes, dessen Name 5-HP war.

»Eine griechische Göttin und ein Insektenspray«, sagte ich zu Sidney. »Nun, das sollte eigentlich genügen. Die Göttin Adriamycin kann zuerst das Wunder bewirken. Und dann kann 5-HP all die kleinen Bastarde umbringen.« Doch nicht alle. Niemals alle. Das war der Haken. Wie schlau und gemein waren diese letzten Leukämiezellen, die sich in einem fernen Winkel des Körpers wie Guerillas verbargen und auf ein Nachlassen der Widerstandskraft warteten, um wieder zuzuschlagen. Ich verlor in diesem Sommer meine Hoffnung.

Und Eric verlor sein Haar. Im Laufe eines Nachmittags. Die Göttin Adriamycin forderte es als Opfer. Ich war dabei, als es begann. Eric saß mit mir in der Halle, die ungewöhnlich leer war. Sein Braun war bereits fahl geworden, und er hatte von den Medikamenten graue Schatten um die Augen. Er pflückte ein Büschel Haare von seinem Kopf, dann ein zweites, und starrte auf die rötlich-goldenen Klumpen in seiner Hand.

»Sie gehen alle aus«, sagte er. Sein Mund zitterte leicht. Er berührte ihn mit zwei Fingern, damit er aufhörte.

»Vielleicht nicht«, sagte ich.

»Aber natürlich.«

Er hatte recht. Ich hatte zu viele haarlose Leute in diesen Gängen gesehen, um ihm zu widersprechen. Bald würde er einer von ihnen sein.

»Ich hab' mir gedacht, äh –« Er brach ab.

»Ja?«

»Wenn es diesmal nicht klappt, äh – vielleicht ... vielleicht möchte ich dann heimkommen.«

Ich wartete. Sagte er mir, daß er jetzt gleich nach Hause kommen wollte? Fragte er mich, ob ich es ertrug? Daheim zu sterben ist für manche Patienten in mancher Hinsicht besser. Aber es ist immer schwer für die Familie. Man weiß nicht, was kommt. Und man kann nicht weggehen – nicht für eine einzige Minute.

Schließlich sagte ich: »Möchtest du gleich heimkommen? Wenn ja, dann bin ich einverstanden. Es ist mir recht.« Die Art, wie ich es sagte, gefiel mir nicht.

Eric starrte mich wütend an. Es ging mir durch und durch! Er sah viel lebendiger aus als einen Moment zuvor.

»Du denkst, ich will nicht mehr kämpfen? Da täuschst du dich aber! Mein Gott, du machst mich wütend!«

»Entschuldige ...«

»Ich denke nicht daran, aufzugeben. Das weiß ich jetzt. Ich bin froh, daß du das gesagt hast.« Er warf mir einen vernichtenden Blick zu.

»Schön.« Er stand auf, plötzlich voller Energie. »Vielleicht habe ich das gebraucht. Zähl mich nicht aus!« sagte er. »Der Kampf ist noch nicht vorbei. Vergiß das nicht!«

Er machte auf dem Absatz kehrt und ging weg, ohne sich zu verabschieden, und schob sein I.V.-Gestell so heftig vor sich her, daß ich es noch lange klappern hörte.

Am nächsten Tag besuchte ihn eine seiner ältesten Freundinnen, ein warmherziges, liebes Mädchen namens Barbara, und half ihm, seinen Kopf zu rasieren.

»Ich lauf nicht mit ein paar blöden Haarbüscheln herum«, sagte er. »Alles oder nichts.«

Ich hatte die verrücktesten Ideen. Hüte? Perücken? Doch er hatte recht. Kahlheit war stilvoll. Ich hatte Angst vor dem Schädel gehabt. Jetzt schien er voller Reinheit und Schönheit. Und seine Gesichtszüge waren schärfer und doch sensibler. Seine Augen verrieten mehr. Als er jedoch hin und wieder auf Urlaub nach Hause kam, fiel die Nachbarschaft über ihn her. Ich glaube, es war zu erwarten. Ein älterer Mann, ein Freund, von dem man mehr Klugheit erwartet hätte, fragte ihn, ob er sich den Kopf rasiert habe, weil er ein religiöser Irrer geworden sei. Und dann hörte ich, wie ein paar kleine, vielleicht sechs oder sieben Jahre alte Kinder sich an Lisa wandten, als Eric erschien, und fragten: »He, ist das dein Bruder? Der sieht aber komisch aus ohne Haare. Wie kommt das? Weil er Leukämie hat?«

Lisa blickte verwirrt drein. Doch Eric sagte nur: »Ganz recht, genauso ist es, Jungens«, und warf ihnen einen Basketball zu. »Da – fangt!«

Doch als er eines Tages vom Sportplatz heimkam, wo er zu trainieren versucht hatte, war er zugleich in gehobener Stimmung und wütend.

»Ich hätte eben fast zwei Kerle niedergeschlagen«, sagte er. »Sie haben mich wegen meiner Glatze aufgezogen. ›He, Kahlkopf! Was versuchst du zu beweisen?‹ Mann, ich hätte sie fast umgebracht. Es waren zwei, aber ich hätte es mit beiden aufgenommen.«

»Und was ist passiert?«

»Mr. King hat den Kopf aus der Turnhalle gesteckt. Damit war die Sache erledigt.«

(Mr. King war Erics früherer Trainer, ein Mann, den er liebte und respektierte. »Ich würde für Mr. King von einer Brücke springen«, sagte er einmal.)

Er verließ das Krankenhaus in diesem Sommer nie lange, und seine Freunde, die sich Sorgen um ihn machten, versuchten ihn öfter zu besuchen. Seine Magerkeit, seine Kahlheit erschreckten sie. Eines Tages begrüßten ein paar von ihnen auf dem Gang einen anderen, den sie für Eric hielten. Es war ein Mann um die Fünfzig, hager, kahlköpfig, leukämisch. Ich machte beinahe den gleichen Fehler. Von hinten sahen sie einander zu ähnlich, diese Gefangenen der Krankheit.

Die Tage dieses Sommers verschwammen. Die Schwankungen waren zu heftig. Plötzlichen Hochs folgten plötzliche Tiefs. Er schien es zu schaffen. Er schien zu sterben. Vielleicht weil sie wußten, daß seine Zeit zu Ende ging, waren die Ärzte nachgiebiger und gaben ihm häufiger kurzen Urlaub.

Sidney und ich wechselten einander bei unseren Besuchen im Krankenhaus ab. Wir waren nicht immer willkommen, doch wir stellten fest, daß wir nicht allzu viele Tage vergehen lassen konnten, ohne hineinzufahren und nachzusehen, wie es ihm ging.

Eines Tages, als Sidney hineinfuhr, diskutierten er und Eric über die Konstruktion des neuen Memorial-Krankenhauses, die man von Erics Fenster aus sehen konnte. Das Stahlskelett war fertig, und man hatte die Fußböden eingezogen. Doch durch dieses durchsichtige Gitterwerk lief ein riesiger vertikaler Schornstein.

»Was glaubst du, ist das?« fragte Eric.

»Der Kamin für einen Boiler oder für eine Art Verbrennungsofen?« fragte Sidney.

»Nein«, sagte Eric. »Es ist eine Raketenstartrampe. Sie kriegen kein Geld für Krankenhäuser mehr – außer durch das Pentagonbudget. Und die Generäle sagen nur zu denen okay, in denen sie Abschußvorrichtungen verstecken können. In diesem Land muß in jedes Krankenhaus eine geheime Raketenstartrampe eingebaut werden, weil das Pentagon darauf besteht.«

Sidney sah Eric an. Eric lächelte nicht. Es war einer der wenigen Momente, in denen seine Bitterkeit durchkam. Ich erinnere mich an einen anderen im zweiten Jahr seiner Krankheit, als seine ersten guten Freunde auf Ewing Acht gestorben waren. Er las eines Tages zu Hause die ›New York Times‹. Eine große Schlagzeile, oben rechts, berichtete von den Milliarden, die der Kongreß soeben für einen neuen Kampfbomber bewilligt hatte. Eine kleinere Schlagzeile, unten links, berichtete von Budgetkürzungen bei der Krebsforschung. »Wie können sie das machen!« schrie er. »Wissen sie denn nicht, was los ist? Am liebsten würde ich dem Präsidenten schreiben.«

Er hat recht, dachte ich. Der Krieg wird im achten Stock geführt, in allen acht Stockwerken. Hier ist der Feind, der jede Grenze überschreiten, jedes Schloß öffnen, jede Verteidigungsanlage knacken kann. Ich fühlte mich traurig und hilflos. Es gab nichts, was ich ihm sagen konnte.

Nicht lange danach ging Eric, als er Urlaub hatte, mit zwei Freunden in die City. Sie gingen etwa zwanzig Blocks hinauf zum Carl Shurz Park. Auf dem Rückweg begann seine Nase zu bluten. Er setzte sich auf einen Rinnstein und hielt seine Nase, während seine Freunde sich nach einem stadteinwärts fahrenden Bus umsahen. (Warum nicht nach einem Taxi, um Himmels willen? dachte ich, als ich die Geschichte später hörte.) Endlich kam der Bus. Die drei schafften es gerade, zurück ins Memorial zu kommen, bevor die ganze Sache außer Kontrolle geriet. Der ganze Gang war voller Blut.

Doch eine Woche später hatte er auch das überwunden. Er kam heim und lief an unserem Strand Wasserski. Wasserski! Er kam heim, mager, naß, hohläugig, doch immer noch stark, und ging ohne ein Wort an mir vorbei. Er ging nach oben, um sich zu duschen, und plötzlich dachte ich: »Verdammt noch mal, warum gehst du herum, wenn du tot bist?« Es war der tiefste Punkt, den ich erreichte. Ich verstand all die tausend Gründe, warum er mich zurückzuweisen schien. Zum Teufel, sag's doch: Er wies mich zurück. Doch Verständnis war eine Sache; Zorn war eine andere. Schließlich war ich imstande, meinem Zorn ins Auge zu blicken. Er war bereits zerstört, doch indem er weiterlebte, zerstörte er uns. Oder es schien so.

Über Nacht wurde er schwerkrank. Seine Temperatur stieg auf einundvierzig Grad. Man brachte einen Kühlschrank ins Zimmer und legte ihn auf eine Matratze voller Eisstücke. Sein Gesicht wurde grau, seine Zähne klapperten. Mein Zorn verschwand ebenso schnell, wie er gekommen war.

»Halt meine Hände«, flüsterte er mit geschlossenen Augen.

Das war Liebe – an den glühendheißen Augustnachmittagen hier zu sitzen und Erics kühle Finger in meinen zu halten. Das war Frieden – ein kleines bißchen gebraucht zu werden, endlich. Ich war bereit, für immer so sitzen zu bleiben.

20

Die Ärzte glaubten nicht, daß er es überstehen würde. Sein Knochenmark war voller falscher Zellen. Doch sie kämpften weiter. Und Eric hielt durch; ja, sein Zustand wurde zu ihrer Überraschung sogar ein bißchen besser. Viele Tage hielt ich so seine Hand, saß neben dem Bett. Manchmal wollte er ein anderes Kissen unter seinen Kopf; er war imstande, sich umzusehen, ein wenig zu reden.

Im Bett gegenüber lag ein freundlicher, kahlköpfiger Mann von Anfang vierzig, der Eric aufzumuntern versuchte. Er hatte die gleiche Medikation – Adriamycin, 5-HP – überlebt; nun ließen ihm die Ärzte ein wenig Ruhe. Im Moment fühlte er sich ganz gut.

»Sie müssen es einfach durchstehen, Eric. Sie werden es schaffen.«

»Ich weiß.« Eric lächelte mühsam. »Jerry – würden Sie mir einen Gefallen tun?«

»Sicher, Eric, was denn?«

»Sehen Sie nach, ob Dr. Dowling kocht. Ich möchte wissen, wie sein Steak wird.«

»Mal sehen –« Jerry stand in seinem Bett auf und schaute aus dem großen Fenster. Es war möglich, auf die Terrassen einiger Wohnungen hinunterzusehen.

»Ja, er kocht. Aber ich glaube, er brät es etwas zu stark.« Das war reine Spekulation, ein Teil des Spiels.

Eric stöhnte. »Was für eine Vergeudung!«

»Ich mag es auch halb roh.« Jerry sah aus, als ob er ein Steak vertragen könnte. Er stand noch immer auf seinem Bett; sein Pyjama fiel fast von seinem mageren Körper.

»Springen Sie ein bißchen herum, Jerry, wenn Sie schon auf sind. Einer von uns sollte ein wenig trainieren.«

Jerry machte gehorsam ein paar Sprünge auf seiner Matratze. Im gleichen Moment blieb eine winzige grauhaarige Dame mit einem verbundenen Hals vor der Tür stehen, um ihn zu bewundern. Als sie sah, daß Eric seinen Kopf hob, machte sie mit zwei Fingern ein V-Zeichen und warf ihm eine Kußhand zu. Er lächelte und machte auch das Victory-Zeichen.

»Wer ist das?« Ich hatte diese kleine Person schon mit energischen Schritten den Gang auf und ab gehen sehen.

»Mrs. Hardy. Sie ist eine wundervolle Frau. Wir hatten ein paar großartige Unterhaltungen. Sie hat dreizehn Enkelkinder. Möchtest du nicht ein bißchen mit ihr reden?« Eric war müde. Er schob das zusätzliche Kissen weg. Ich nahm es, und er schloß sofort die Augen.

Ich ging den Gang hinunter und fand die winzige Dame am Fenster. »Mrs. Hardy? Ich bin Erics Mutter.«

Sie lächelte mich strahlend an. Dann holte sie einen Block hervor und begann zu schreiben.

Mein Gott, er hatte mir nicht gesagt, daß ihr Kehlkopf entfernt war! Er hatte nur gesagt: »Wir hatten ein paar großartige Unterhaltungen.« Ich war ein wenig erschüttert. Ich hätte es an dem Verband merken können.

Sie zeigte mir, was sie geschrieben hatte. »Er sieht heute etwas besser aus. Das ist gut! Er ist so ein wundervoller Junge.«

Ich mußte mich einen Moment daran gewöhnen, mich auf diese Weise zu »unterhalten«. Mein erster Impuls war zu schreien. Doch ihre Ohren waren ja in Ordnung. Sie hatte nur keine Stimme.

»Er sagt, sie haben dreizehn Enkelkinder.«

Mrs. Hardy begann zu lachen. Es wurde ein Krächzen daraus, das uns beide erschreckte. Sie hatte nichts mehr, womit sie lachen konnte – nur ihren Geist. Als sie sich erholt hatte, begann sie wieder zu schreiben.

»Er übertreibt. Ich habe acht. Aber vielleicht kann ich auf dreizehn hoffen.«

Wir diskutierten über ihre Kinder. Drei waren verheiratet, zwei noch zu Hause in New Jersey.

»Ich habe auch zwei zu Hause.«

»All dies muß sehr schwer für Sie sein.«

Sie empfand Mitleid für mich!

»Nun – manchmal. Eric möchte so gern selbst sein Schicksal bestimmen. Manchmal verwechselt er mich mit dem Feind.«

»Weil er Angst vor seinen eigenen Gefühlen hat«, kritzelte sie.

»Ja, natürlich. Ein Teil von ihm möchte seinen Kopf auf meinen Schoß legen und um Hilfe jammern.«

»Sie verstehen es richtig!« schrieb sie.

»Ich finde, er ist schon ein richtiger Mann«, sagte ich. Wir blickten hinab auf die Leute, die acht Stockwerke unter uns die Straße überquerten.

»Ganz recht!« schrieb sie mit heiterem Gesicht. Was ist Schönheit? Ich konnte sehen, daß ihre Lippen durch den sich ausbreitenden Krebs leicht geschwollen waren. Ihre Wangen waren aufgedunsen. Trotzdem fand ich sie schön.

»Muß wieder auf und ab gehen.« Sie steckte den Block weg.

»Alles Gute!« Wir drückten einander einen Moment die Hand; dann marschierte sie fast fröhlich den Gang hinunter. Wir haben gar nicht von *ihren* Problemen gesprochen, dachte ich, als ich zum Zimmer zurückging.

Als ich am Abend ging, wurde ich von einem großen, hübschen schwarzen Mädchen aufgehalten. Sie trug einen kurzen Memorial-Kittel über ihrem Minirock. Auf dem Kragen steckte ein Namensschild mit irgendeinem Titel darunter.

»Hi! Sind Sie Erics Mutter?«

»Ja.«

»Ich bin Jackie.«

»Hallo, Jackie. Ich kann Ihren Titel von hier aus nicht lesen, aber ich sehe, daß Sie einen haben.«

»Ich bin die Beschäftigungstherapeutin.«

»Was für eine Beschäftigung gibt's denn heute abend?«

»Ich teile halbe Puzzlespiele aus.« Sie lächelte mich schelmisch an. »Das ist alles, was es heute abend gibt.« Sie kicherte.

»Das ist alles, was es an den meisten Abenden gibt«, sagte ich. »Wer setzt schon jemals das ganze Bild zusammen?«

»Sie sagen es!« Jackie begann einen kleinen Tanz aufzuführen, während sie auf den Aufzug wartete. Er war überfüllt, als er kam, doch wir brachten es fertig, uns hineinzuquetschen und zusammen hinunterzufahren.

Man gewöhnt sich an alles, dachte ich, als ich am nächsten Nachmittag wieder hinauffuhr und auf Ewing Acht ausstieg. Ich erinnerte mich an die allerersten Tage, als ich mich unter einem schützenden Schleier durch dieses Stockwerk zu bewegen schien. Ich sah nicht das Elend um mich, ich sah nur Eric, und ich sah, mit einigem Stolz, daß er nicht so war wie die andern. W. Murphy war es, der mir als erster half, den Schleier zu durchdringen. Mrs. Hardy und andere waren gefolgt. Als ich gezwungen wurde, mich mit ihrem Leben und bei einigen mit ihrem Tod zu beschäftigen, als ich zu akzeptieren begann, daß Eric wirklich hier war, gab es kein Zurück. Und jetzt gibt es keine Möglichkeit, *nicht* zu sehen. Es ist, als hätte ich keine Augenlider.

Da ist die Dame mit dem riesigen Arm, wie eine geplatzte Wurst, die sie zärtlich auf einem Kissen herumträgt. Da ist der schwächliche schwarze Mann, der immer nur zur Hälfte auf seinem Sessel sitzt. (Was ist wohl sein Problem?) Und da ist das haarlose Mädchen. Habe ich mich wirklich an sie gewöhnt – werde ich mich je an sie gewöhnen?

Ich hebe den Arm, um sie alle zu grüßen, als ich auf meinem Weg zu Erics Zimmer vorbeigehe.

Ich fand ihn zitternd und mit geschlossenen Augen auf der Eisdecke. Zum erstenmal seit langer Zeit gab er mir wieder seine Hand.

Am nächsten Tag, als ich auf einer Straße nur fünf oder sechs Kilometer von zu Hause fuhr, einer Straße, auf der ich in den letzten fünfzehn Jahren viele, viele Male gefahren war, wußte ich plötzlich nicht, wo ich war. Ich blickte mich nervös um, doch die Häuser, die Bäume sahen ganz fremd aus. Ich war in einem Zustand völliger Erschöpfung – emotionell und körperlich. Der Wagen schien, wie ein treues Pferd, den ganzen Weg zu kennen, und er brachte mich sicher heim. Ich hielt an Stoppzeichen, wartete, daß kleine Kinder die Straße überquerten, tat all die richtigen Dinge. Doch ich wußte, daß ich nicht mehr lange so weitermachen konnte, als das Ganze wenige Tage später wieder geschah.

Eines Nachmittags, nachdem ich mich zweimal ein paar Kilometer von zu Hause verfahren hatte, trat ich in das Zimmer auf Ewing Acht und sah, daß Eric aufrecht im Bett saß und hundert Prozent besser aussah. Eine Schwester mit dunklem, lockigem Haar und tiefbrauner Haut machte sich lachend und schwatzend neben seinem Bett zu schaffen.

»Schau, wer da ist!« sagte Eric sichtlich erfreut.

Ich starrte sie an.

»Kennen Sie mich nicht?« Sie lachte.

»Marylou!« Ihre hellblauen Augen schienen plötzlich aus ihrem Gesicht zu springen. »Es ist nur, weil ich Sie noch nie so braun gesehen habe.«

Sie war in Urlaub gewesen. Sie arbeitete jetzt in einem anderen Krankenhaus, doch gelegentlich machte sie noch Privatdienst im Memorial. Als sie hörte, daß Eric wieder da war, hatte sie beschlossen, vorbeizuschauen und Hallo zu sagen.

In den nächsten Wochen gab uns Eric zu verstehen, daß er keinen Besuch brauchte. Es dauerte eine Weile, bis wir kapierten. Sein Vater fuhr zweimal hinein, und er hatte beide Male Ausgang. Es ging ihm von Tag zu Tag besser, und niemand wußte genau, warum.

Ich dachte: Nun, vielleicht geht er auf Partys. Vielleicht hat Marylou ihn mit einem netten Mädchen bekannt gemacht. Sie war ein paar Jahre älter als er, und so dachte ich, sie selbst sei außer Reichweite für ihn.

Einen Tag oder so nach ihrem Besuch hatte Eric mehr oder weniger die gleichen Gedanken. (All dies erfuhr ich natürlich erst viel später.) Er wandte sich an seine Freundin Susan, die Chemotherapieassistentin auf Ewing Acht. Erics und Susans Freundschaft hatte sich im Wäscheraum von Ewing Acht entwickelt. Sie hängten ein Schild mit der Aufschrift »Vor dem Eintreten bitte klopfen« an die Tür, setzten sich auf den Fußboden und redeten über Leben und Tod und Freundschaft und Gott und die Welt. Wenn die Hilfsschwester kam, um saubere Laken zu holen, klopfte sie respektvoll und öffnete dann die Tür. »Darf ich 'reinkommen?« Eric und Susan blickten auf, sagten »Ja, bitte« und hörten zu reden auf. Die Hilfsschwester nahm schnell, was sie brauchte, und ging hinaus. Die Unterhaltung wurde fortgesetzt.

Jetzt sagte Eric im Wäscheraum zu Susan: »Sag mal, glaubst du, daß eine ältere Frau mich mögen könnte? Sie ist nicht viel älter. Ich meine, glaubst du, daß sie, zum Beispiel, gern mit mir spazierengehen würde?«

Susan, die nicht im mindesten schwer von Begriff ist und schon seit ein paar Tagen auf diese Frage gewartet hatte, betrachtete ihn freundlich durch ihre dunkelgerandete Brille. »Warum fragst du Marylou nicht, Eric?«

Doch an jenem Nachmittag beschloß Susan, selbst die Sache in die Hand zu nehmen und zu beschleunigen. Sie ging hinauf auf Ewing Neun, wo Marylou gerade Privatdienst machte. Sie hatten sich noch nie gesehen, doch Marylou war nicht schwer zu finden; Eric hatte sie tagelang ausführlichst beschrieben. Susan stellte sich vor. Dann sagte sie: »Wissen Sie, uns sind unten auf Acht die Pyjamahosen ausgegangen, und Eric braucht welche. Haben Sie hier oben welche?«

»Ich weiß nicht«, sagte Marylou arglos, »aber ich werde nachsehen. Wenn ich welche finde, bringe ich sie hinunter.«

Sie gingen im Central Park spazieren. Sie lachten viel. Sie saßen neben dem Springbrunnen vor dem Hotel Plaza und redeten stundenlang. Und es kam endlich der Moment, da Marylou sich vorbeugte und Eric küßte.

»Oh«, sagte er verlegen, »das wollte ich gerade tun.«

»Eric!« sagte Marylou, der plötzlich ein Gedanke kam. »Wieviel weiße Blutkörperchen hast du?«

»Neunhundert«, sagte Eric.

»Um Gottes willen! Ich sollte dich nicht mal anfassen, geschweige denn küssen!« Marylou wich entsetzt zurück: »Fünftausend bis zehntausend weiße Blutkörperchen sind normal; unter tausend besteht immer die Gefahr einer Infektion.«

»Keine Angst, Marylou«, sagte Eric. »Ich werde von deinem Kuß bestimmt nicht krank.« Dann seufzte er. »Es ist so eine

Erleichterung, mit jemandem zusammen zu sein, der die Situation versteht.«

Sie hatten nie viel Zeit, doch sie nützten sie gut. Sie blickten nicht zurück und nicht zuviel in die Zukunft. »Morgen ist weit weg, Marylou«, sagte Eric oft zu ihr.

Eines Abends – es war Mitte September – bestellten sie eben ihr Essen, als Eric sich plötzlich sehr schwindlig fühlte. Sie verließen das Restaurant und gingen schnellstens zurück ins Krankenhaus. Es war ein Vorgeschmack dessen, was kommen sollte.

Ein paar Tage später bat Eric wieder um Ausgang. Inzwischen wußten seine Ärzte, daß er sich mit einer hübschen Schwester traf. Und noch dazu mit einer sehr guten Schwester. So war es leichter, ihm Ausgang zu gewähren, als wenn er sich mit einer Bibliothekarin getroffen hätte.

Eric erschien in Marylous Wohnung, als sie noch nicht zu Hause war. Judy, ihre Zimmerkollegin, die eben mit ihrer Schwesternausbildung begonnen hatte, ließ ihn herein. Eric hatte gerade genug Zeit, zu sagen: »Judy! Halten Sie mich!« Dann fiel er bewußtlos, den Rücken durchgebogen, mit zuckenden Armen und Beinen auf den Fußboden. Die erschrockene Judy tat ihr Bestes. Es war nicht einfach. Eric war ihr erster Patient. Er war sehr kräftig. Der Anfall war heftig.

Als Eric uns am nächsten Tag davon erzählte, spielte er das Ganze herunter. »Ich hatte gestern einen kleinen Unfall«, sagte er. »Etwas, das die alte Routine unterbrochen hat. Ich ging aus und winkte allen zum Abschied. Zwanzig Minuten später kam ich auf der Ambulanztragbahre zurück und winkte wieder.«

Ich gab mich damit nicht zufrieden. »Eric, was genau ist passiert? Wo warst du eigentlich? Und mit wem warst du zusammen?« Es war das erstemal, daß ich ihn offen danach fragte.

»Hm –« Er lächelte ganz leise, scheu und stolz. »Weißt du, ich hab' jemanden in letzter Zeit sehr oft gesehen –«

»Ja?«

»Es ist Marylou.« Er erzählte mir alles. Und er konnte nicht aufhören zu lächeln. »Es ist so herrlich«, sagte er. »Es wird immer besser und besser–«

»Mein Gott, das ist ja wundervoll!« rief ich. »Aber warum hast du uns nicht schon früher davon erzählt?«

»Marylou fürchtete, du würdest was dagegen haben.«

»Dagegen? Großer Gott, warum denn? Ich finde, sie ist ein reizendes Mädchen.«

»Ich weiß. Ich habe ihr gesagt, das Problem mit dir bestünde darin, daß du zu stark reagierst.«

»Hm. Ich verstehe.«

Wir lächelten beide darüber.

»Möchtest du sie nicht mal nach Hause mitbringen? Ich meine, ich würde versuchen, alles ein bißchen herzurichten –«

»Wenn sie freibekommt, möchte ich sie bei meinem nächsten Urlaub mitbringen«, sagte Eric.

»Also, mach's gut«, sagte ich, als ich ging.

Unser erster Stock sah schrecklich aus, weil wir drei Jahre wenig Geld gehabt hatten und nichts renovieren konnten. Ich hatte kürzlich gehört, wie Lisa einer Freundin, der sie das Haus zeigte, sagte »– und das ist unser Hundeschlafzimmer«, als sie zu unserem sogenannten Gästezimmer kam.

»Es sieht aus wie ein Hundeschlafzimmer«, bemerkte die Freundin.

Ich kaufte den Überrest eines goldenen Plüschteppichs. Ich fand eine schwarz-goldene spanische Bettdecke zum halben Preis. Sie war als »fehlerhaft« gekennzeichnet, doch ich konnte den Fehler nie finden. Ich stellte einen kleinen antiken Tisch aus dem Wohnzimmer als Toilettentisch nach oben. Eine Freundin gab mir zwei Lampen, und ich fand auf dem Boden einen alten Spiegel. Nun hatten wir ein Gästezimmer. Doch das Bad sah immer noch ziemlich deprimierend aus. So schraubte ich die rostigen Knöpfe ab und begann die Handtuchschränke und die Türen dunkelblau zu bemalen. Ich hatte das Gefühl, solange ich weitermalte, bedeutete das, daß Eric bestimmt heimkommen würde. Und eines Tages würde er Marylou mitbringen.

In Erics Zimmer stand ein nagelneues zinnoberrotes Rennrad neben seinem Bett. Er hatte es mit seinen letzten Ersparnissen bestellt. »Ich muß zusehen, daß ich hier bald 'rauskomme, verdammt noch mal«, sagte er einmal im August auf Ewing Acht. »Ich möchte auf meinem Rad fahren, damit ich wieder in Form komme.«

Das Ironische an seinen Anfällen war, daß die Knochenmarkuntersuchung zeigte, daß Eric fast wieder in Remission war. Seine Ärzte waren erfreut und erstaunt. Doch die leukämischen Zellen in seinem Gehirn bereiteten ihnen immer noch Sorgen. Sie behandelten ihn mit Methotrexat, das sich manchmal in solchen Fällen als hilfreich erwies. Da Eric dieses Medikament jedoch schon monatelang genommen hatte, war er wahrscheinlich resistent dagegen. Die Ärzte beobachteten ihn.

Fast vor ihren Augen hatte er einen zweiten Anfall. Es geschah mitten auf dem Gang von Ewing Acht, und die anderen Patienten, von denen viele mit ihm befreundet waren, sahen entsetzt zu. Er sah es kommen. Er versuchte, seine Hand zu heben, etwas zu sagen, jemanden zu warnen. Er konnte nicht. Es war noch schrecklicher als beim erstenmal. Er stürzte nieder und wand sich und zuckte und hatte Schaum vor dem Mund. Als er zu sich kam, lag er in seinem Bett. Ein junger Medizinalassistent beugte sich über ihn.

»Eric«, sagte er, »ich weiß, wie Sie sich jetzt fühlen. Sie haben ziemliche Angst. Ich werde Ihnen etwas Dilantin geben, damit das nicht wieder passiert. Ich denke, es wird Ihnen helfen. Ich nehme es selbst. Ich bin Epileptiker, Eric. Ein paar Tage lang werden wir Ihnen doppelt soviel geben, wie ich nehme. Dann werden wir die Dosis heruntersetzen. Okay? Beruhigen Sie sich jetzt.«

Ich dachte später, wie nett es von dem jungen Arzt war, sein Problem mit einem Patienten zu teilen. Schau mich an, sagte er, ich mache weiter mit meiner Arbeit, mit meinem Leben. Das kannst du auch.

Es war nicht leicht, weiterzumachen. Zum erstenmal war Erics Vertrauen zutiefst erschüttert. Dies war etwas, das außerhalb seiner Kontrolle lag. Ganz gleich, wie stark sein Wille war, dies war etwas, das jederzeit aus heiterem Himmel zuschlagen und ihn in ein völlig hilfloses Opfer verwandeln konnte. Doch außer dem Dilantin gab es für die Ärzte noch ein anderes Problem. Das Methotrexat wirkte nicht. Niemand wußte, wie wirkungsvoll Dilantin während einer langen Zeitperiode war. Etwas Neues und Drastischeres mußte versucht werden. Man bat uns, am Nachmittag hineinzukommen. Da Sidney nicht fahren konnte, nahm ich den Zug.

In Erics Zimmer waren die Vorhänge um die Betten zugezogen. Furchtsam ging ich zu Erics Vorhang. Es war ganz still. Nach einem Moment blickte ich um die Ecke und hielt inne. Marylou saß auf Erics Bett, küßte ihn und streichelte seinen kahlen Kopf, während Erics rechter Arm, der an ein Brett gebunden war und in dessen Vene eine I.V.-Nadel steckte, sie zärtlich tätschelte. Ich hatte sie noch nie zusammen gesehen, außer als Schwester und Patient. Ganz plötzlich merkten sie, daß ich da war. Marylou sprang auf, küßte mich und lief weg.

Eric sah ziemlich mitgenommen aus; überall hatte er schwarze und blaue Flecken. Trotzdem wirkte er glücklich.

»Geh lieber und hol Marylou«, sagte er schließlich. »Sie hat wahrscheinlich Angst.«

»Sie denkt immer noch, daß ich dagegen bin?«

»Ja.«

Ich ging hinaus und fand sie. Sie war rot im Gesicht und sah sehr jung aus. Sie trug ihre weiße Schwesterntracht. Wahrscheinlich hatte sie acht Stunden Dienst in einem anderen Krankenhaus hinter sich.

»Ich bemühe mich sehr, nicht zu stark zu reagieren«, sagte ich zu ihr. »Eric möchte, daß ich gelassen bin. Aber ich fühle mich nicht gelassen. Ich finde es großartig.«

Wir umarmten einander und gingen dann zu Eric zurück und saßen eine Weile zusammen. Marylou begann wieder Erics Kopf zu streicheln.

»Was ist denn das für eine Zeichnung auf Erics Kopf?«

Erics Glatze war voller roter Linien und Rechtecke.

»Sie wollen morgen sein Gehirn bestrahlen, damit die Anfälle aufhören. Diese Linien zeigen den Radiologen, wo sie schießen müssen.«

»Marylou«, sagte Eric leicht benommen, »wenn sie mich bestrahlen, werde ich mein Haar verlieren.«

»Das wäre schrecklich«, sagte Marylou. »Dann würde ich dich nicht mehr lieben.«

»Was würden wir bloß machen, wenn du dein Haar verlieren würdest?« sagte ich. Dann sahen wir einander an und begannen zu lachen. Wir lachten und waren glücklich und tapfer.

Ich sah Eric am nächsten Abend, nachdem die Radiologen ihre Arbeit getan hatten. Er sah aus, als ob er nicht ganz da wäre. Als ob er einen festen Schlag auf den Kopf bekommen hätte. Marylou saß auf seinem Bett, hatte den Arm um seinen Nacken gelegt, um seinen Kopf zu stützen, und versuchte ihn mit kleinen Bissen von einem fast unberührten Teller zu füttern. Sie kam von einem langen Arbeitstag in einem anderen Krankenhaus und trug noch ihre Tracht.

»Magst du nicht ein bißchen essen, Liebling?«

Erics Augen rollten weg. Mühsam holte er sie zurück. »Marylou? Bist du noch da?«

»Ich bin noch da.«

Am nächsten Tag malte ich den ganzen Tag das Badezimmer aus. Es schien verrückt. Wie sollte er je wieder aus diesem Bett herauskommen? Doch die blaue Farbe floß weiter. Und ich dachte weiter: Komm heim, Eric, und sieh, was ich gemacht habe.

Einmal ging ich in sein Zimmer und starrte das funkelnde neue Rad an. Ich dachte an kleine Kinder, die ihre Geschenke im September bekommen, weil sie zu Weihnachten nicht mehr leben werden. Mir kam der verrückte Gedanke, daß ich das rote Fahrrad vielleicht mit hineinnehmen und neben sein Bett stellen sollte. Würde ihn das ermutigen, ihn aus seinem Zustand reißen? Oder würde es ihm sagen, daß alles vorbei war?

Statt dessen nahm ich an diesem Abend eine kleine Jadepflanze für Marylou mit ins Krankenhaus. Es war ein Ableger von dem Jadebaum unseres Großvaters im Spielraum. Ich gab ihr auch einen netten kleinen Schnappschuß von Eric. »Mit Haaren!« sagte sie erfreut. »Ich habe ihn noch nie so gesehen!«

»Zeig her«, murmelte Eric aufwachend.

Sie gab ihm das Foto.

»Das wurde in meiner Jugend aufgenommen«, murmelte er und fiel wieder zurück in seine halbe Bewußtlosigkeit.

»Er ist stark sediert.« Marylou machte ein besorgtes Gesicht. »Es ist gar nicht gut für ihn. Aber seine Bauch- und Brustmuskeln sind noch von dem Anfall gezerrt und tun schrecklich weh. Das Schlimme ist, daß er nicht die Anstrengung machen will, zu sich zu kommen.«

Am nächsten Tag war Marylou auf den Patienten böse. Sie beschuldigte ihn, aufzugeben, sie zu verlassen. Sie sagte ihm, wie aufgeregt und wütend sie war. Und sie erreichte ihn in seiner Benommenheit. An diesem Tag verlangte er zum erstenmal keine Beruhigungsmittel. Er versuchte, selbst zu essen. Er begann einzusehen, daß er Angst gehabt hatte, daß er vor der Möglichkeit eines weiteren Anfalls weggelaufen war. Am Abend war er soweit, sich zu prüfen. Er stand aus dem Bett auf und ging langsam zur Tür. Er starrte in den Gang hinaus auf die Stelle, wo er gestürzt war. Dann ging er langsam zurück und stieg erschöpft ins Bett. Doch er war in Ordnung, er war auf dem Weg.

21

Am 14. Oktober erfuhren wir, daß Eric endlich seine sechste Remission erreicht hatte. Er bekam zum erstenmal seit langer Zeit Urlaub. Marylou hatte wahrscheinlich ebensolche Angst wie er. Eric war noch nicht richtig bei sich.

»Aber«, sagte er, »entweder man lebt in einer Schachtel oder man nimmt die Gefahren draußen in der Welt auf sich. Vielleicht werde ich auf der Straße umfallen, aber ich gehe.«

Sie besuchten Susan, die sich in einem anderen Krankenhaus von einer Operation erholte. Susans Tante und Onkel waren da, und Eric wurde ihnen vorgestellt. Er ging zur Tante und sagte: »Nett, Sie kennenzulernen, Onkel Max.« Dann wandte er sich an den Onkel: »Freut mich, Tante Elsie.« Nein, er war noch nicht ganz bei sich. Er lachte, wenn sie lachten, doch er wußte nicht, was er tat.

Am 16. Oktober wurde Eric aus dem Krankenhaus entlassen. Dr. Clarkson lud ihn zu einem Fußballspiel ein. Eric freute sich und fühlte sich geehrt. Doch er hatte auch Angst vor dem Ganzen. Er fürchtete immer noch Lärm, überfüllte Plätze und Menschen. Doch er nahm die Einladung sofort an.

»Wie kommt er denn vom Stadion nach Hause?« fragte ich Sidney.

»Er wird's schon schaffen. Er kann selbst für sich sorgen. Er braucht ja bloß zum Grand Central zu fahren und einen Zug zu nehmen.«

»Nein«, sagte ich. Keine U-Bahn, keine Busse, keine Züge. Noch nicht.

Sidney zuckte die Achseln. Er war immer überzeugt, daß Eric selbst für sich sorgen könne. Diesmal konnte ich ihm nicht recht geben.

»Genug ist genug«, sagte ich. »Mark, würdest du bitte den Wagen nehmen und ihn abholen?« Mark war eben erst von Yale auf ein Wochenende heimgekommen.

»Wie soll Mark Eric auf einem so großen Platz finden?« sagte Sidney.

»Ich finde ihn schon. Keine Angst, Mam«, sagte Mark. »Ich möchte dieses Spiel sowieso gern sehen. Wenn es aus ist, bringe ich Eric heim.«

Am Abend wurde die Haustür aufgestoßen – und da waren sie. Der einen Meter neunzig große Mark mit seinem Lockenkopf sah riesengroß und zottig aus wie ein Bernhardiner, der bei einem Rettungseinsatz gewesen war und einen schwachen, verirrten Reisenden heimbrachte. Ich hatte Eric noch nie so schmächtig gesehen. Die Augen in seinem bleichen elfenbeinernen Schädel waren groß und dunkel. Er sah aus wie ein junger Priester, der tagelang auf einem winterlichen Berggipfel gefastet hatte.

Ein paar Tage schlief und aß er nur und ging auf unserem Hof herum und sah sich alle Dinge an, als hätte er sie noch nie gesehen. »Es ist so schön hier«, sagte er immer wieder.

Als ich durch seine Augen blickte, sah auch ich besser. Statt des Unkrauts, das den Ziegelweg überwucherte, und der abblätternden Farbe an der Garage, sah ich die Wasserlilie, die wie ein Stern in Marks Fischteich schwamm. Unter den Lilien schossen Goldfische durch das klare, ruhige Wasser. Ich dachte an den Tag, an dem Mark, Eric und Sidney zusammen diesen Teich gegraben hatten. Plötzlich fand ich, daß alles schöner aussah. Mochten in jeder Tür im ersten Stock Schrammen sein (Meredith hatte Eric mit einem Besen gejagt – *bum!* Eric hatte Mark mit einem Paddel gejagt – *bum!*), doch es war Leben an allen Wänden, und Leben kam zu allen Fenstern herein. Der erste Rosenstock, den wir gepflanzt hatten, war auf Erics Fensterbrett geklettert und tastete sich jetzt zu Marks Fenster vor; die gelbe Birke schimmerte hinter Lisas Vorhängen in der Sonne. Als Meredith in diesem Zimmer wohnte, war die Birke ein Baby gewesen, einen Meter groß, am Strand von einem Bulldozer zur Seite geschleudert. Sidney hatte sie gerettet, heimgebracht und gepflanzt.

Eric wartete darauf, daß Marylou ihren Dienst hinter sich brachte und herauskam und ihn besuchte. Doch er war nicht ungeduldig. Ich hatte ihn noch nie so sanft gesehen, so liebevoll, so sehr im Einklang mit der Welt.

Als Dr. Dowling mich am 16. Oktober anrief, um mir von Erics Remission zu berichten, hatte ich gerufen: »Oh, herrlich. Halleluja!«

Er zog mich sofort in die Wirklichkeit zurück. »Ich bin nicht sicher, wie lange wir ihn so halten können.« Das war eine der guten Eigenschaften von Dr. Dowling. Er konnte es hart und aufrichtig sagen, doch irgendwie erschien es mir nie kalt oder grausam. Ich wußte sehr gut, daß er nicht gleichgültig war.

Ich sagte nur: »Ich weiß. Ich verliere nicht den Kopf. Ich

glaube, ich weiß, wie es steht. Ich erwarte mir keinerlei Wunder mehr. Das ist wunderbar genug.«

Und irgendwie stimmte es. Ein Wunder mit Vorbehalt. Leben von einem Tag zum andern. (»Morgen ist weit weg.«) Das heißt nicht, daß Eric oder irgendeiner von uns völlig zu planen aufhörte, Eines Tages ging er einkaufen und kam mit langer Winterunterwäsche, dicken Socken und wollenen Mützen zurück. Auch eine elegante, mit Lammfell gefütterte Jacke brachte er mit.

Er begann mit seinem roten Rad zu fahren. Zwei Kilometer, fünf Kilometer, zehn Kilometer. »Es geht voran«, sagte er. »Ich fühle mich kräftiger.« Meistens jedoch gab er sich damit zufrieden, in den Straßen in der Nähe unseres Hauses herumzuradeln, verfolgt von kleinen Jungen jeder Größe. Sie waren jetzt seine besten Gefährten. Der jüngste nicht älter als sechs, der älteste nicht älter als dreizehn. Am Sonntag machte er »Landstreicher« aus ihnen. Jeder kleine Junge nahm ein Brot mit Erdnußbutter oder Marmelade, wickelte es in ein Taschentuch und band es an einen Stock. Auch Eric band seinen Lunch an einen Stock. Dann stiegen sie alle auf ihre Räder, schulterten die Stökke und fuhren zu einem geheimen Platz im Wald, um dort zusammen zu essen. Manchmal veranstalteten sie Rennen von der Eisdiele nach Hause – etwa zehn Blocks. Dann gab es die Fußballspiele. Wenn Mark zu Hause war, dann nahmen er und Eric es mit all den kleinen Jungen aus der Nachbarschaft auf. War Eric mit ihnen allein, dann nahm er sich John Bair oder vielleicht Peter Ahl, der sechs war und sich vor kurzem ein Bein gebrochen hatte, und spielte mit ihm gegen all die andern. »Das wichtigste ist nicht, daß man gewinnt«, sagte er, »sondern daß wir alle zusammen spielen. Natürlich«, fuhr er fort, »möchte ich, daß ihr euch alle zusammenreißt und euer Bestes gebt.«

Riß Eric selbst sich zusammen? Seine Sanftheit war mit einer Fügsamkeit, einer Nachgiebigkeit verbunden, die ich nie zuvor gesehen hatte. Er war nicht mehr der sorglose, lustige Junge, doch er war irgendwie frei von Sorgen. Wenn ich ihn ansah, mußte ich an alte Heiligenbilder denken.

Eines Nachmittags fuhren wir zusammen hinaus aufs Land. Die Tage waren warm und windlos gewesen. Obwohl es schon Ende Oktober war, sahen die Bäume noch aus, als ob sie in Flammen stünden. Dann und wann schwebten ein paar Blätter herab und blieben auf dem schwarzen Pflaster liegen.

»Vielleicht«, sagte Eric leise, »bin ich in vier Monaten tot.

Oder vielleicht erfinden sie etwas, und ich werde geheilt. Aber das ist nicht das Wesentliche. Was zählt, ist das Jetzt. Ich habe diesen Tag. Schau ihn an – er ist so herrlich!« Er schüttelte staunend und ehrfürchtig den Kopf.

Ich konnte nicht sprechen. Sein Glücksgefühl und seine Liebe zur Welt erfüllten auch mich. Seine Fügsamkeit übertrug sich auf mich. Ich habe diesen Tag, dachte ich. Und das ist sehr viel.

Der Moment, auf den wir alle warteten, kam endlich. Marylou war unterwegs.

»Kommt sie wirklich zu uns?« Lisa konnte es nicht glauben. Sie hatte in diesen letzten Jahren an zu vielen Dingen nicht teilnehmen dürfen, hatte von ihnen aus dritter Hand erfahren. Erst in diesem Sommer hatte sie Eric ein paarmal im Memorial besucht. (Nach ihrem vierzehnten Geburtstag im Mai gab man ihr die Erlaubnis.) Als Eric im Juli wieder krank geworden war, hatte sie darauf bestanden. Ich fragte mich, ob sie wohl den Anblick der Kranken und die Gerüche ertragen würde.

»Mammy, ich bin alt genug! Beschützt mich nicht immer.«

Sie hatte recht. Lisa wuchs mit den Umständen und wurde stärker. Sie wollte am Leben im achten Stock mehr teilnehmen, als ich gedacht hatte.

»Warum hast du mich heute Mrs. Hardy nicht vorgestellt? Du hast mit ihr gesprochen – ich hab' dich gesehen – und ich bin dagewesen«, sagte sie eines Abends.

»Nun, ich war mir nicht sicher, ob du schon soweit bist.« Ich hatte mich inzwischen daran gewöhnt, daß Mrs. Hardy keine Stimme hatte und einen Schlauch in der Nase trug, doch ich fand jede neue Verschlimmerung schwer erträglich.

Lisa sah mich wütend an. »Ich bin soweit. Ich bin stark genug. Und ich weiß, daß sie keine Stimme hat. Du hast mir gesagt, sie ist eine wundervolle Frau. Ich möchte sie kennenlernen.«

»Also schön. Nächstesmal.«

Lisa hatte Marylou erst einmal gesehen. »Sie ist wie eine Schwester!« hatte sie sofort gesagt. Jetzt sagte sie: »Es ist wie ein zweites Weihnachten, sie bei uns im Haus zu haben.« Das Problem für Lisa und mich war, zurückzutreten und Eric alles machen zu lassen. Denn er wollte all die Vorbereitungen selbst treffen. »Es ist eine ziemliche Sache, ein Bett für eine Krankenschwester zu machen«, sagte er und zog die neuen gestreiften Laken so stramm, als seien sie an den Fußboden genagelt. Dann fuhr er zwanzig Minuten zu früh los, um sie am Bahnhof abzuholen.

Lisa und ich gingen in letzter Minute noch ein paar Lebensmittel einkaufen und begegneten ihnen auf dem Rückweg. Eric versuchte, sich aufs Fahren zu konzentrieren. Marylou saß so dicht wie nur möglich neben ihm, starrte ihm ins Gesicht und sprach aufgeregt auf ihn ein. »Ich hoffe, sie kommen durch die Stadtmitte, ohne irgendwo reinzufahren«, sagte ich zu Lisa.

Als wir zurückkamen, saß Marylou im größten Sessel des Wohnzimmers, den nackten Fuß auf einem Schemel. Die Krankenschwester war verschwunden. An ihrer Stelle saß ein Teenager in einem gestreiften Pullover und einem blauen Rock. Dr. Eric untersuchte den wunden Zeh des Teenagers.

»Das muß aber wehtun«, sagte er und deutete auf die Blase.

»Oh, ist nicht so schlimm.« Sie lächelte.

»Ich hole das Verbandzeug und etwas zum Drauftun«, sagte Eric. »Sie hat neue Schuhe an«, erklärte er uns und lief die Treppe hinauf.

»Ich sehe schon, wer das Kommando übernommen hat«, sagte ich zu Marylou.

Sie lachte leise. Auf ihrem Schoß lag ein riesiges Lehrbuch mit dem Titel ›Intensive Krankenpflege‹. »Meine Hausarbeit«, sagte sie.

Eric kam mit Gaze, einer Schere, Verbandzeug und einer Flasche Antiseptikum zurück. »Jetzt gib mal den Fuß her!« befahl er. –

Das gute Wetter hielt fast den ganzen Herbst über an. Eric zeigte Marylou seine Welt. »Hier ist der Baum, auf den wir immer geklettert sind, um uns Maulbeeren zu holen... Hier ist das Loch im Zaun, durch das ich immer gestiegen bin, um zum Fußballplatz zu kommen... Das ist das Feld, das Danny Rose und ich angezündet haben, als wir mit Fackeln die Straße hinunterliefen.«

An einem Freitag fuhr er mit ihr nach Storrs zur Universität, um sie mit seinen Freunden bekanntzumachen. Es war ein stolzer und auch schmerzlicher Tag. Eric hatte mit der Fußballmannschaft, zu deren Kapitän er gewählt worden war, nie spielen können. Obwohl er im Sommer so schwer krank gewesen war, hatte man jedoch nicht daran gedacht, ihn durch einen andern zu ersetzen. »Er war unser Kapitän«, sagte Mark Kurimai. »Es war niemand anders für den Job da. Wir haben jedesmal, wenn wir spielten, einen amtierenden Kapitän gewählt.«

Eric war mit einem sehr hübschen Mädchen am Arm zu dem Studienort, den er liebte, heimgekehrt. Man hatte ihn eingeladen, am nächsten Morgen am Spiel seiner alten Mannschaft teilzunehmen. Mark Kurimai, sein Mannschaftskamerad und langjähriger Freund, überließ Eric und Marylou sein Zimmer. Am Abend fand eine große Party zur Feier seiner Rückkehr statt. Am nächsten Morgen war Kapitän Eric in einer Verfassung, in der er das Wecken verschlief. Als er endlich auf die Uhr schaute, sah er zu seinem Entsetzen, daß es zehn war – die Zeit, zu der er auf dem Spielfeld sein sollte. Er sprang aus dem Bett, schnappte sich ein paar Sachen und rannte die Treppe hinunter, wobei er sich anzuziehen versuchte. Wie in einem Lustspiel entdeckte er, daß er ein Kleidungsstück mitgenommen hatte, das ihm nicht gehörte – Marylous Büstenhalter. Wieder die Treppe hinauf. Er warf ihn ihr zu und rief: »Den brauch' ich nicht!« Dann rannte er fluchend und sich anziehend den ganzen Weg zum Spielplatz.

Trainer Morrone marschierte auf und ab. Alle anderen waren fertig angezogen und zum Spielen bereit. Eric kam keuchend an, und alles, was er sagen konnte, war: »Weißt du noch, wie du immer gesagt hast, Fußball und Weiber vertragen sich nicht, Morrone? Du hattest recht!«

Ein paar Minuten später traf Marylou ein, um ihn spielen zu sehen. Sie war entsetzt. Eric hatte zehn oder fünfzehn Pfund unter seinem Normalgewicht. Er nahm immer noch Dilantin und andere Medikamente. Er war mit dem Rad gefahren, aber er war fast ein Jahr auf keinem Spielfeld gewesen. Wenn er nun mit seinem frisch bestrahlten Gehirn gegen einen hartköpfigen Spieler des gegnerischen Teams prallte?

Eric machte ein paar Läufe und trat einige Male den Ball, doch es war eher ein symbolisches Spiel für ihn. Viele in der Zuschauermenge wußten, was es gekostet hatte. Einige von ihnen hatten im Memorial Blut gespendet. Als er nach nur zehn Minuten das Spielfeld verließ, jubelte man ihm zu.

Er sagte nur: »Es war so schön, wieder dort draußen zu sein.« Marylou war froh, daß es vorbei war.

Ich hatte mir in diesem Herbst eine kleine Druckerei eingerichtet – in einem kleinen, fünf Minuten von zu Hause entfernten Studio, wo ich Platz genug hatte, meine Sachen auszubreiten. Die Werkzeuge, die Ätztinte, das Palettenmesser und das Benzin waren beruhigende Spielsachen für mich. Ich vergaß alles in dieser anderen Welt. Zwei Stunden vergingen wie im Flug, ohne daß ich es merkte. Überraschenderweise begann ich einige Drucke zu verkaufen. Als ich im November eine Kindergeschichte, die ich vor einiger Zeit geschrieben hatte, verkaufte, gelang es mir, dem Verlag auch zwölf dazugehörende Seiten Illustrationen mitzuliefern. Es war eine schöne und reizvolle Aufgabe, die mir jedoch ein wenig über den Kopf wuchs. Ich brauchte dazu viel länger, als ich gedacht hatte. Manchmal mußte ich am frühen Abend nach Hause eilen, die Hände noch schwarz von Ätztinte, und schnell ein Huhn in den Herd schieben, damit wir etwas zu essen hatten. Während ich in der Küche herumraste, war es beruhigend, von oben aus Erics Zimmer den Rhythmus der Musik zu hören. (Er war jetzt in ambulanter Behandlung und fuhr nur einmal in der Woche zu Untersuchungen hinein.)

»Was spielt Eric? Es gefällt mir.«

Lisa summte mit, während sie Milch eingoß. »›Der Beginn‹. Es ist eine Chikago-Platte. Eric spielt sie immer als erste, wenn er vom Krankenhaus heimkommt.«

Der Beginn. Vergessen, was du eben durchgemacht hast, ganz von vorn anfangen. Wenn es nur ein Beginn sein könnte...

Eines Abends Anfang Dezember versuchte ich im Studio alles sauberzumachen und wischte die Platte mit Benzin ab, damit ich am nächsten Tag gleich mit der Arbeit anfangen konnte, als es an meiner Tür klopfte. »Mam? Darf ich 'reinkommen?«

»Eric!« Er war noch nie einer plötzlichen Eingebung folgend ins Studio gekommen. Er war einmal oben gewesen und hatte es bewundert, doch es war mein Arbeitsplatz, an dem er mich in Ruhe ließ. »Natürlich kannst du 'reinkommen. Wie schön, dich zu sehen.«

Drinnen, bei Licht, sah ich ihn noch einmal an.

Er setzte sich auf die Klavierbank, ein schlanker, fast zweiundzwanzig Jahre alter junger Mann in der neuen Lammfelljakke, die ihm helfen sollte, den Winter zu überstehen.

Er war, wie er mir sagte, am Nachmittag im Memorial gewesen. Seine Remission war zu Ende. Marylou hatte beschlossen, ihre Stellung aufzugeben. Sie wollten, bevor er wieder ins Krankenhaus mußte, zusammen einen Weihnachtsurlaub in der Sonne verbringen. Die Ärzte hatten ihm gesagt, er solle am 3. Januar hineinkommen. »Hilfst du uns?« fragte er.

Dann lehnte er seinen Kopf an mich und weinte. Ich hatte ihn in all den Jahren seiner Krankheit noch nie so zusammenbrechen sehen.

Jetzt wußten wir beide, daß er bald sterben würde. Es gab keine Türen mehr zu öffnen, und in der Vorratskammer der Chemotherapie waren keine weiteren wirkungsvollen Medikamente. Ich hielt ihn in meinen Armen und wiegte ihn. Sein Kopf an meiner Brust fühlte sich an wie der Babykopf, den ich vor langer Zeit gehalten hatte – warm, mit einem schwachen, weichen Haarflaum. Gott, hilf mir, dachte ich. Noch einen Moment, und wir sind beide verloren, wenn ich mich nicht beherrschen kann, wenn ich keine Möglichkeit finde, ihm zu helfen.

Worte, die Eric bei einer anderen Gelegenheit, an einem anderen Ort gesagt hatte, fielen mir ein. Er hatte zu einigen Schwestern darüber gesprochen, ob sie Leukämiepatienten sagen sollten, welche Überlebenschancen sie in Wirklichkeit hatten. »Ganz gleich, was ihr wißt oder zu wissen glaubt«, hatte er zu den Schwestern gesagt, »nehmt ihnen nie die Hoffnung. Sie brauchen sie immer.«

»Eric«, sagte ich, »ich weiß, daß du es schaffen wirst. Du hast so viel, wofür du leben kannst. Natürlich helfen wir dir. Und es wird alles gut werden. Sobald du mit Marylou wegfährst, sobald du anfängst, am Strand zu laufen –«

»Ich weiß es, ich weiß es genau«, sagte er rasch und hob seinen Kopf. Auf seinen Wangen waren Tränen, doch seine Stimme war stärker. »Sobald ich zu laufen anfange, wird alles gut.«

Er machte in dieser Woche seine Weihnachtseinkäufe. Er fuhr jeden Tag mit seinem roten Fahrrad. Er rannte mit Sancho den Strand entlang.

Als ich eines Abends nach Mitternacht nach oben ging, zog mich das Licht aus Erics Zimmer zum Ende des Ganges. Ich wollte etwas sagen, dann verstummte ich. Er war ganz konzentriert und arbeitete mit ruhiger, heiterer Miene an einer großen Zeichnung. Plötzlich bemerkte er mich, brach ab und blickte auf.

Ich sagte leise: »Darf ich's sehen?«

»Okay.«

»Das ist aber schön!« Ich war erstaunt. Ich wußte, daß er gern Witzzeichnungen und Karikaturen machte. Doch dies war etwas anderes. Eine Phantasie aus Gewölben, Steinen, Gängen, die in andere Gänge mündeten. Gab es einen Weg, der hinausführte? Ich konnte ihn nicht finden. Suchte er nach einer Tür zum Entkommen?

»Möchtest du's gern haben?«

»Ja.« Ich traute mich nicht, mehr zu sagen.

»Gut, wenn's fertig ist.« Er machte sich daran, die untere Ecke auszufüllen, als wüßte er genau, was dorthin kam.

»Kann ich dich zum Zug fahren?« fragte ich am letzten Tag. An diesem Abend sollte in der City eine Party für Eric und Marylou stattfinden. Am nächsten Morgen sollten sie vom Kennedy Airport abfliegen.

»Nein, danke. Ich werde ein Taxi bestellen.«

Das ist verrückt, dachte ich, so ein Unsinn. Es war wieder die alte Leier. Unabhängigkeit. Kümmere dich nicht um mich. Keine Abschiedsszenen. Ich hing den ganzen Nachmittag herum und hoffte, daß Eric es sich anders überlegen würde. Ich machte das Haus ein wenig sauber und hantierte in der Küche herum. Als es schon dunkel wurde, kurz vor fünf, beschloß ich, zu meinem Studio zu fahren, um noch eine Stunde zu arbeiten. Kleine Jungen spielten auf einem nahe gelegenen Hof Fußball. Ich erkannte John. Tom. Steve. Dann hielt ich einen Moment an, um näher hinzuschauen, denn einer war kein kleiner Junge. Einer war Eric.

»He, Mam!« rief er und kam auf mich zugerannt. »Möchtest du mich immer noch zum Zug bringen? Gegen neun?«

»Sicher. Ich bin rechtzeitig zurück.«

Wir brachen um zwanzig vor neun auf. Doch zuerst zeigte er mir den kleinen Stoß sorgsam verpackter Geschenke, die er für uns alle zurückließ. Er war elegant angezogen. Dunkler Blazer mit goldenen Knöpfen. Hemd und Krawatte hatte ich noch nie gesehen. Diesmal kein Segeltuchsack, sondern ein richtiger Koffer. Und eine Einkaufstasche, die vor Weihnachtsgeschenken fast platzte. »Fünfzehn!« sagte er und hielt sie hoch. »Ich möchte Marylou ein schönes Weihnachtsfest bereiten.«

Und kurz bevor wir das Haus verließen, sagte er: »Schau dir das an!« Er zeigte mir ein Kuvert, in dem zweiundzwanzig Dollar lagen. Auf der Karte stand »Für Eric und Marylou – zum LEBEN! Und weil du zweiundzwanzig wirst, Eric. Alles Liebe, Lisa.«

»Daß Lisa das getan hat!« Erics Stimme klang belegt. »Dieses Geld hat sie sich mit Babysitten verdient. Wahrscheinlich mußte sie dafür zweiundzwanzig Stunden absitzen.« Er schüttelte den Kopf.

»Wir müssen jetzt gehen.«

Während der Fahrt zum Bahnhof kehrte seine Erregung zurück. Er war voller Pläne. Er wollte Marylou das Schwimmen beibringen. Sie hatte ein wenig Angst vor dem Meer, weil sie so kurzsichtig war, doch er würde sie festhalten und ihr darüber hinweghelfen. Wir erreichten den Zug gerade noch. Er stellte sein Gepäck auf den Bahnsteig. Er sah jung, frisch und glücklich aus.

»Keine Angst, ich schaff's schon. Ich werde für sie bereit sein, wenn ich zurückkomme.« Er umarmte mich, sprang in den Zug und verschwand.

Er sieht so sehr wie ein Bräutigam aus, dachte ich benommen. Ich ging langsam zurück zum Wagen, stieg ein. Dann schluchzte ich: »Nein!«

Eric und Marylou kamen am 30. Dezember zurück. Bevor er am 3. Januar ins Krankenhaus ging, fand Galafest Nummer 4 statt – eine Mischung aus Silvesterabend und Party zum zweiundzwanzigsten Geburtstag, die vier Tage dauerte und, an ihrem Höhepunkt, unser Haus mit fast hundertfünfzig Gästen füllte. Zuerst gab es eine Party zur Planung der Party, die spontan am Abend vor Silvester begann. Etwa fünfzehn bis zwanzig Freunde erschienen und machten ihre Schlachtpläne. Unter anderem organisierten sie schnell ein Vierstädte-Fußballturnier, das am nächsten Morgen beginnen und den ganzen Tag dauern sollte. Eric, der ein bißchen bleich aussah, nachdem die Planer gegangen waren, vertraute Marylou an, daß er nicht sicher sei, ob er sehr gut oder sehr lang spielen könne. Doch am nächsten Morgen zog er mit seinen Kumpeln los, und wir sahen ihn vor fünf Uhr nachmittag nicht wieder. Inzwischen erschien eine Schar hübscher Mädchen in unserem Haus, die Eimer, Besen, Lappen und Staubsauger mitbrachten. Als sie mit dem Saubermachen fertig waren, nahmen sie Bilder und Spiegel ab und entfernten antike Lampen und zerbrechliche Stühle. Kurz danach trafen andere Freiwillige mit Lebensmitteln, Drinks, Eis, Schallplatten, Papiertellern, Bechern und so weiter ein.

»Irgendwie«, sagte ich zu Sidney, »habe ich das Gefühl, daß sie uns nicht brauchen.« Wir flüchteten.

Es war, wie wir später erfuhren, das »Fest des Jahrhunderts«. Als es dämmerte, beschlossen dreißig oder vierzig Feiernde, auf

Couchs, Bänken, alten Decken, neuen Badezimmermatten und anderer Leute Pelzmänteln zu schlafen. Als wir am Neujahrstag gegen zwei Uhr nachmittags zurückkamen, taumelten die Überlebenden gerade ins Freie, um weiter Sport zu treiben. Für jene, die sich nicht bewegen konnten, gab es Fußball auf dem Fernsehschirm im Haus. Bei Einbruch der Nacht waren nur noch sechs oder acht Gäste da, welche die Stellung zu halten beabsichtigten, um Eric zu helfen, am nächsten Morgen seinen zweiundzwanzigsten Geburtstag zu feiern. Ihm wurde zum Frühstück Geburtstagskuchen im Bett serviert. Am Abend des zweiten Januar war die Familie wieder unter sich.

Keiner der Gäste außer Marylou, und sie gehörte inzwischen zur Familie, ahnte, daß ihr Gastgeber seine letzte große Party gegeben hatte. Am Morgen des dritten Januar zog er den weißen Rollkragenpullover, den Marylou ihm zu Weihnachten geschenkt hatte, und die Lammfelljacke an, setzte seinen Schlapphut auf und ging an mir vorbei. Das war in solchen Momenten seine Gewohnheit. »Wenn du gehen mußt, dann gehe stilvoll.«

22

Es war Januar, doch sie nannten es das »Sommerlager«. Es war Zimmer 830, dasselbe Sechsbettzimmer, in dem Eric seit drei Jahren immer wieder gewesen war, doch jemand hatte ihm den Namen Sommerlager gegeben, weil alle Bewohner unter fünfundzwanzig waren, obwohl einige von ihnen aussahen wie müde alte Männer, und weil fast alle fern von Zuhause waren und starkes Heimweh hatten.

In dem Bett, in dem Eric im letzten Sommer zitternd gelegen hatte, lag ein Grieche. Er hatte nur noch ein paar schwarze Haarbüschel, und er verbrachte seine ganze Zeit damit, hinaus zum Schreibtisch zu wandern und nach Post zu fragen. Er bekam nie Besuch.

Neben dem Griechen, in dem mittleren Bett, lag Luigi, ein fröhlicher, runder Italiener, der eine junge Frau und mehrere redselige Schwestern hatte, die ihn oft besuchten. Luigi stand die Glatze. Er sah aus wie ein wohlhabender Gemüsehändler. Luigi bestellte jeden Abend eine volle Portion, doch das meiste aßen seine Frau und seine Schwestern. Wenn man genau hinsah, merkte man, daß Luigis Rundheit von Cortison herrührte. Er hatte fast ebensolches Heimweh nach der Bronx wie der Grieche nach Griechenland. Doch er war ein Optimist und sprach immer von der Zukunft.

Auf Luigis anderer Seite lag Ricardo. Klein Ricardo, der Puertoricaner, der über das Telefon von Ewing Acht Pferdewetten abgeschlossen hatte. Mir war gar nicht bewußt geworden, daß er den Winter überlebt hatte. Doch ich hätte ihn nicht erkannt. Wie mir jemand erzählte, hatte Ricardo solche Sehnsucht nach Spanish Harlem bekommen, daß er eines Tages einfach seine Kleider anzog, das Krankenhaus mitten während seiner Behandlung verließ und mit der U-Bahn nach Hause fuhr. Nach einer Woche jedoch bekam Ricardo Angst und meldete sich wieder im Krankenhaus. Jetzt war er zu krank, um zu reden.

Gegenüber von Ricardo lag ein Koreanerjunge, der kein Wort Englisch konnte. Wenn die Ärzte oder Schwestern ihn ansprachen, wandte er einfach den Kopf ab und stöhnte. Er hatte wenigstens einen Bruder, der ihn jeden zweiten Tag besuchte und viele kleine Päckchen mitbrachte. Der Bruder trug eine mit Nägeln besetzte Lederjacke und die weiteste Hose, die ich je gesehen habe. Wenn der Kranke seinen Bruder erblickte, ging es ihm immer sofort besser, und er setzte sich auf und stöhnte nicht mehr. Dann öffneten die beiden gemeinsam die Päckchen und sprachen Koreanisch.

In der Ecke neben der Tür lag ein hübscher Junge namens Michael. Alle andern waren jung, ohne jugendlich zu sein. Michael hatte noch dichte schwarze Locken, kräftige Arme, große dunkle Augen, die nicht von Medikamenten umschattet waren – doch die Augen waren voller Angst. Er war noch nie auf der Station gewesen. Sein Mädchen kam oft, um ihn zu trösten. Dann schien er glücklicher und starrte auf ihr langes, glänzendes braunes Haar und berührte es zärtlich mit den Fingern. Auch seine Mutter und sein Vater waren oft da, und der Vater gab Michael ein kleines Silbermedaillon, das jüdische Symbol des Lebens, das er an einer Kette um den Hals trug. Er gab auch Eric eins, denn Eric war Michaels Freund, und Eric kotzte sich die Seele aus dem Leib, weil er das giftige Cytidin nahm. Die letzte Zuflucht: Cytidin. Die Ärzte geben nicht leicht auf; sie versuchen alles, solange noch die geringste Chance besteht. Jedenfalls brachte es keiner fertig, dazustehen und einfach zuzusehen, wie Eric starb. Er war der am längsten Überlebende im achten Stock. Alle Patienten beobachteten seinen verzweifelten Kampf. »Wenn Eric stirbt, was für Hoffnung gibt es dann noch für mich?« sagte Michael zu seiner Mutter.

Außer dem Cytidin gaben die Ärzte Eric gegen die Übelkeit Cannabis. Die Patienten wußten, daß das Rauchen von Marihuana oft über eine schwere Zeit hinweghilft. Eric hatte es draußen manchmal genommen, und es hatte ihm etwas Erleichterung verschafft. Er hatte es auch hin und wieder zum Vergnügen geraucht – nicht zu oft, denn er war durch und durch Sportler. Ich wußte, daß er Haschisch für wesentlich weniger schädlich als Alkohol hielt. Doch zweiunddreißig Cannabiskapseln am Tag zu schlucken – während man sich bemüht, nicht zu brechen – erwies sich als qualvoll. Vielleicht hätten ein paar Züge an einem *Joint* geholfen. Doch Cannabiskapseln halfen nicht. Nichts half.

Nach fünf Wochen setzten die Ärzte das Cytidin ab. Der Patient konnte es nicht mehr nehmen. Er hatte vierzig Pfund verloren. Vielleicht würden sie es ihm später wieder geben, sagten sie. Doch im Moment brauchte Eric eine Erholungspause.

Eines Tages, als ich ins Krankenhaus kam, saß Eric, zum erstenmal seit Wochen, aufrecht im Bett und trug das Weihnachtsgeschenk seines Bruders – die blau-weiße Windjacke der Fußballmannschaft der Yale-Universität. Die Jacke war weit und verbarg die Tatsache, daß er soviel Gewicht verloren hatte. Doch über dem Kragen sah man an Stelle des Jungen einen zwanzig Jahre älteren Mann mit kürzlich nachgewachsenem Haar (knapp drei Zentimeter lang und fast grau), harten, ernsten Augen und dem Mund eines Skeptikers.

Er saß mit verschränkten Armen da und sah einen Arzt an, der offenbar etwas von ihm wollte. Der Krankentisch war über dem Bett befestigt, doch es stand kein Geschirr darauf, sondern ein kleiner Pappbecher mit breiig aussehendem Orangensaft.

»Entschuldigen Sie, wenn ich störe«, sagte ich. »Soll ich für eine Minute verschwinden?«

»Nein, bleib. Ich möchte, daß du das hörst«, sagte Eric. Dann sagte er in kühlem Ton: »Ich würde Sie meiner Mutter vorstellen, Doktor, wenn ich Ihren Namen wüßte.«

Der Doktor stellte sich vor. Er sah ängstlich aus und ein wenig aufgeregt. »Ich habe eben den Jungens von unserer Idee erzählt. Wir suchen nach Möglichkeiten, ihnen im Kampf gegen Infektionen zu helfen. Wenn sie diese Diät zwei Wochen lang nehmen, besteht die Hoffnung, daß der Körper weniger Chancen hat, sich mit seinen eigenen Ausscheidungsprodukten zu vergiften. Es ist so ähnlich wie bei den Astronauten während ihrer Raumflüge.«

»Das nennt sich Mittagessen!« sagte Eric und deutete auf den kleinen Becher mit Orangenbrei.

»Wie schmeckt es?« fragte ich.

»Nicht schlecht. Nicht gut. Ich möchte ein Clubsandwich. Ich bin hungrig, verdammt noch mal, zum erstenmal in fünf Wochen bin ich hungrig.«

Der Doktor blickte traurig drein. Er war ein guter Mensch, der zu helfen versuchte, der Strohhalme in einer Situation anbot, in der Strohhalme das einzige waren, wonach man noch greifen konnte. »Tut mir leid, daß es so schlecht schmeckt«, sagte er. »Ich weiß, wie wenig verlockend Ihnen das erscheinen muß, Eric, aber –«

»Entschuldigen Sie sich nicht, Doktor«, unterbrach ihn Eric. »Sagen Sie mir nur die Tatsachen, und dann werde ich entscheiden, ob ich es nehme oder nicht.«

»Haben Sie es schon jemandem verabreicht?« fragte ich. »Haben Sie eine Ahnung, ob es wirklich hilft?«

»Nun« – der Doktor versuchte förmlich auszusehen – »wir glauben schon. Wir haben es zwar nur bei wenigen Patienten ausprobiert, aber die Besserung schien eindeutig. Bei etwa fünfzig Prozent.«

Nach einigen weiteren Worten mußte er gehen. Michaels Mutter kam herüber. »Werden Sie es nehmen, Eric? Ich finde, Michael sollte es vielleicht versuchen –«

»Ich weiß nicht«, sagte Eric. »Ich werde darüber nachdenken.«

Etwa eine Stunde später stand ich auf, um zu gehen. Ich war mit einem Redakteur verabredet, zusammen mit dem Zug hinauszufahren und über eine Arbeit, die ich machte, zu diskutieren. Als ich mich erhob, sagte Eric: »Mam, würdest du mir ein Clubsandwich holen? Mit allem drauf? Drei Blocks die First Avenue hinunter ist ein gutes Delikatessengeschäft.«

Ich zögerte den Bruchteil einer Sekunde und überschlug die Zeit. Es gibt keine Möglichkeit, jemanden, mit dem man sich an einem Zug verabredet hat, zu benachrichtigen, daß man nicht kommen wird.

Er merkte, daß ich nachdachte. »Laß nur. Du hast etwas vor. Es ist okay. Nicht so schlimm.«

Jetzt war ich entschlossen, ihm das Clubsandwich zu holen. Zum Teufel mit dem Redakteur und mit allem.

»Nein«, sagte er. »Ich möchte das sowieso nicht ablehnen, ohne daß ich mit Dr. Dowling darüber spreche. Er wollte, daß ich es versuche. Wenn ich es nicht nehme, muß ich es ihm zuerst sagen.«

Es quält mich bis zum heutigen Tag, daß Eric dieses Clubsandwich nicht bekam.

Dann gab es einen anderen Nachmittag, an dem ich allein hineinfuhr. Ein seltsamer Nachmittag: der Himmel war hell, doch es schneite große, flaumige Flocken. Eric sah zu, wie sie langsam an seinem Fenster vorbeischwebten. Hin und wieder schloß er die Augen. Wenn er sie öffnete, schien es ihn ungeheuer anzustrengen. Selbst das Atmen schien ihm schwerzufallen. Seine Finger lagen ruhig auf der Bettdecke.

»Schnee war fein«, sagte er schließlich. Und dann, als blicke er aus großer Entfernung zurück. »Ich weiß noch, wie ich einen Schneemann machte ...«

Nach einer Weile sagte er: »Laufen – das war das Beste. Einfach an einem Strand entlanglaufen, viele, viele Meilen.«

Er spricht in der Vergangenheitsform, dachte ich. Er sagt mir, ohne es mir zu sagen: Sei stark. Er sprach von den wilden Streichen, die er mit Mark angestellt hatte, von dem wundervollen Spaß, den sie gehabt hatten. »Du hast nie erfahren, daß wir das gemacht haben, oder?«

»Meredith ist die Gescheiteste«, sagte er plötzlich. »Und Lisa wird so ein prächtiges Mädchen ...«

»Mam«, sagte er leise. »Hast du mit Lisa gesprochen? Weiß sie Bescheid?«

»Wir haben miteinander gesprochen. Es ist alles in Ordnung, Eric.«

»Ich mache mir solche Sorgen um Marylou«, sagte er. »Sie hätte sich nie mit mir einlassen sollen.«

»Für niemanden, der sich mit dir einläßt, ist das von Nachteil, Eric.«

»Nein.« Er winkte ab. »Sie hat eine Menge durchgemacht. Wenn ich ihr nur helfen könnte. Ich wünsche es mir so sehr. Ich habe ihr dieses Buch zum Lesen gegeben.«

›Interviews mit Sterbenden‹ von Elisabeth Kübler-Ross. Für Marylou, die Todesexpertin. Mit lieben Wünschen von Eric, dachte ich. Nun, da es soweit war, sagte er nicht: »Kümmert euch um mich«, sondern er sorgte sich um sie.

»Ich habe mich verdammt bemüht«, sagte er plötzlich. »Aber

es kommt eine Zeit, da ist man bereit, sich auszuruhen. Man sagt sich, das war's also –« Er lächelte ein wenig. »Sicher, es ist enttäuschend. Es gibt so viele Dinge, die ich gern tun würde. Aber vielleicht hätte ich nur fünfzig Jahre lang die Stechuhr in der Boilerfabrik betätigt und darauf gewartet, daß ich meine goldene Uhr kriege. Wie die Dinge liegen, habe ich so viel gesehen ... so viel.«

Er sieht glücklich aus, dachte ich erstaunt. Dann schlief er, und ich beobachtete ihn.

Als er aufwachte, glaubte ich, das Licht täte seinen Augen weh. Ich wollte die Jalousie herunterlassen.

»Nein, nein!« rief er. »Ich möchte den ganzen Himmel!«

Er konnte sich nicht bewegen (zu viele Schläuche), doch er blickte mit so viel Liebe auf dieses hellblaue Rechteck. Es hatte aufgehört zu schneien, und die Sonne strahlte. »Die Sonne«, sagte er. »Es war so schön –«

Draußen wurde es dunkel. Müdigkeit überkam ihn. Nach einer Weile flüsterte er: »Würdest du etwas für mich tun? Geh ein bißchen früher. Geh ein paar Blocks weit und sieh den Himmel an. Geh für mich durch die Welt ...«

Ich ging durch die blaue, helle Stadtnacht, in der plötzlich Frühling zu herrschen schien. Er stirbt – doch er gibt mir Leben. Sieh den Himmel an! All die Tage, die du noch lebst, sieh den Himmel an und verlier ihn nie. Er ist da. Er wird immer da sein, wenn du nur sehen kannst.

Die Welt schrumpfte auf das kleine Stück beiderseits seines Bettes zusammen. Er sah niemanden außer uns. Wir sahen niemanden außer ihm. Um uns waren Dutzende andere. Sie waren für uns nur verschwommene Flecken. Er schlief die langen Nachmittage durch, den Kopf oft in Marylous Armen. Ich spürte ihren Schmerz deutlich von meinem getrennt, und das Wissen um ihren kommenden Verlust war, zusammen mit meinem, zuviel. Manchmal mußte ich weggehen.

Eines Nachmittags wurde Mrs. Hardy in ihrem Rollstuhl den Gang hinunter und in Zimmer 830 geschoben, bis zu dem Bett, in dem Eric auf der Seite lag. Sie war selbst seit Tagen nicht aus dem Bett gekommen. Man hatte ihr eben zwei Transfusionen gegeben, damit sie kräftiger wurde. Sie nützte diese Stärke, um Eric zu besuchen.

Er öffnete die Augen und sah sie. »Oh, Mrs. Hardy«, flüsterte er. »Sie sind der einzige Mensch, den ich sehen wollte.«

Sie beugte sich aus ihrem Rollstuhl, um ihn, so gut es ging, zu umarmen. Er lächelte und versuchte sich unbeholfen auf einen Arm zu stützen, um ihre Umarmung zu erwidern. Ihre Tränen fielen auf ihn, doch auch sie lächelte. Eine schöne Frau, der ein Schlauch aus der Nase baumelte, der Hals grotesk geschwollen, das Gesicht gezeichnet von unheilbarer Krankheit.

(»Sie sind der einzige Mensch, den ich sehen wollte ... Ewing Acht ist sowohl ein Himmel wie eine Hölle.«)

Dies ist die Hölle. Doch auch der Himmel ist hier, dachte ich. Dies ist ein heiliger Ort. Hier habe ich Liebe gesehen.

Am 18. Februar stieg Erics Fieber. Die Ärzte ließen Sidney kommen. Er verbrachte den größten Teil des Tages angehängt an den Weiße-Blutkörperchen-Separator im Sloan-Kettering-Institut jenseits der Straße. Der Separator, der, wie mir erzählt wurde, von einem Ingenieur erfunden worden war, der seinen Sohn verlor, trennte die von einem geeigneten Spender stammenden weißen Blutkörperchen und Plättchen vom übrigen Blut, um einem Patienten, dessen Körper nicht mehr imstande war, das Nötige selbst zu produzieren, zu helfen. Vor dieser Erfindung hatte es, außer der Verabreichung von Antibiotika, keine Möglichkeit gegeben, einen Menschen mit gefährlich wenigen weißen Blutkörperchen bei der Abwehr einer massiven Infektion zu unterstützen. Der Separator war erst seit eineinhalb Jahren in Gebrauch, als Sidney an ihn angeschlossen wurde. Er hatte bereits ein Dutzend Menschenleben gerettet. Der erste Spender war der Vater eines von Erics ersten Freunden im achten Stock gewesen. Der Sohn, ein junger Mann in den Dreißigern, ein Leukämieopfer, das sich durch Transfusionen eine Hepatitis zugezogen hatte, hatte sich merklich erholt, als man ihm die weißen Blutkörperchen seines Vaters zuführte. Doch schließlich hatte ihn die Hepatitis überwältigt.

Nun lag Sidney an der Stelle dieses Vaters in etwas, das aussah wie ein merkwürdiger Zahnarztsessel. Er war auf drei Seiten von grauen Kästen umgeben, die wie riesige Kühlschränke aussahen und von denen jeder mit einer Batterie von Instrumententafeln, Lampen, Röhren und Summern ausgestattet war. Darüber war an einem aus der Wand ragenden Arm ein kleiner Fernsehapparat befestigt, aus dem Werbespots für Waschmittel und Quizshows auf Sidney losgelassen wurden. Da seine Arme, in denen I.V.-Nadeln steckten, festgebunden waren, konnte er keinen anderen Kanal einstellen. Dr. Reich und ihre Mitarbeiter überwachten die Instrumententafeln und überprüften von Zeit zu Zeit den Patienten – ebenso routinemäßig und gleichgültig wie ein Tankstellenwart bei einem Auto das Öl oder die Batterie überprüft. Ich erfuhr von ihnen, daß Sidneys gesamter Blutvorrat viermal durch die Maschine zirkulieren würde. Bei jeder Zirkulation würden Zentrifugen die weißen Blutkörperchen und Plättchen aus Sidneys Blut absondern und in die sterilen Plastikbeutel verpacken, die ein wichtiger Bestandteil der Maschine waren. Am Ende des Tages hatte Sidney zwölf Einheiten Plättchen und vierzehn Einheiten weiße Blutkörperchen für Eric gespendet – Mengen, die etwa dem entsprechen, was man aus ganzen sieben Litern gesundem Blut extrahieren kann.

Am nächsten Tag taten diese Zellen ihre Arbeit. Erics Fieber sank von zweiundvierzig auf neununddreißig Grad. Am folgenden Tag betrug seine Temperatur achtunddreißig fünf. Doch jeder konnte sehen, daß er schwächer wurde.

»Kann ich jetzt ausruhen?« flüsterte er Marylou zu. »Ich bin so müde. Darf ich jetzt ausruhen?«

23

Sidney und ich begingen damals einen Fehler. Wir suchten dauernd nach den purpurnen Flecken, die sich bei Plättchenmangel überall auf der Haut bilden. Wir dachten, Eric müßte so aussehen wie im Jahr zuvor in der sterilen Luftkammer. Wie konnte das das Ende sein, wenn seine Haut noch rein war? Es mußten noch ein oder zwei Tage oder eine Woche Zeit sein. Wir fuhren jeden Abend heim nach Connecticut.

Und so kam es, daß wir an dem Morgen, an dem es begann, alle an den falschen Orten waren.

Mark hatte sich eine Woche zuvor den Knöchel verrenkt. Er humpelte auf Krücken herum, doch der Knöchel bereitete ihm trotzdem starke Schmerzen, und so beschloß er, am Montagmorgen, dem 21. Februar, schnell mit dem Zug nach New Haven zu fahren und ihn in der Klinik der Yale-Universität anschauen zu lassen.

Unsere Straße war so hoch mit Flutwasser überschwemmt, daß Sidney seinen Wagen auf einen nahe gelegenen Berg gebracht hatte, um ihn zu schützen. Am Morgen des 21. Februar versuchte er dreimal, ihn zu starten, doch es gelang ihm nicht. Die Zündung funktionierte nach all dem Regen nicht richtig, und die Batterie gab nach den vielen Versuchen und Fehlstarts unheilvolle Geräusche von sich. Trotzdem ging er wieder weg, um es noch einmal zu versuchen.

Ich hatte meinen Wagen zur Sicherheit beim Studio geparkt und war mit einer Freundin heimgefahren, um ihn zu holen. Als ich mit ihm zurückkam, klingelte das Telefon. Es war Marylou. Sie keuchte. »Kommt herein, so schnell ihr könnt – alle. Es geht Eric sehr schlecht. Er ist septisch.«

Mark saß also in einem Zug, der nach New Haven fuhr, Sidney war auf irgendeinem Berg – ich wußte nicht genau, auf welchem –, Lisa irgendwo in der Nachbarschaft (es waren Schulferien), und Meredith und Jim in Illinois.

Die nächsten dreiunddreißig Stunden flossen zusammen. Es gab keinen Morgen, keinen Nachmittag, keinen Tag und keine Nacht. In den vergangenen Tagen und Wochen hatte ich oft schwankend vor Erschöpfung an Erics Bett gestanden. Nun hatte ich ein Gefühl, als könnte ich immer dort stehen. Nur ein paarmal zuvor in meinem Leben hatte ich eine solche Konzentration von Willen und Energie bemerkt – wenn ich ein Kind zur Welt brachte. Was auch immer kam, ich war darauf gefaßt.

Undeutlich bemerkte ich Licht. Dunkelheit. Leute kommen und gehen.

Michaels Mädchen, ein zartes, scheues Geschöpf, tritt tapfer zu mir und flüstert: »Soll ich Ihnen etwas Kaffee holen?«

Meredith und Jim standen mit Koffern in der Tür. Sie blickten ängstlich drein. Als ich sie anrief, hatte Jim gefragt: »Wie schlimm ist es?«

»Sie haben soeben ein Katheter in sein Herz geschoben, Jim. Sie beobachten ihn von Minute zu Minute, ob Änderungen eintreten.«

»Wir kommen sofort.«

Endlich kam Mark aus New Haven zurück. Er beeilte sich so sehr, daß er auf seinem kranken Fuß humpelte und beide Krükken mit einer Hand hinter sich herzog.

Sidney konnte nicht stillsitzen. Er ging ein und aus, den Gang auf und ab.

Marylou rührte sich nicht von der Stelle. Sie hatte Eric seit Tagen kaum verlassen.

»Mund tut weh – Marylou.«

Sie wischte ihn mit nasser Gaze ab. Mehrmals, ganz sanft. Alle ihre Bewegungen waren sicher.

Er kam zu sich, sah mich. »Mammy – mein Mund. Kannst du mir helfen?«

»Ich werd's versuchen, Liebling... Würde Eis ihm helfen, Marylou?«

»Ich glaube nicht. Er ist ganz ausgetrocknet. Seine Nieren funktionieren nicht richtig. Was er wirklich brauchen würde, ist eine weitere Infusion.« Marylou war ruhelos. Sie wußte ganz genau, was sie zu tun hatte. Doch sie war nicht zuständig, hatte hier keine Autorität. Eine weitere Infusion war nicht angeordnet.

Jetzt wollten sie Mark an den Separator anschließen. Er ging über die Straße.

Es war dunkler geworden.

Marylou saß immer noch am Bett. Ich hatte sie die ganze Zeit beobachtet. »Du mußt heimgehen, Marylou. Es ist nur ein paar Blocks weit –«

»Nein.«

»Du bist jetzt seit drei Tagen hier. Ich weiß, was ich tun muß. Ich hab' zugesehen. Geh doch für zwei Stunden nach Hause und schlafe – bitte, schlafe.«

»Schön, aber ruf mich sofort, wenn –«

»Natürlich. Ich verspreche es.«

Jetzt befeuchtete ich die Gaze, benetzte die Lippen, half ihm, sich umzudrehen. Keine Lage war die richtige.

Marylou kam fünf Minuten zu früh zurück.

»Hast du was gegessen?«

»Ich kann nicht.«

Sidney hatte etwas zu tun gefunden. Er wartete bei Mark, der an den Separator angeschlossen war, und lief dann mit den kostbaren Zellen, so schnell sie aus dem Apparat kamen, über die Straße.

Es war nicht genug.

Sauerstoff. Eric riß sich die Maske herunter. Er wollte selbst atmen, so wie er es immer getan hatte. Das Ding über seinem Gesicht war im Weg. »Nein«, keuchte er.

Sie wollten ihn verlegen. Ein Pfleger kam, um das Bett hinauszuschieben. Und plötzlich war ein Mann mit einem Stapel Zeitungen da. Klein, dunkel, mit dichten Augenbrauen. Es mußte Bruno sein. Ich erkannte ihn sofort nach Erics Karikaturen. Eric hatte Bruno immer als einen grauhaarigen Romeo gezeichnet, der lechzend hübschen Krankenschwestern nachlief.

»Wie geht's ihm?«

Bruno blickte besorgt drein. Er war kein Pfleger, doch trotzdem legte er seinen Stapel Zeitungen hin und packte das andere Ende des Bettes, um beim Hinausschieben zu helfen.

»Vorsicht! Aufpassen –« brummte er, als hätte er das Kommando.

Eric verließ das Sommerlager, doch er wachte nicht auf, um Lebewohl zu sagen. Michaels Augen waren voll Angst, als das Bett an ihm vorbeirollte. Sein dunkelhaariges Mädchen beugte sich über ihn, hielt ihn, half ihm, nicht hinzuschauen.

Den Gang hinunter...

Dr. Dowling trat auf uns zu. »Ich würde Sie gern alle sprechen – hier drinnen.« Ein kleines Labor gegenüber dem Einzelzimmer, in das sie Eric brachten.

Als wir Dr. Dowling dort stehen sahen, ruhig wie immer, fuhren wir aus unserem Trancezustand hoch und nahmen uns zusammen.

»Wir müssen eine Entscheidung treffen«, sagte er, »und ich möchte wissen, wie jeder von Ihnen darüber denkt. Erics Nieren funktionieren nicht mehr. Er wird sehr bald sterben, wenn wir nicht sofort etwas tun. Wir ziehen eine peritoneale Dialyse in Erwägung.«

Er erklärte die Prozedur, bei der Schläuche in den Unterleib eingeführt werden, um Ausscheidungsprodukte, mit denen die Nieren nicht mehr fertig werden, abzuführen. Es war keine Nierenmaschine. Sie waren, wie er uns sagte, in Fällen wie diesem im allgemeinen nicht erfolgreich. Doch die Dialyse würde dem Patienten etwa auf die gleiche Weise helfen wie die Maschine. Er wollte wissen, ob wir für die Operation waren.

Als erster sprach Jimmy. Er war sicher, daß Eric nie aufgeben würde. Eric war ein Kämpfer. Wir müßten uns, meinte Jimmy, mit der Operation einverstanden erklären.

Ich sprach als nächste: »Ich möchte wissen, was Marylou denkt.«

»Laßt ihn sterben«, sagte Marylou leise.

Da sah ich Dr. Burchenal in der Tür stehen, Erics ersten und ältesten Freund im Memorial.

»Wenn Sie Eric zurückholen, was haben Sie dann für ihn?« fragte ich Dr. Burchenal.

»Nun«, sagte Dr. Burchenal, »wir haben VP-16. Es ist bei

Mäusen sehr wirkungsvoll, und wir hatten auch einige interessante Resultate bei Menschen –«

Ich hörte, wie Marylou leise »Großer Gott« sagte. Wir hatten schon viele Male bewiesen, daß Eric keine Maus war. Und »interessante Resultate« waren, wenn sie nur einen weiteren Tag Übelkeit bedeuteten, nicht genug. Eric war mit seinem Willen am Ende. Ich hatte vor ein paar Tagen sein Gesicht gesehen, als er flüsterte: »Darf ich jetzt ausruhen?« Sein Körper war gebrochen. Sein Geist nicht; er hatte nur endlich Frieden gefunden.

»– schließlich hat er uns schon so oft zum Narren gehalten«, sagte Dr. Burchenal.

Ich sagte: »Vor einem Jahr, als Eric in der sterilen Luftkammer war, habe ich gesehen, wie er litt, und damals wollte ich nicht, daß er am Leben bleibt. Doch ich irrte mich. Er kam zurück und hatte ein schönes Leben. Er hatte auch eine Liebe, etwas, was er nie zuvor gehabt hatte.«

Marylou begann leise zu weinen.

»Es war eine ungeheure Sache«, fuhr ich fort. »Sie gab all diesem Kampf einen Sinn. Und ich glaube nicht, daß er es im letzten Sommer geschafft hätte, wenn Marylou nicht um sein Leben gekämpft hätte. Aber jetzt... Obwohl niemand Gott spielen möchte, glaube ich, daß wir am Ende sind. Eric möchte ausruhen. Er ist bereit. Ich sage auch: laßt ihn sterben.«

»Er muß operiert werden! Wenn er nicht –«

Erschrocken blickte ich mich um. Merediths Augen sahen mich an. Sie war die Schwester, die das kleine Baby Eric in seiner Wiege gestreichelt hatte. Sie war die Vierjährige, die dem zwei Jahre alten Eric ein Pistolenhalfter umgebunden hatte, damit sie zusammen Cowboy spielen konnten. Sie war nicht bereit. Wie konnte sie auch?

»Bitte –« sagte Dr. Dowling, »die Entscheidung treffe ich. Ich möchte hören, was jeder von Ihnen zu sagen hat.«

Da sagte Sidney: »Ich bin anderer Meinung als Doris. Ich weiß nicht, wie die medizinischen Chancen sind, doch meine ich, wir sollen alles versuchen.«

Die Ärzte verließen den Raum. Bald danach ging Marylou für ein paar Minuten hinaus. Als sie zurückkam, sagte sie: »Sie werden ihn operieren.«

Mein Gott, nein! Sie würden ihn also ein paar Tage, vielleicht ein paar Wochen »am Leben« erhalten – mit ihren Maschinen, ihren Sauerstofftanks und all dem anderen? Mein Zorn richtete sich gegen niemanden, nicht gegen die Ärzte, nicht gegen jene, die sich für eine Operation ausgesprochen hatten, doch er war da.

»Jemand sollte Mark Bescheid sagen.« Mark war immer noch wie ein Gefangener an den Separator angeschlossen.

»Ich werde zu ihm hinübergehen.« Sidney stand auf. »Vielleicht haben sie inzwischen wieder Zellen für Eric.«

Wir übrigen standen zusammengedrängt in dem kleinen Laborraum. Hier waren wir Eric am nächsten.

Die Operation war im Gang. Leute betraten und verließen das Zimmer jenseits des Ganges. Ärzte. Schwestern. Techniker mit Sauerstofftanks. Eine Schwester mit einem Tablett auf Rädern. Instrumente, Gefäße, Schläuche.

Ich setzte mich auf die schwarze Kunststoffplatte des Labortischs und lehnte mich an den hohen Schrank. Plötzlich war ich in der Küche des alten Hauses in Bronxville, in dem ich als kleines Mädchen gelebt hatte. Meine Mutter setzte mich immer auf die Platte des Küchenbüfetts, damit sie mir meine Gummischuhe anziehen konnte. War ich wirklich einmal ein kleines Mädchen mit braunen Gummischuhen gewesen, das durch braune, nasse Blätter schlurfte und seine Puppe in einem Korbkinderwagen auf dem Hof herumschob?

Marylou saß auf einem niedrigen Hocker und lehnte ihren Kopf an eine Schranktür. Judy, ihre Zimmerkollegin, stand hinter ihr und klopfte rhythmisch auf ihre Schulter. Susan, Erics Freundin, hatte ihren Schreibtisch verlassen, um auch bei uns zu sein. Sie saß auf einem hohen Hocker, damit sie sehen konnte, was jenseits des Ganges vor sich ging. Ein weiterer Arzt ging in Erics Zimmer. Eine weitere Schwester.

Plötzlich war Mark da in seiner riesigen, schmutzigen Winterjacke. Die wollene Mütze auf der Rückseite seines Lockenkopfs streifte den oberen Teil des Türrahmens. Sein blau-weißer Schal hing von seinem einen Arm herab. In der anderen Hand hatte er immer noch die Krücken. Ich stand auf, um ihm Platz zu machen. Er humpelte herein, legte sich sofort flach auf die Kunststoffplatte und steckte die Füße in den Ausguß.

»Wie geht's Eric?«

»Nicht gut. Sie operieren ihn.«

»Ich weiß. Dad hat's mir gesagt.«

»Wie geht's *dir?*«

»Okay. Müde.«

Ich blickte auf seine Füße in den dicken, lehmigen Arbeitsschuhen, die er sich im letzten Sommer gekauft hatte, als er einen Job im Kühlhaus bekam. Jemand sollte ihm sagen, daß er seine Füße aus dem Ausguß nehmen soll. Das ist der Ausguß, wo sie Dinge mixen, um Menschenleben zu retten. Zum Teufel damit. Soll er seine Füße drinlassen.

»Möchtest du einen offenen Sarg, Doris?« Marylou schaute mich an, die blauen Augen weit offen.

»Um Gottes willen, nein!«

Sie seufzte erleichtert. »Das ist gut. Ich hatte solche Angst, du würdest das wollen. Ich könnte es nicht ertragen.«

Eric überlebte die Operation. Wir gingen nacheinander hinein, um ihn zu sehen. Doch es hatte sich nichts geändert. Er lag bewußtlos auf der Seite und atmete in kurzen, tiefen Zügen Sauerstoff. Die üblichen Stellen, um Schläuche in ihn zu stekken, waren längst ausgegangen. Jetzt hatten sie welche in seine Füße gesteckt. Blut und Medikamente und die klare Flüssigkeit der Tropfinfusion und die Zellen aus Marks Körper flossen alle in Eric hinein. Auch unsere Liebe floß in ihn hinein. Es war nicht genug. Er entglitt uns. Seine Schulter wurde unter meiner Hand kalt.

Bei Einbruch der Nacht waren wir alle halb verrückt. Meine Winterstiefel fühlten sich schwer an wie Betonklumpen. Ich werde all die Kleider, die ich trage, verbrennen, wenn ich je die Chance bekomme, dachte ich.

»Bring mich hier 'raus«, sagte ich plötzlich zu Sidney. »Kauf mir was zu trinken und einen riesigen Hamburger.« Die Gegend um das Memorial ist voller Imbißlokale, dunkler, lauter Bars und scharfäugiger Polizisten. Was Whisky und Strafzettel wegen falschen Parkens betrifft, so geht das Geschäft immer gut. Besorgte Verwandte neigen dazu, sehr viel zu trinken und auch unbekümmert zu parken.

Wir sahen nach unserem Wagen, der in einer nahen Seitenstraße geparkt war. Alles okay. Kein Strafzettel. Sidney wollte mit mir in ein Lokal gehen, wo wir schon einige Male gewesen waren. »Nein, nicht dorthin. Nicht heute abend«, sagte ich. »Diese laute Musik tut weh.« So gingen wir im Februarwind einen Block weiter, bis wir eine Zuflucht fanden.

Vierzig Minuten später war ich ganz außer mir und wollte schnellstens zurück. Warum waren wir so lange geblieben? Über vier Jahre lang hatte ich geschworen, dazusein, wenn es soweit war.

Sidney versuchte, mich zu beruhigen. »Du bist dagewesen«,

sagte er. »Du bist tausend Male dagewesen. Wenn du den genauen Moment verpaßt, wird das nicht –«

»Rede nicht!« stöhnte ich. »Es hilft nicht.« Der Drink und der Hamburger waren schwer wie Steine, als wir durch die First Avenue zurückrannten. Ich dachte an Marylou, die die ganze Woche nichts gegessen hatte.

»Oh!« Mein Blick fiel auf ein hell beleuchtetes Delikatessengeschäft. »Bringen wir Marylou etwas Eis mit. Nimm Schokolade – das ist ihr Lieblingseis. Aber beeil dich!«

Unfähig, stillzustehen, tanzte ich auf dem Gehsteig herum, während Sidney hineinging und bald mit einer kleinen braunen Tüte herauskam. Dann rannten wir über die Straße, durch die schwere Doppeltür des Memorial, durch die belebte Halle zum Aufzug, in den gerade noch zwei hineingingen, ehe die Türen sich schlossen. Wir fuhren hinauf. Im achten Stock war es still. Etwas hatte sich geändert. Am Ende des Korridors saß vor Erics Tür ruhig unsere kleine Gruppe auf Klappstühlen.

Als sie uns sahen, sprang Marylou auf und rannte uns entgegen.

»Dr. Dowling sagt, Eric wird bald sterben.«

Sie strahlte fast. Weil ihre Mission fast vollendet war? Weil der, für den sie so zärtlich gesorgt hatte, endlich fast ausgelitten hatte?

»Entschuldige«, sagte ich, »aber ich hab' dir etwas Eis mitgebracht –« Eis, das man bei Geburtstagen und Feiern ißt! Es schien plötzlich ungeheuerlich. Wie konnte ich nur so etwas tun?

»Oh, Eis! Ich liebe Eiscreme. Welcher Geschmack?« Marylou ergriff glücklich die braune Tüte.

»Schokolade.«

»Mein Lieblingseis!« Marylou nahm den Deckel von dem Becher und begann gierig mit dem kleinen Holzlöffel zu essen.

24

Ich ging allein zu ihm hinein. Es war still in dem Raum. Eine Schwester und ein Medizinalassistent überprüften ruhig Skalen, Nadeln, Karten. Doch ich sah nur die Gestalt auf dem Bett. Der Gedanke, Eric sterben zu sehen, hatte mir Angst gemacht.

Ich hatte den Moment, in dem er aufhören würde, zu existieren, gefürchtet. Würde es nicht mehr sein, als ich ertragen konnte? Würde nicht auch mein Herz stehenbleiben? Doch jetzt, nahe dem Ende, spürte ich keine Angst.

In der Stunde seines Todes suchte ich voll Staunen und Ehrfurcht Erics Gesicht, so wie ich es an dem Tag gesucht hatte, als er geboren wurde. Ein Sohn! Aus dem Dunkel war er gekommen; das Geheimnis, wer er war, war noch verborgen hinter der kleinen Stirn, hinter den geschlossenen Augen. Ins Dunkel ging er (er riß die Sauerstoffmaske nicht mehr herunter, sondern fügte sich), die Augen wieder geschlossen, und er nahm viel zuviel von dem Geheimnis, wer er war, mit sich, mich dennoch mit unglaublichem Reichtum erfüllend.

Schmerz wartete auf mich, wenn diese Stunde vorüber war. Jetzt hatte ich keine Zeit dafür. All die Lebenskraft in meinem Körper konzentrierte sich auf das wenige, das zu wissen übrig blieb. Keine Tränen, denn ich wollte sehen. Keine Schwäche, denn ich wollte da sein, für den Fall, daß er noch einmal aus dem Dunkel zurückkam. Erst vor etwa sechzehn Stunden – war es Nachmittag, war es Morgen? – hatte er nach Stunden der Bewußtlosigkeit seine Augen für einen Moment geöffnet und mühsam durch geplatzte Lippen gesprochen.

»Komm näher. Mam? Komm näher –«

»Muß nach Westport«, flüsterte er. »Kann den Weg nicht finden. Bitte, Mam – hilfst du mir? Westport?«

»Du wirst hinkommen«, antwortete ich flüsternd; ich wußte nicht, was er meinte, und dachte, daß er phantasierte, doch ich wollte ihn beruhigen. »Du wirst den Weg finden, Eric. Ich weiß es.«

Er war nicht wieder aufgewacht. Und es war eine halbe Stunde her, seit Dr. Dowling gesagt hatte, er sterbe. Ich nahm seine Hand. Die kühlen, durchsichtigen Finger lagen ganz ruhig in den meinen, reagierten nicht, krümmten sich nicht zu dem gierigen Griff des Babys zusammen. Seltsam, seltsam, ich hätte nie gedacht, daß du vor mir alt werden würdest, daß du sterben würdest, während ich deine Hand halte ...

In diesem Moment stürzte Marylou herein und trat zu mir. Eindringlich flüsterte sie: »Sprich mit ihm! Es ist mir eben eingefallen – das Gehör ist der letzte Sinn, der schwindet. Sag schnell etwas zu ihm.« Sie verließ uns.

Jetzt! Jetzt mußte es sein. Ich legte meine Hand auf seine Schulter und beugte mich über das blasse gebogene Ohr, das zarte Mikrofon, das auf seine letzte Botschaft wartete. Was konnte ich ihm für die Reise sagen?

»Ich liebe dich«, sagte ich. »Ich bin bei dir, Eric, und du bist fast dort.«

Plötzlich glaubte ich zu begreifen. Westport! Schauplatz schwer errungener Siege auf dem Spielfeld, wo er und seine Fußballkameraden vor langer Zeit die Meisterschaft gewonnen hatten. Es war noch ein weiteres Spiel zu spielen, und er wollte es gut spielen. Mir schien es, als sei er wieder draußen auf dem Feld, ein einsamer Spieler, der durch das Dunkel läuft, der den Gegner abzulenken versucht, der noch ein Tor zu schießen versucht, bevor er für immer zu Boden stürzt.

»Du bist schön, Eric. Du bist immer schön gewesen. Du hast es ganz richtig gemacht. Du bist fast dort. Ich liebe dich!«

Er starb ein paar Minuten später in Marylous Armen. Ihr Kopf lag neben seinem auf dem Kissen. Es war ein guter und sanfter Tod, der Tod voll Frieden und Würde, den sie ihm versprochen hatte. Ihr letztes großes Geschenk.

Die meisten von uns hatten bis dahin mit ihm gesprochen, hatten ihm unsere Botschaften für die Reise mitgegeben. Die Worte waren in keiner Weise bemerkenswert.

»Ich hab' ihm gesagt ›Du bist ein guter Bruder‹ «, sagte Mark.

»Ich hab' ihm gesagt ›Eric, es ist schön, bei dir zu sein. Ich liebe dich‹ «, sagte sein Vater.

Die Liebe ist schließlich die einzige Botschaft.

Danach. Ich hatte vergessen, daß es ein »Danach« geben würde. Wir standen im Gang, weinten, umarmten einander, lachten hin und wieder. Wir hatten plötzlich unser Gleichgewicht verloren. Das Zentrum unserer Welt, auf das wir uns alle so lange konzentriert hatten, war uns plötzlich genommen worden.

Wir schwankten benommen, hielten uns aneinander fest, spürten Tränen auf den Wangen des andern.

Ich umarmte Marylou und sagte: »Du hast deinen Liebsten und deinen besten Freund verloren. Aber du hast unsere Familie nicht verloren. Wir sind dein, solange du uns brauchst.«

Es gab einen Gedächtnisgottesdienst in der Kirche am Fluß. Es ist die Kirche, in der Eric im Sommer, bevor er starb, zum Betreuer des Jungenlagers ernannt wurde. Jeder von uns schrieb etwas für Eric, und der Geistliche, der Erics Freund war, verlas unsere Worte. Die Bänke waren fast voll, und es waren viele kleine Jungen da, Fußballkameraden, Jungen und Mädchen von der Universität, alte Familienfreunde und Verwandte.

Danach begleiteten uns viele Menschen zu unserem Haus. Dann war es vorbei. Kaum zu glauben, aber es war wirklich vorbei.

Ich hatte immer Angst vor dem gehabt, was kommen würde. Ich konnte mir eine Welt ohne Eric nicht vorstellen. Ich sah endlose, furchtbare Dunkelheit, wenn ich es versuchte, eine Welt ohne Sonne oder Blätter oder einen einzigen Laut der Freude. In meinem Kummer konzentrierte ich mich zu sehr auf seine wirkliche physische Person. Ich vergaß, daß die Dinge, die er mir gab, uns allen gab, nie verloren sein würden.

Sein respektloser Humor; ich sehe noch das skeptische Auge, mit dem er alles Bombastische und Unnatürliche betrachtete. Seine Fähigkeit, die harte Wahrheit anzusehen, ohne zu blinzeln. Sein Zeitgefühl, das sich auf uns alle übertrug. Er sah die wundervollen Möglichkeiten in Augenblicken. Ein ganzer guter Tag war ein Fest. Vor allem aber war da immer der Himmel. Manchmal habe ich das Gefühl, daß Eric mir den Himmel zum Geschenk gemacht hat. Er blickte immer nach oben und bemerkte die Muster der Zweige oder Bootsmaste oder vielleicht einige wilde Vögel, die in unsere Marschen gekommen waren. Er zeichnete sie, sprach von ihnen.

Wenn er nicht nach oben blickte, dann schaute er offen heraus jene seltsamen Geschöpfe an – Mann und Frau. Er zeichnete auch sie, und seine Karikaturen waren komisch, scharf, einfühlsam, doch nicht grausam. Er sah, wie Kinder darum kämpften, erwachsen zu werden, und er behandelte selbst die kleinsten mit Respekt. Wenn er ihre Spiele spielte, war er selbst wie ein kleines Kind, doch er erzog sie immer und unterrichtete sie, ohne zu ernst und streng zu sein.

Trotz des Umstandes, daß Eric einen großen Teil seiner Jugend damit verbrachte, um sein Leben zu kämpfen, war die Welt für ihn schön und voller Möglichkeiten. Und sie ist es jetzt auch für mich. Erics Tod ist nicht das Ende allen Glücks. Es ist irgendwie eine Chance für einen neuen Anfang. Ich höre immer noch seine Lieblingsplatte: ›Der Beginn . . ‹